陳建仁著

流行病學：原理與方法

· 醫學叢書⑮ ·

獻給天主賞賜的

　　慈親、恩師、賢妻和愛女

仁兒：今天我特摘錄日文俳句二首，作為您榮升台大
醫學院教授之賀詞。希記住遵照：

一、實<ruby>る<rt>ミノ</rt></ruby>ほど，頭下<ruby>る<rt>アタマ サガ</rt></ruby>，稻穗<ruby>かな<rt>イナ ホつ</rt></ruby>。
　　（譯意：稻穗愈結實，頭部就愈下垂）

二、下<ruby>る<rt>サガ</rt></ruby>ほど，仰<ruby>がるる<rt>アオ</rt></ruby>，藤<ruby>の花<rt>フヂ ハナ</rt></ruby>。
　　（譯意：藤花開得愈垂下，越受人仰首觀賞）

　　　　　　　　　爸爸字　75.5.31.
　　　　　　　　——紀念陳新安先生逝世十週年

自　序

　　流行病學不僅是探究疾病成因與致病機制的基礎學科，也是評估醫藥
保健措施功效的不二法門。在知識爆炸而科技精進的今天，流行病學的原
理與方法均有長足的發展，諸如因果邏輯的辨證、研究設計的創新、病因
互動的解析、數據資訊的連鎖、數量模式的建構、分子機制的探討、疾病
防治的實驗等，使流行病學的理論研究與實務應用日新月異。流行病學既
是科學也是藝術，它講求「博學、審問、慎思、明辨、篤行」的為學要領，
也一再激發人類敏銳的洞察力、機靈的理解力和巧妙的想像力。

　　直到1970年代，台灣並無中文的流行病學書籍。我剛剛從台大公共衛
生研究所取得碩士學位，受聘為台大公共衛生系助教的時候，依恃著初生
之犢的豪情，不揣淺陋地編著了《流行病學》一書。在1978年的母親節，
由伙伴出版社發行，文笙書局總經銷。我通過教育部公費留考，負笈美國
約翰霍普金斯大學流行病學研究所攻讀遺傳流行病學博士學位時，曾將該
書略作增刪，而於1980年家父生日前夕發行再版。二十年來，該書一直是
在台灣很普及的流行病學教科書。

　　1985年承蒙聯經出版公司的邀請，撰寫《流行病學：原理與方法》作
為該公司醫學系列叢書之一。雖然當時欣然應允，但這十年來，因為教學、
研究、行政工作接踵而至，而且又獲得美國國家衛生研究院之國際研究獎
助，赴美國哥倫比亞大學從事分子流行病學研究，所以撰述工作多所延誤。
其間幸賴聯經出版公司的海涵包容，始得堅持到底，並於1995年秋天完成
手稿。

　　本書的內容主要以流行病學的原理與方法為重點，並且盡可能引用台

灣本土的研究資料，讓讀者對台灣重要疾病的流行病學特徵以及多重危險因子有所認識。但本書對於特定的流行病學主題領域，諸如傳染病流行病學、老化流行病學、婦幼流行病學、心理流行病學、遺傳流行病學、分子流行病學、環境流行病學、職業流行病學、社會流行病學、臨床實驗、社區實驗等，並未作有系統而深入的介紹。我希望不久的未來能夠再將二十年前出版的《流行病學》一書，增修為《流行病學特論》，以專章說明各主題領域之流行病學方法。

　　本書得以問世，應該感謝天主，祂賞賜給我慈親、恩師、賢妻、益友、英才和愛女，讓我得以全心全意投入教學研究和論述著作的工作。我的父母經常叮嚀子女要樂觀、奮鬥和謙遜，做一個平凡、平淡、平實，但對社會有貢獻的人。在我的求學過程中，承蒙多位師長的教導和提攜，恩師們的身教言教，使我領略虛懷若谷、慎思明辨、正直磊落的學者風骨。內人鳳蘋，一直是我同舟共濟相互扶持的最佳拍檔，她的溫柔體貼與期許共勉，讓我毫無後顧之憂的全力衝刺追求卓越。愛女怡如和怡文的聰慧伶俐與開朗活潑，是我成為「好老爹」的動力。從1982年返國任教迄今，我指導了八十多位博、碩士班研究生。他們是我的亦徒亦友的研究伙伴，也都已是青出於藍而勝於藍的流行病學才俊。我們積極投入「無機砷健康危害之環境流行病學研究」、「常見癌症之分子與遺傳流行病學研究」、「台灣嬰幼兒及青少年雙胞胎身心發展研究」，以及「癌症相關病毒之血清流行病學研究」。流行病學沒有獨腳戲，幸賴諸多師長與同仁們的不吝賜教與密切合作，我們才有不錯的研究成果，能夠在本書中加以引用。牛頓曾描寫自己像是在浩瀚真理大海邊嬉戲的小孩，常常為了撿拾到一顆美麗的石頭或貝殼而歡喜。相對的，我在本書所引用的研究成果，都只是滄海一粟的沙粒。希望各位讀者們，可以因著本書的拋磚引玉，在流行病學研究上有更大的突破發現，我也將因此而滿心喜悅。

陳建仁

目　次

自　序 ……………………………………………………………………………… i

第一章　流行病學概論 ……………………………………………………… 1

　第一節　流行病學的定義 ……………………………………………… 1

　第二節　流行病學的研究範圍 ………………………………………… 3

　第三節　流行病學的目的 ……………………………………………… 5

　第四節　流行病學在醫學的角色 ……………………………………… 7

　第五節　流行病學的相關科學 ………………………………………… 10

　一般參考讀物 …………………………………………………………… 12

第二章　疾病自然史與致病模式 ………………………………………… 13

　第一節　疾病的定義、診斷和分類 …………………………………… 13

　第二節　疾病自然史及三段五級預防 ………………………………… 18

　第三節　三角致病模式──環境、宿主與病原的互動 ……………… 23

　第四節　網狀致病模式──錯綜複雜的致病流程 …………………… 27

　第五節　輪型致病模式──生態平衡與疾病 ………………………… 29

　第六節　螺狀模式──多病因互動的多階段進程 …………………… 32

　一般參考讀物 …………………………………………………………… 34

第三章　流行病學方法綜述 ……………………………………………… 35

　第一節　科學假說的建立與辨證 ……………………………………… 35

第二節　描述流行病學——假說的研擬與篩選⋯⋯⋯⋯⋯⋯40

第三節　分析流行病學——假說的辨明與修訂⋯⋯⋯⋯⋯⋯52

第四節　實驗流行病學——假說的實證與確立⋯⋯⋯⋯⋯⋯59

第五節　致病因果的邏輯判斷⋯⋯⋯⋯⋯⋯⋯⋯⋯⋯⋯⋯63

一般參考讀物⋯⋯⋯⋯⋯⋯⋯⋯⋯⋯⋯⋯⋯⋯⋯⋯⋯⋯71

第四章　健康指標與生命統計⋯⋯⋯⋯⋯⋯⋯⋯⋯⋯73

第一節　衛生保健資訊的蒐集⋯⋯⋯⋯⋯⋯⋯⋯⋯⋯⋯⋯73

第二節　粗率、特定率與標準化率⋯⋯⋯⋯⋯⋯⋯⋯⋯⋯81

第三節　疾病率——發生率與盛行率⋯⋯⋯⋯⋯⋯⋯⋯⋯⋯90

第四節　死亡率、致死率與死亡分率⋯⋯⋯⋯⋯⋯⋯⋯⋯103

第五節　平均餘命、人年損失和工作年損失⋯⋯⋯⋯⋯⋯106

一般參考讀物⋯⋯⋯⋯⋯⋯⋯⋯⋯⋯⋯⋯⋯⋯⋯⋯⋯110

第五章　流行偵查與健康調查⋯⋯⋯⋯⋯⋯⋯⋯⋯⋯113

第一節　流行的緊急偵查⋯⋯⋯⋯⋯⋯⋯⋯⋯⋯⋯⋯⋯113

第二節　疾病的例行監視⋯⋯⋯⋯⋯⋯⋯⋯⋯⋯⋯⋯⋯134

第三節　健康調查與疾病篩檢⋯⋯⋯⋯⋯⋯⋯⋯⋯⋯⋯140

一般參考讀物⋯⋯⋯⋯⋯⋯⋯⋯⋯⋯⋯⋯⋯⋯⋯⋯⋯160

第六章　描述流行病學——團體層次的相關研究⋯⋯⋯163

第一節　人：宿主特性、生活習慣與風俗文化⋯⋯⋯⋯⋯164

第二節　地：國際比較、城鄉差異與地區叢聚⋯⋯⋯⋯⋯183

第三節　時：長期趨勢、週期循環與時間聚集⋯⋯⋯⋯⋯202

第四節　移民比較研究：遺傳與環境的互動⋯⋯⋯⋯⋯⋯215

第五節　世代效應分析：年齡與年代的互動⋯⋯⋯⋯⋯⋯220

第六節　時地聚集：點流行的特性⋯⋯⋯⋯⋯⋯⋯⋯⋯228

一般參考讀物⋯⋯⋯⋯⋯⋯⋯⋯⋯⋯⋯⋯⋯⋯⋯⋯⋯234

第七章　分析流行病學：個體層次的相關研究 ……………………… 237

第一節　橫斷研究的設計與執行 ………………………………… 237

第二節　世代追蹤研究的設計與執行 …………………………… 248

第三節　病例對照研究的設計與執行 …………………………… 257

第四節　單因子分析：相關指標與估計偏差 …………………… 273

第五節　兩因子分析：干擾作用與交互作用 …………………… 302

第六節　多因子分析：分層分析與模式建構 …………………… 319

一般參考讀物 …………………………………………………… 335

參考文獻 ……………………………………………………………… 337

中文引用書目 …………………………………………………… 337

英文引用書目 …………………………………………………… 338

索　引 ……………………………………………………………… 353

附　錄 ……………………………………………………………… 369

第一章
流行病學概論

　　流行病學是公共衛生與預防醫學的基礎科學，它藉著嚴謹的觀察或實驗，以及縝密的因果邏輯推理，來描述社區的疾病型態、比較族群間的疾病差異、研究疾病的自然史、探討疾病的危險因子、推論致病的作用機制、促進疾病防治措施的發展並評估防治的效益。在這一章裡，將說明流行病學的定義、範圍、目的、在醫學上所佔的角色。

第一節　流行病學的定義

　　流行病學（epidemiology）是研究族群之健康狀態和健康事件之分布狀況及其決定因素，並應用研究成果以控制健康問題的學問（Last, 1988）。上述的健康狀態指的是生理、心理或社會上的正常狀況，以及疾病、傷害、殘障、死亡等失調狀況的存在與否；健康事件指的是病、傷、殘、亡等狀況的發生與否。換句話說，健康狀態是指抑有或無的靜態現況，而健康事件是指由無變有的動態機制。至於分布狀況係說明什麼人群（who）在什麼時間（when）什麼地方（where）會罹患什麼疾病（what）；而決定因素則指出為什麼（why）該疾病在人、時、地的分布上會有所不同。健康問題的控制則著眼於如何（how）來防治疾病、傷害、殘障或死亡的發生。由於這六個英文字都有w字母，因此人們也稱流行病學為研究六個w的學問。

　　流行病學也可以簡單的說是「研究流行病的學問」。流行病（epidemic）

是指任何一種疾病，它在特定的人、時、地之發生率遠超過正常期望值（normal expectancy）而言。按照這一定義可以明白的看出，流行與否是相對性而非絕對性的狀況，端視所採定的比較標準——亦即正常期望值而定，超過期望值即是流行。

正常期望值的推算方法，按比較目的的不同也會有所不同。如果要明白台灣地區近年來流行什麼樣的疾病，可以將台灣地區歷年來各種疾病的發生率或死亡率的平均值當作正常期望值，再進一步看看到底近年來有那些疾病的發生率或死亡率超過這些比較標準，即可決定正在台灣地區流行的疾病。根據這種同地異時的比較，台灣地區近年來正流行癌症（陳，1992）、腦中風（Chang & Chen, 1993）和事故傷害，因為它們的死亡率遠超過近三十年來的平均值。

如果要知道台灣地區與其他國家比較起來，正在流行那些癌症，則可以將世界各國的各種癌症死亡率平均值當作正常期望值，再進一步看看台灣地區有那些癌症的死亡率遠超過這些期望值。根據這種同時異地的比較，台灣地區目前正流行鼻咽癌（Chen et al., 1988c）和肝癌（Chen et al., 1997a），因為它們的死亡率遠超過各國的平均值。

後天性免疫失全症（愛滋病）正流行在同性戀者、藥物成癮者和血友病患者之間，因為這些人的發生率要超過其他人甚多，此時的正常期望值即是從同時同地不同人群的平均值推算而得。又由於台灣地區近視眼的發生率，要遠超過其他眼睛疾病的發生率，因此可以說台灣地區也正在流行近視眼，此時作為比較標準的正常期望值，是從同時同地同一群人的不同眼疾之平均值推算得來。由此可知，流行病可以是任何一種疾病，它既無特定人時地的限制，也無絕對的比較標準。病例數目的多寡，並不是流行與否的指標；超過期望值，才是流行的條件。

一般而言，流行現象所指的病例係指當地所發生的本地病例（endogenous cases），至於外來的病例則不列入計算。目前，台灣地區的瘧疾已告絕跡，每年均無本地發生的病例出現。如果有多名漁民因赴疫區作業得到感染而於返國後發病，我們通常並不稱其為流行。

　　地方性(endemic)常被用來作為流行性的相對詞。地方性是指疾病或病原經常存在一個地理區域，保持恆定不變的發病狀況。三十多年以前，竹東地區的甲狀腺腫大(河石, 1940)，和嘉義、台南近海鄉鎮的烏腳病即是很好的例子(Wu et al., 1961)。嚴格來說，地方性和流行性也只是比較上的差異而已。烏腳病固然是北門、學甲、布袋、義竹的地方病；但是和其他鄉鎮區比較起來，我們也可以說烏腳病是流行在這四個鄉鎮，所以它也是一種流行病。地方性一詞，有時會被冠以不同形容詞，來說明流行程度的高低，hyperendemic 或 holoendemic 就常被用來說明某一疾病在特定的地區，有很高的疾病率。如果疾病流行在廣大地區且大多數人受到波及，如流行性感冒蔓延全東南亞地區，則稱之為大流行(pandemic)。

第二節　流行病學的研究範圍

　　以往流行病學所研究的範圍，僅限於暴發性的傳染病。這些疾病，如霍亂、鼠疫、天花和瘧疾，在過去是威脅人類生命最嚴重的疾病，所以早期流行病學的研究主題即在於此。可是由於環境衛生的改善、醫藥科技的進步、生活水準的提高、營養狀況的改良、預防接種的實施、和衛生教育的普及，傳染病對人類的危害，已大大的降低，慢性病的重要性則相對的提高。像癌症、腦血管病變、糖尿病、高血壓等逐漸成為現代人的文明病。除慢性病而外，天然災害、工業安全、交通事故等所造成的事故傷害，也已成為威脅人類健康的重要問題。酗酒抽菸、藥物成癮、自殺他殺等，也造成了相當可觀的社會經濟衝擊。流行病學既致力探討健康狀態與事件，這些疾病、傷害、殘障和死亡，自然而然的成為流行病學研究的範圍。

　　流行病學用以研究傳染病時，主要是著重在流行狀況的確立、傳染病原的探尋、傳染途徑的追查、傳染窩藪的辨明、宿主反應的研究、流行理論的建立、和防治措施的設計與評估。它藉著整合微生物學、免疫學、細胞生物學等的知識與方法，來達到上述的目的。

　　慢性病的成因相當複雜，而且有很大的民族性、地域性和時代性差異。

相同的疾病在不同的人時地，其主要致病因子可能會有所不同。例如原發性肝細胞癌，在中國南部，它和B型肝炎帶原有密切相關；在泰國與東南非洲，又和黃麴毒素暴露有關；而在歐美國家，則與酒精中毒的關係較密切（Chen et al., 1997a）。反過來說，相同的病原在不同的人、時、地，其主要健康影響也會有所不同。例如Epstein-Barr（EB）病毒的感染，在黑種人會造成柏奇氏淋巴瘤（Burkitt's lymphoma），在白種人較易導致傳染性單核細胞過多症（infectious mononucleosis），而在黃種人則會引起鼻咽癌（Evans & Niederman, 1982）。像這類繁瑣複雜的多重病因學（multifactorial etiology），利用流行病學方法加以研究，則可以釐清各種危險因子（risk factor）的相對重要性。慢性病的發生，也牽涉到生活習慣、健康信念與健康行為的層面，因此越來越多的流行病學家，也針對與健康有關的社會、人文和行為因素來加以探討。

事故傷害的流行病學研究，一般而言，是較偏重於事故傷害產生的原因分析，以及防範事故傷害方法的設計與評估。它藉著人體工學、環境測定等學問的協助，來進行這方面的研究。

人類的健康問題，可以按其病程是急性或慢性、病原是傳染性或非傳染性、流行病學特徵是流行性或地方性等三個層面來加以畫分。例如烏腳病是慢性且非傳染性的地方病，麻疹是急性的傳染性流行病等。流行病學研究的範圍，已涵蓋這所有的可能分類。換句話說，流行病學既研究傳染病，也研究非傳染病；既研究急性病，也研究慢性病；既研究流行病，也研究地方病。實際上，從流行病學的疾病概念而言，急性與慢性、傳染性與非傳染性，都只是相對而非絕對的畫分標準，就如同地方性與流行性一樣。麻疹既可能造成急性症狀，也可能造成亞急性泛發性腦炎（subacute sclerosing panencephalitis）（Evans, 1982）；癌症既可能由環境污染等物理化學性病原所造成，也可能由 B 型肝炎病毒或人類 T 細胞白血病病毒第一型（human T-cell leukemia virus type I）等傳染性病原所誘發。

第三節　流行病學的目的

　　流行病學的目的不外乎：(1)社區疾病型態的描述，(2)疾病自然史的研究，(3)危險因子與致病機制的探討，(4)特殊流行現象的解釋，和(5)醫藥保健工作的計畫設計與效益評估(McMahon & Pugh, 1970)。

　　要了解社區健康問題的先決條件，就必須先從疾病的發病率(incidence)、盛行率(prevalence)、死亡率(mortality)、致死率(fatality)等的調查著手。社區疾病調查必須從疾病診斷標準、對象隨機取樣、調查問卷設計、調查方法標準化、效度信度評估、調查品質管制、資料統計分析、和研究結果推論一一詳細進行。社區疾病型態的描述，係按人、時、地、事、物加以分析。例如：麻疹流行在那一年齡層？男女發病狀況有何差異？社會經濟地位是否會影響發病率和嚴重度？是否呈現明顯的季節變動？是否與小學和幼稚園的開學和放假有關？長期趨勢是增加、減少或不變？發生狀況有無一年高一年低的週期循環？鄉村和都市的疾病率有何不同？地理擴散的途徑為何？這種描述疾病在不同人、時、地之分布狀況的流行病學，即一般所稱的描述流行病學(descriptive epidemiology)。疾病現況的描述可以大致分成平常的調查(survey)與偵查(surveillance)，以及時疫爆發時的緊急流行調查(outbreak investigation)，其方法將在第五章詳細說明。

　　流行病學也常用來研究疾病的自然史。自然史的研究不僅可以作為預後(prognosis)的依據和療效評估的參考，也可以用來探討各種危險因子在整個致病進程的作用時間。自然史的研究除了直接長期追蹤觀察病例在未接受任何醫療介入的狀況下，自然演進的過程而外；也可以利用橫斷研究的方法，同時觀察在不同疾病階段的病人特性，而間接地推論整個疾病發展的過程。然而基於人道和倫理的考量，除非該疾病並無任何可能有效的治療方法，追蹤觀察未治療病人的可行性並不高。橫斷觀察則很可能發生選擇性鑑定的偏差，特別是在只根據醫院就醫病例來加以研究的狀況下，往往較輕微或是較嚴重的病例都未能被充分觀察到，因此病程甚短的病人就常常會被忽略。自然史的研究，若採醫院病例為選樣基礎(hospital-based)，應該特別注意到選樣偏差(selection bias)的問題，同時兼顧大醫院與小醫院的病例選取，以期獲得理想的病例代表性；若採社區病例作為選樣基礎(community-based)，則疾病診斷的方法必須一致，病程的畫分應予標準化。

危險因子與致病機制的探討，一向是流行病學研究的主要課題。危險因子(risk factor)係指和疾病發生機率增加有關的屬性或暴露，危險因子並不一定就是病因，有人稱它作危險標記(risk marker)。在病因學探討上，常會面臨到難以判定危險因子是否為致病因子的困擾。例如鼻咽癌的重要危險因子之一，是 EB 病毒抗體價的增高(Chen et al., 1990b)；但是 EB 病毒感染究竟是否鼻咽癌的病因，仍無定論。雖然危險因子並不完全是病因，但卻有助於高危險群的辨認，促進篩檢工作的推展。危險因子的探討，可以循下列的途徑來進行：首先根據臨床觀察、基礎實驗或社區調查發現某危險因子可能和疾病的分布狀況有關，進而建立流行病學假說；再利用不同的流行病學研究設計嘗試否證假說；如果多次的否證努力，都未能推翻假說，則該危險因子和疾病有相關性的可能性就相對提高。疾病的流行病學特徵，往往有助於分辨臨床特性相同，但是病因不同的疾病，例如傷寒和斑疹傷寒的臨床症狀雖然相當近似，但是在人、時、地的分布狀況，卻是大不相同，早期的流行病學家因此懷疑它們的病因可能截然不同。如果流行病學的特徵相同，縱使其臨床特性並不完全一致，仍然可以揣測它們的致病因子可能一樣。再進一步來說，兩疾病的病因和臨床特性即使大不相同，只要其流行病學特徵相近，則防治的方法也可能相同。

致病機制的研究，也有賴流行病學和基礎醫學、臨床醫學的密切整合。流行病學家不但是致病機制探討的拓荒者，從描述流行病學的啟示當中，擬定可能的致病假說來加以驗證；他們也藉著比較分析病例與健康對照的暴露既往史，或是追蹤暴露組與非暴露組的疾病發生率，來支持或推翻致病機制的相關假說。這種探討危險因子和致病機制的流行病學，常被稱作分析性流行病學(analytical epidemiology)。

　　流行病學研究的是族群的健康狀況，因此除了個人發病與否和致病機制的研究而外，也關心整個社區的疾病狀態，這種社區症候群的探討，特別著重於特殊流行現象的解釋。為何麻痺型小兒麻痺比較容易發生在高社會經濟地位的小孩？為何肝癌和鼻咽癌均好發於中國的東南沿海？為何台灣地區的腦血管病變疾病率遠高於缺血性心臟病，而正好與歐美各國相反？這種特殊的流行現象，固然可由個人層次加以研究，但是整個社區的自然與人文環境的探討，也相當重要，這就有賴於流行病學的協助。

　　流行病學的知識，對於醫藥保健服務和衛生行政管理有很大的幫助。流行病學既是科學，也是藝術；特別在應用流行病學進行設計或評估衛生保健措施時，更能表現出來。任何的衛生保健計畫都離不開流行病學資料。舉例來說，在估計醫藥人員需求數、醫院病床增設數、儀器藥劑製造數等，都必須了解各疾病的疾病率和自然史，以期推算出真正需要服務的對象數。特別是在醫療設備有限的地區，流行病學資料對於有限的人力、物力和財力的充分利用，具有決定性的影響。在了解不同人、時、地的相對疾病率之後，才可以決定應該受檢的主要對象和優先順序。除了提供基本資料而外，流行病學方法也被延伸到臨床試驗和社區試驗上。藉著隨機分配、雙盲程序、密集追蹤、控制干擾和統計分析，往往可以提高臨床試驗和社區試驗的效率和正確性。這種藉實驗評估預防性和治療性措施之效益的流行病學，又可稱之為實驗流行病學（experimental epidemiology）。

第四節　流行病學在醫學的角色

　　醫學的領域浩瀚如海，其所涵蓋的學科更是不勝枚舉。大致上可以將之歸納成三類：一是基礎醫學，包括了解剖學、生理學、微生物學、病理學、藥理學等，它們提供了衛生保健的基本知識；二是臨床醫學，包括了小兒科、內科、外科、婦產科等，它們的目的在於病患的診斷、治療和復健；三是預防醫學，也稱之為公共衛生或社區醫學，包括了生命統計、環境醫學、流行病學、衛生行政、行為科學等，其目的則在於預防疾病的發生，並促進整個社區的健康、安和、樂利。在健康問題的探討上，基礎醫學的研究對象是分子、細胞、組織和器官系統；臨床醫學的對象是個人和家庭；而預防醫學的對象則在於整個族群或社區。在醫療保健的角色上，基礎醫學主要扮演診斷的與病因探討的角色，也就是如何發展出更好的診斷系統，以及如何探討出疾病的病因和致病機制；臨床醫學則扮演治療的與復健的角色，也就是如何研究出更有效的治療方法，以及如何提高復健的效益；預防醫學則扮演著預防的與管理的角色，也就是如何提供有效的預防方法，以消弭社區疾病。

再進一步以表1-1來比較臨床醫學與預防醫學的特性。就服務的對象而言，臨床醫學著眼於個人和家庭，好的臨床醫師應將病人當作人而不當作病來看待；預防醫學專注於社區，將社區當作一有機體來看待。公共衛生工作者，如果只看到個人而看不到整個社區，仍然未達到預防醫學的層次。在個人層次相當重要的疾病防治措施，在社區層次可能只屬次要。舉個例來說，就小兒麻痺的預防工作而言，預防接種固然是在個人層次最重要的防治措施；但在社區的層次，綜合性的衛生狀況，包括飲水供應、環境衛生、營養狀況、垃圾處理、廁浴設備和生活水平，卻遠比預防接種率的普及更有助於流行蔓延的遏止。就處理的問題而言，臨床醫學處理的是個人的病傷殘亡，而預防醫學處理的則是社區疾病的流行。流行可以說是社區的疾病，我們常常以社區症候群來說明疾病在社區的流行現象，比如貧窮社區症候群即涵蓋了失業、酗酒、藥癮、自殺、犯罪與青少年懷孕的存在；文明病社區症候群，即在於形容富庶社會中腦血管病變、糖尿病、肥胖症、缺血性心臟病和高血壓等慢性病的盛行。個人疾病的診斷，通常是根據分子生物學、細胞學、組織、器官系統和行為特質來加以判定；而社區症候群的診斷，則視社區中的個人是否健康、家庭是否健全、社會是否安寧來加以決定。因此在解決問題的流程上，兩者也十分近似。在臨床上，有門診和急診之分；在預防醫學上，也有慢性病防治和急性病防治之分。臨床醫學對於就診的病人，若有緊急的症狀徵候，即使病因未明，也應予以頭痛醫頭的急救，以期減少症狀對生命之威脅；其次，再繼續作驗血、驗尿、

X光攝影等實驗診斷以確定疾病，作對症下藥的醫療以恢復健康。相對的，
社區流行剛發生時，必須採取緊急防疫措施，以防範流行之惡化，再進一
步深入調查流行發生的原因與機制，有效遏止流行的蔓延，回復社區的健
全。

表1-1　臨床醫學與預防醫學的相對比較

特　　性	臨　床　醫　學	預　防　醫　學
服　務　對　象	個　人	社　區
處　理　問　題	疾　病	流　行
診　斷　依　據	分子、細胞、器官系統與行為	個人、家庭與社會
解　決　流　程	急診、門診 頭痛醫頭→　↓ 實　驗　診　斷 對症下藥→　↓ 治　療　復　健 ↓ 健康的個人	流行偵查、疾病調查 緊急防範→　↓ 確　定　流　行 全面防治→　↓ 遏　止　蔓　延 ↓ 健　全　的　社　會

（取材自：陳，1988）

　　明白基礎醫學、臨床醫學與預防醫學的相對比較，就不難了解流行病
學在醫學上所扮演的角色。一般而言，流行病學傳統上一直被視為公共衛
生或預防醫學的基礎科學。它除了應用描述流行病學的疾病率調查與流行
偵查，協助社區症候群的診斷而外；也藉著分析流行病學的病例對照研究
或世代研究，進行流行原因和機制的探討；同時亦採行實驗流行病學的臨
床試驗或社區實驗，提供控制流行的有效方法。然而，流行病學也常常被
基礎醫學研究者，用來作為探討疾病病因的工具，甚至融合基礎醫學和流
行病學的方法形成了一門新的學問，像最近蓬勃發展的分子流行病學、生

化流行病學等，即是最好的例子。臨床醫學也借助於流行病學進行各種醫藥、護理、復健工作的臨床試驗，最近所謂臨床流行病學的興起，也說明了臨床醫學與流行病學的密切配合。流行病學不再侷限於社區層次的研究，而進一步參與了家庭、個人、器官系統、細胞和分子層次的研究，流行病學已逐漸成為醫學研究的基本工具學科。

第五節　流行病學的相關科學

流行病學需要種種科學，如臨床診斷學、實驗診斷學、微生物學、病理學、分子生物學、生物化學、人類學、社會學等等的協助，才可以進行疾病分布的研究，決定因素的探討，和疾病防治的計畫與評估。

流行病學既著眼於健康問題的研究，當然需要診斷學的知識。如果沒有敏感的健康狀況診斷方法，就談不上任何流行病學的研究。診斷學可以說是流行病學研究的基本前提。理學診斷固然不可或缺，實驗診斷更是重要。像心電圖、腦波圖、電腦斷層攝影、生化學檢查、免疫學檢查、微生物學檢驗等等，使得疾病的診斷更加正確，也使得以往僅憑理學診斷無法分辨的不同疾病，能夠更明確的加以分類。疾病本體(disease entity)的確定，對於病因的探討相當重要。例如，肺臟的鱗狀細胞癌和腺細胞癌，與抽菸的相關性並不相同。如果將所有肺癌合併當作一個疾病本體加以研究，就可能誤判了抽菸導致肺癌的危險性。病理學是目前被公認最理想的疾病診斷和分類的黃金標準，然而由於活體樣本取得困難，再加上屍體剖檢的不普偏，往往影響疾病的確診。

就預防醫學的立場而言，臨床前期(preclinical stage)之前驅徵兆(precursor lesion)的診斷更為重要。像高血壓、葡萄糖耐力缺損、高膽固醇血症等心臟血管疾病的危險徵兆，都是早期預防冠狀動脈疾病和腦血管病變的重要指標。如果能從先驅徵兆加以防治，即可避免嚴重疾病的續發。先驅徵兆的診斷往往要利用臨床化學、細胞病理學、X光、超音波或核磁共振診斷學來進行。

　　流行病學的目的之一在於探討疾病的致病因子，因此有關物理化學性、生物性或社會性病原的知識，決定了病因研究的成敗。物理性環境的測定，像氣壓、溫度、濕度、噪音等的測量；化學性病原的定性與定量分析，像致癌物、致突變物、致畸胎物的的測定；生物性病原的判定與感染狀況的評估，像寄生蟲、細菌、病毒等感染病原的分離、培養、鑑別和免疫分析；以及社會性病原的辨明與測量，像工作壓力、行為特質、性格特徵、焦慮緊張等的量化與測定等等，都是流行病學研究者，必須了解和熟稔的。目前科學的分科日益精細，流行病學也往往因其強調的重點不同，而有不同的分支，像是環境流行病學、職業流行病學、社會流行病學、血清流行病學、分子流行病學等等。科際的整合是流行病學研究的重要特質，微生物學可以協助了解病毒、細菌、黴菌，或寄生蟲的生理特性、感染途徑、致病機制和傳染來源；昆蟲學、鳥類學和哺乳類學則有助於病媒和感染窩藪的辨明；地球科學和毒理學則對工業與環境污染的研究，有很大的幫助；社會行為科學則與多種慢性病的研究有密切關係。

　　流行病學研究的對象是社區和族群，因此如何選取具有代表性樣本？如何評估暴露與疾病資料的信度與效度？如何判定不同暴露組的發病率差異確實有意義，而非隨機造成？如何控制多重干擾因素的影響？如何判定病因對疾病的個別作用和交互作用？這些和抽樣、統計、分析、推論、模式建構等等有關的問題，就得要有統計學的協助。流行病學和生物統計學的發展可以說是相輔相成、攜手並進的。流行病學研究結果的分析，固然有賴於統計學的幫忙；研究的設計，也離不開統計學。流行病學是注重數量分析的學科，而計量方法的採行，是流行病學進化的主要動力之一。早期的流行病學先驅，像 John Graunt 和 William Farr，以及流行病學之父的 John Snow，都是利用了生物統計的方法，來了解疾病的流行病學特徵（Susser, 1973）。特別是近年來，由於慢性病的重要性日益提高，而大多數慢性病都屬於多重致病因子所造成，因此統計分析的方法也就更形重要。又由於多數的流行病學研究，均屬於觀察性（observational）而非實驗性（experimental）的研究，所以在干擾因子的控制上較不容易，統計學方法也就變成流行病學研究不可或缺的工具。

一般參考讀物

陳建仁

    1983 《流行病學》，二版（臺北市：伙伴出版社）。

    1988 《流行病學原理與方法》〔陳拱北預防醫學基金會，公共衛生學〕（臺北市：巨流出版社）。

    1992 《環境與健康》（臺北市：教育部）。

Alderson M.

    1976 *An Introduction to Epidemiology* (London: MacMillan Press Ltd).

Kelsey J. L., Thompson W. D., Evans A. S.

    1986 *Methods in Observational Epidemiology* (New York: Oxfod University Press).

Last M. J. (ed.)

    1986 *Maxcy-Rosenau Public Health and Preventive Medicine*, 12nd ed (Norwalk CT: Appleton-Century-Crofts).

    1988 *A Dictionary of Epidemiology*, 2nd ed (New York: Oxford University Press).

Lilienfeld A. M., Pedersen E., Dowd J. E.

    1967 *Cancer Epidemiology: Methods of Study* (Baltimore: Johns Hopkins Press).

Lilienfeld D. E., Stolley P. D.

    1994 *Foundations of Epidemiology*, 3rd ed (New York: Oxford University Press).

MacMahon B., Pugh T. F.

    1970 *Epidemiology: Principles and Methods* (Boston: Little, Brown and Company).

Mausner J. M., Kramer S.

    1985 *Mausner & Bahn Epidemiology: An Introductory Text*, 2nd ed (Philadelphia: W. B. Saunders).

Paul J. R.

    1966 *Clinical Epidemiology*, Rev ed (Chicago: University of Chicago Press).

Rothman K. J.

    1986 *Modern Epidemiology* (Boston: Little, Brown and Company).

Susser M.

    1973 *Causal Thinking in the Health Sciences* (New York: Oxford University Press).

第二章
疾病自然史與致病模式

　　疾病自然史的了解，不僅有助於疾病的分期、療效的評估和預後的確定，也有助於促進各種篩檢方法的發展。致病模式的建立，除了可以辨明錯綜複雜的致病因子、釐清各致病因子間的交互作用，也可以闡明致病機制的來龍去脈。在本章中，我們將就疾病自然史以及致病模式的觀念演進、研究方法和實際應用加以說明。

第一節　疾病的定義、診斷和分類

　　疾病（disease）指的是生理或心理的功能障礙，其判定標準是客觀的診察和檢驗。然而，不同的人對於客觀的疾病有不同的主觀感受，也會表現出不同程度的社會功能障礙。「有病（illness）」常被用來表示一個人主觀感覺到的不健全狀態，至於「患病（sickness）」常用來說明有病個人的社會功能障礙狀態（Susser, 1973）。舉個例來說，一個人得到了流行性感冒，自己覺得不舒服，請假在家臥病；則流行性感冒是「疾病」，患者是「有病」，而請假臥病則是「患病」的社會角色。從這三個不同名詞的定義，可以了解健康（health）應涵蓋生理、心理與社會的健全。世界衛生組織（World Health Organization, 1948）描述健康是「身體、精神與社會整理健全的狀態，不只是沒有疾病或殘廢」。然而如何定義和測量「整體的」健全並不容易，也因此有更多的人對健康一詞提出不同的見解和界定。將個人的身心狀態，判定爲健康和疾病的二分法，並不理想；若把健康和疾病看作一個連續相的兩端，來描述各種不同的身心狀態，似乎更爲恰當。

流行病學的主題既然是各式各樣的疾病，診斷標準的確立成了流行病學研究的首要工作。疾病的診斷標準應該務求其敏感（sensitive）而且特異（specific），也就是有該疾病的患者必須絕大多數被判定爲有病，而且沒有該疾病的人也必須絕大多數被判定爲沒病。疾病的診斷通常是按照兩個不同的標準來進行，一是表徵標準（manifestation criteria）（MacMahon & Pugh, 1970），一是病因標準（etiology criteria）。表徵標準係指病人的症狀、徵候、結構變化、機能改變、行爲異常、預後等特性，例如脛骨折、糖尿病、多數癌症、智能不足、精神分裂等即是按表徵來診斷。病因標準則指病人的致病因子，例如梅毒和流行性感冒等傳染病，癩皮病等營養缺乏症，水俁病等重金屬中毒症皆是按病因標準來診斷。疾病診斷標準，也被稱之爲「病人分類」的依據。各種不同的疾病，有的係用表徵標準來診斷，有的以病因標準來診斷，也有的是併用兩種標準來診斷。很顯然的，按照不同標準來診斷，結果並不一致。Cullen在1785年，根據疾病表徵將疾病診斷成發熱症（pyrexiae）、局部症（locales）、惡病質（cachexiae）、以及神經官能症（neuroses）四種（MacMahon & Pugh, 1970）。若按此標準來診斷結核病時，或多或少會被診斷成這四種疾病；若按病因標準來診斷，則結核病即屬單一疾病。當然，也有些疾病，不論按病因或表徵來診斷，結果均十分接近，像德國麻疹便是很好的例子。

病因和表徵標準無法完全符合的原因有二：（1）單一病因可能有許多表徵，（2）同一表徵可能來自許多病因。前者可以小兒麻痺病毒感染或是抽菸爲例：小兒麻痺的表徵，可以從完全無表徵到嚴重致死；抽菸引起的表徵，包括了癌症、冠狀動脈疾病和慢性阻塞性肺病等。後者可以脾腫大爲例，傷寒、瘧疾、霍金斯症、骨髓細胞性白血病和紅血球增多症，都會造成該表徵。

利用鑑別力較高的表徵標準進行疾病診斷，能夠使表徵診斷結果和病因標準診斷結果更趨一致，例如白喉的僞膜就屬這種特殊表徵。一般在致病因子尙未明朗以前，只能按表徵標準來診斷，直到致病因子發現確定之後，則用它來作爲新的診斷標準。像生物性病原所導致的疾病，即是如此，在實驗診斷技術日新月異的今日，生物性病原引起的疾病，幾乎全係採用病因標準而不用表徵標準來作爲最後確診的依據。通常病因標準，大都係以必要因子的存在證據來判別。但是對於多數慢性病，如腦血管病變、冠狀動脈疾病、癌症而言，病因複雜繁多，無法分辨何者爲必要因素，也因此很難以病因標準來診斷。

　　診斷標準的選擇，往往會因目的不同而異。大致說來，表徵標準有助於疾病的急救、治療、護理與復健，如慢性阻塞性肺病、糖尿病、精神病、高血壓、內出血、半身不遂等的表徵診斷，對於醫療服務很有幫助；病因標準則較有利於疾病的預防，如傳染病、事故傷害、自殺他殺、藥物成癮等的病因診斷，對於保健預防頗有裨益。世界衛生組織有鑑於此，特別按損傷性質和病因性質兩種標準，分別來診斷事故、中毒和傷害。

　　有了明確的診斷標準，才可以進行完美的流行病學研究；而理想的流行病學研究，反過來可以改進疾病的診斷標準。即使必要病因尙未發現，臨床表徵也無明顯差異，單單根據流行病學特徵，也可以作爲診斷分類的標準。 Lombard(1836)將傷寒和斑疹傷寒分辨爲二，就是最好的例證。進一步來說，有明確的表徵標準，才可以探討疾病的真正成因；而有特定的病因標準，才能夠強化疾病的表徵診斷。如果將單側視網膜胚細胞瘤（retinoblastoma）和雙側視網膜胚細胞瘤合併成一體研究，則無法辨明環境與遺傳的不同作用。如果將子宮體癌與子宮頸癌當作一種癌症研究，則難以闡明病毒感染的重要性。

　　疾病診斷的嚴謹與否，決定了流行病學研究的品質。不同的醫護人員對於疾病診斷的標準不一，常常使得研究病例的選擇相差甚大。例如缺血性心臟病的表徵診斷，有的純粹以臨床症狀、徵候來診斷，有的依據心電圖和血管攝影術來研判；再如腦血管病變的表徵診斷，有的以運動機能受損程度作標準，有的則按電腦斷層攝影爲依據。因此，流行病學的研究，就必須對研究的疾病本體作一操作型定義（operational definition），也就是決定診斷準則（diagnostic criteria）。診斷準則可能只用表徵標準或病因標準，也可能兩者併用；這兩種診斷準則可能包括納入條件（inclusion criteria）和排除條件（exclusion criteria），以及經過量表測量積分後再予評定的條件。舉個例來說，世界衛生組織擴大預防接種計畫（Expanded Program on Immunization）在開發中國家的麻痺型小兒麻痺盛行率及年發生率臨床調查方法中，將小兒麻痺定義為：「肢體的麻痺合併萎縮，並無感覺功能的減低，其發作是急性的，而且無進行性變化。」（World Health Organization, 1995）這種操作型定義，並無法將小兒麻痺和腸道病毒引起的「類脊骨髓灰白質炎症狀」分開，但用在開發中國家進行盛行調查已經相當合用。更複雜的操作型定義，常見之於精神疾病的診斷，如焦慮神經官能症（anxiety neurosis）的定義就是很好的例子。

有時為了流行病學研究，特別是病因探討或是感染源的辨明，除了表徵標準和病因標準而外，在定義研究的疾病時，還需要加入流行病學標準，如接觸史和發病時地，來確定疾病的診斷。例如美國疾病管制中心（Center for Disease Control, CDC）對於退伍軍人症（legionnaire disease）的第一次調查研究中，就限定病例對象是在年會期間內，於某旅館參加退伍軍人協會而發生非典型肺炎的會員（Fraser et al., 1977）。流行病學標準對於不尋常疾病的研究特別重要，這些「怪病」的表徵特性和致病原因，在研究當時並不明確，藉著流行病學標準才可以提供較明確的病例定義，而有助於感染源和致病因子的探究。

疾病的操作型定義的選擇，常會因研究的目的而異。如果研究的目的在於篩檢出可能發病的疑似患者，就採取較敏感但較不特異的定義；如果研究的目的在於確診出真正需要醫療的病例，就採取較特異的定義。在疾病調查時，常用系列檢定（tests in series）來進行盛行率的雙階段調查，第一階段使用的檢查方法較敏感，而第二階段使用的檢查方法較精確。疾病操作型定義的選擇，也會因研究對象的合作度而異。侵犯性越高的診斷標準往往不易進行，例如葡萄糖耐力檢查就遠比微血管全血血糖檢查難被接受。此外，像研究經費的限制、研究地區的範圍、研究樣本的大小都會影響操作型定義的選定。

　　有些流行病學研究甚至採用二手診斷標準，也就是不直接的診斷研究對象，僅間接的取得其患病狀況。例如以下列的方式來獲得疾病資料：從臨床記錄中抄錄有無患病，尋問研究對象是否有醫師曾經告訴他患有某病，或是直接詢問研究對象是否患有某病。這類二手資料當然並不可靠，但是有時候卻是唯一可用的資料。如要利用這些資料時，必須說明它可能帶來的偏差，並詳細加以討論。

　　除了病人的診斷而外，流行病學研究也常常將有共同特性的疾病加以合併分組。這在臨床診療上的價值並不大，但在比較不同地區的死亡率或疾病率時，卻有化繁爲簡的好處。目前疾病的分類，在國際間均採用「國際病傷及死因統計分類」(常被簡稱爲ICD)，其最新的版本是第九版(World Health Organization, 1977)。在根據ICD分類進行統計比較分析時，必須考慮不同版本的分類方法並不盡相同。特別在分析疾病的長期趨勢和國際比較時，必須小心不同年代或不同國家，是採用那一版本來分類。在國際病傷死因統計分類中，每一疾病均被賦予一個編號。該分類中包括十七類主要分組，每一分組中再細分成許多小組，而每一小組再包含許多疾病。主要分組的依據包括病因、器官系統和健康狀況，病因分組如傳染性和寄生蟲性疾病，器官系統分組如循環系統疾病，健康狀況分組如贅瘤或傷害。

　　基層醫療照顧往往會面臨診斷不確定的困擾。爲了使得基層醫護工作人員易於根據問題導向病歷(problem-oriented record)來進行疾病、健康狀況和就醫理由的分類，另外有一套「國際基層保健健康問題分類」被各國的家庭醫師們所廣用，這一健康問題的分類被簡稱爲 ICHPPC (World Organization of National Colleges, Academies of Family Practice, 1987)。

　　爲了對於疾病或傷害所造成的後果，作一有系統的分類，世界衛生組織也定有「國際傷害殘廢殘障分類」，簡稱爲 ICIDH (World Health Organization, 1980)。其中將傷害(impairment)定義爲任何心理、生理、或解剖構造和機能的喪失或異常。傷害意含任何原因造成的身體構造和外形的異常，以及器官或系統機能的喪失。基本上來說，傷害是器官層次的障礙。

殘廢(disability)被定義爲因傷害而造成的正常活動能力的限制或喪失。由於
殘廢是以一個人的功能操作和活動來說明傷害所造成的後果，所以它可視
爲個人層次的障礙。殘障(handicap)被定義爲因傷害或殘廢而限制或阻止一
個人扮演正常角色的缺陷。殘障可看作是一個人與周遭環境的互動與適應
的困難。

第二節　疾病自然史及三段五級預防

　　疾病的發生，有一定的演變過程，就如同一個人從小到老一樣。疾病
的自然演變過程，即稱之爲疾病自然史。自然史是一連續性的變化，但是
爲了便於描述，常常將之分期成五個階段(Mausner & Bahn, 1974)：

　　(一)可感受期(susceptible stage)：此時疾病雖然還未發生，但是危險
因子已經存在。像是生物性病原的感染、血膽固醇含量的升高、抽菸與酗
酒的習慣、家庭變故與缺乏親情、身體過於肥胖，分別使得一個人發生傳
染病、冠狀動脈心臟病、癌症、情緒障礙、糖尿病的發病危險性大大地提
高。辨明可能的危險因子，是慢性病防治的前提。這階段的危險因子，有
些可以減少或改變以避免疾病的發生；有些卻是無法改變，僅可用來作爲
高危險群辨認的依據。像戒菸、禁酒、減肥即屬於前者；而年齡、性別、
血型即屬於後者。

　　(二)臨床前期(preclinical or presymptomatic stage)：此時致病因子已
在人體產生病理變化，但還沒有臨床症狀、徵候出現，也就是這階段產生
的體內變化，都是低於臨床診斷水平(clinical horizon)而無法查覺。像葡萄
糖耐力失全、動脈粥狀硬化即是。臨床前期的表徵，有時可以借助精密的
篩檢方法予以早期發現，而有助於避免臨床症狀的發生。

　　(三)臨床期(clinical stage)：此時病患的生理或心理的結構或機能已達
到明顯的變化，可以在臨床上查覺疾病的症狀與徵候。爲了更詳細的說明
這一階段的變化，也爲了方便疾病診療和研究分析起見，往往將此階段再
加以更細的分期。例如將此階段的癌症按原位癌、侵襲癌和轉移癌來畫分

即是。臨床期的定義尚無定論，有的學者將症狀徵候初次出現，直到病患死亡或復元爲止，均包括在臨床期內；有的學者僅將「初發症狀至殘障開始之前」這段期間，視爲臨床期。

（四）殘障期（disable stage）：疾病發展到臨床期的階段，有些病人會痊癒復元，有些卻會產生或長或短的後遺缺陷，而使得病人受到暫時性或永久性的行動限制或喪失。像烏腳病患者的四肢末梢脫疽、機動車肇事造成的臥病或殘廢、以及腦血管病變造成的半身不遂或植物人狀態。

（五）死亡：疾病的一再惡化，會使得殘障患者終告死亡。死亡有時候並非原發疾病所造成，而是導因於合併症或續發疾病的不治。

正如圖 2-1 所示，自然史的變化是連續性而非間歇性的，因此分期也只是隨意而定的。分期的界線往往不很明確，但是隨著基礎醫學知識的提升、實驗診斷方法的改進、臨床經驗的累積、疾病調查的普及和深入、病因探討的加強，使得自然史的了解和分期更加完善。但是同一疾病的自然史並非相當固定的，它會因人因時因地而有變異，例如受到傳染性病原感染後到產生臨床症狀的這段期間，亦即潛伏期，就會因爲人、時、地而有所不同。這種自然的隨機變異，使得自然史的研究，難免遇到不確定性的難題。自然史的研究，也會面臨篩檢或醫護干預的介入所帶來的困擾。理論上，自然史指的是在自然狀況下疾病的變化過程，而此演變是在完全未受到外來因素影響下所觀察得來。利用長期追蹤來觀察一群病人，從感染到傳染性病原或暴露到環境病原，一直到發病、殘障和死亡的自然過程，而不介入任何醫護干預，在醫學倫理上是不被允許的。所以疾病自然史的研究，有相當大的比例，是以橫斷研究法來觀察分析各期病人的平均年齡，再行推斷疾病自然史各階段的發展時隔，以描繪出自然史的演變。這種橫斷研究，會受到世代效應、新開發診斷方法、民眾接受診察意願、和競爭死因的影響，而產生可能的偏差。

就預防醫學的立場而言，針對疾病的自然史，可以採行三段五級的預防工作，來避免病原的侵襲（Mausner & Bahn, 1974）。防止疾病的發生、遏阻疾病的惡化、斷絕殘障和死亡的結局。因此，這裡的預防，是包括了一

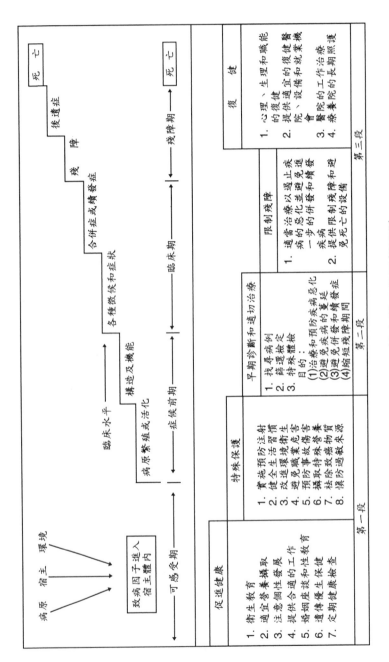

圖 2-1　疾病自然史與三段五級預防

（取材自：陳，1978）

般所謂的預防、治療和復健等所有可以中止或延緩疾病自然史的醫藥保健措施。三段五級預防的目的和內容如下：

（一）**初段預防**：這一段的工作，是針對可感受期而設。藉著改變個人的易感受性，或是降低暴露於病原的機率，以達到避免危險因子發生作用的目的。初段預防可再分成兩級：(1)促進健康(health promotion)，其目的在於增進宿主身心的健全，以期抵抗各種病原的可能侵襲。像適宜的營養攝食、保暖整潔的衣物、衛生舒適的住家、充分的睡眠與休息、良好的衛生習慣、持恆適量的運動、正當的娛樂消遣、量才適性的工作環境等等，都可以維護生理、心理和社會上的健全，預防各式各樣疾病的產生。健康的促進，無法憑空得來，必須努力實踐才能獲得。這牽涉到個人的健康信念與保健行為，衛生教育的設計與普及，以及民生福利和社會安全的推展等等。(2)特殊保護(specific protection)，其目的在於針對特定的疾病，採行各種防護保健措施，以避免或減少該疾病的發生。像預防接種之於傳染病、配備防護器具之於工業安全、安全盔與安全帶之於交通事故、節制菸酒之於癌症、減肥多運動之於糖尿病等等，都屬於特殊保護的措施。以往公共衛生在傳染病防治上的成就，均由於預防接種和環境衛生等特殊保護所造成；在慢性病和事故傷害越來越重要的今天，初段預防的特殊保護更是重要。

（二）**次段預防**：這一段的工作，是針對疾病早期的發展而設，藉著早期診斷和適當治療(early diagnosis and prompt treatment)來防範或阻滯臨床前期和臨床初期的變化。藉著這第三級的預防工作，可以使得疾病在最早期的階段就被發現和治療，以避免併發症、續發症，以及殘障的產生。就社區醫學的觀點來看，傳染病病人的早期診斷治療，對於社區中的可感染宿主是屬於初段預防，但對病人本身則屬於次段預防。這是因為病人的早期診療，可以降低可感染宿主被侵襲的機率，即使後者無免疫能力，也會因未接觸到感染源而不發病。有些疾病，由於初段預防較為困難，次段預防就成為防治該疾病的中心工作，像糖尿病、高血壓、子宮頸原位癌、白內障等。然而，對於這類疾病之危險因子的不斷探討，已使得防治工作逐漸自次段推進到初段，自治療推進到預防。預防工作能夠越向疾病自然史的早期推進，越能夠達到事半功倍的效果。

（三）末段預防：如果初段和次段預防未能作好，疾病就會繼續惡化，導致殘障甚至死亡。這一段工作是藉著各種臨床治療的方法，使發病的病例早日痊癒康復，或是使殘障的病例因復健而恢復健全的機能。末段預防可以再細分成第四級和第五級兩級：（1）限制殘障（disability limitation），使臨床疾病不再惡化成暫時性殘障，或是使暫時性殘障不繼續惡化成永久性殘障，像受傷肢體的物理與職能治療即是。（2）復健（rehabilitation），使遭受永久殘障的病患，恢復自立自主的能力，減少對他人的依賴，能在社會上扮演正常的角色。復健工作必須透過社會心理、職業和醫學三方面的整合努力，才能夠使病患發揮其最大能力。

三段五級的預防工作，詳如圖2-1所示。預防醫學的重要原則是「預防重於治療、治療重於復健」，以及「社區與個人健康並重」。這與「上醫醫國、中醫醫人、下醫醫病；上醫醫未病、中醫醫將病、下醫醫已病」的精神相當契合。由於在疾病自然史的不同階段，有各種危險因子在作用，使得致病因子的探討相當的困難。舉癌症病變爲例來說，正常細胞轉變成變形細胞，變形細胞繼續分裂成單株細胞群，單株細胞群逃過免疫偵查而演變成腫瘤……等等的階段，都有不同的致病因子在作用。其中屬於第一階段者稱之爲觸發物（initiator），屬於第二階段者稱之爲促進物（promoter），屬於第三階段者稱之爲免疫抑制物（immunosuppressor）和增長物（progressor）。通常在慢性病的三段五級預防上，必須考慮到這類多重致病機制的複雜性，而從各方面著手來進行多元性的防治措施，才能達到具體的效果。像美國國家衛生研究所進行的冠狀動脈心臟病多重危險因子防治計畫（Multiple Risk Factors Intervention Trial, MRFIT）就是很好的例子（Stamler et al., 1986）。

圖2-2是一般傳染病的自然史和預防工作。傳染病的發生和病原、宿主和環境的特性有密切的關係，傳染的四條件即包括了病原的存在、可感染宿主、合適傳染窩藪，和適當傳染途徑。病原一旦進入人體，即在宿主體

內適應、繁殖、產生毒素，而導致發炎反應、噬菌作用、抗體形成……等一系列的病理變化，而後宿主才開始產生臨床表徵。從病原進入宿主到出現第一個症狀或徵候的期間，稱之爲潛伏期（incubation period）。臨床表徵呈現後，病人可能會因治療或自然地痊癒康復，也會因病情惡化而造成殘障或缺陷，甚至於進展到死亡。爲了預防病原侵入人體，可以從一般性預防──亦即促進健康，和特殊性預防──亦即增加宿主免疫力、管制傳染窩藪和截斷傳染途徑等兩方面來著手。如果病原已進入，則應早期診斷適切治療，並且避免併發症的發生；一旦病程加長、病況加重時，必須限制殘障的發生或避免惡化爲永久缺陷。

　　圖2-3是以癌症爲例的慢性病自然史和三段五級預防。癌症發生的原因相當複雜，同一病因可能產生不同癌症，不同病因也可能產生相同癌症，一對一的特異關連性（one-to-one specific relationship）較爲罕見。化學性、物理性或生物性致癌物，藉著環境污染、職業暴露、飲食攝取、傳染窩藪等暴露源而進入宿主體內。致癌物進入人體，往往必須再經代謝活化、與受體結合、直接侵襲目標分子（target molecules），才產生細胞的變形（稱爲觸發作用），變形細胞繼續繁殖成長（稱爲促進作用），逐漸形成腫瘤組織（稱爲增長作用），以至成爲原位癌。此後宿主的臨床表徵開始出現，而原位癌也繼續惡化成侵襲癌、轉移癌，最後造成末期的殘障，甚至於死亡。從致癌物進入宿主到產生臨床表徵的期間，稱之爲誘導期（induction period）。癌症的預防因應著自然史的發展，而有不同的防治措施，詳如圖2-3所示。

第三節　三角致病模式──環境、宿主與病原的互動

　　任何疾病的發生，通常都牽涉到許多病因的互動，這就是所謂的多重因果性（multiple causation）或稱之爲多重病因學（multifactorial etiology）。爲了要說明疾病的各種致病因子，並且解釋各因子間對疾病的交互作用，往往建立各種模式來加以描述。流行病學上常被提起引用的致病模式包括：（1）三角模式（epidemiological triangle），（2）網狀模式（web of causation），

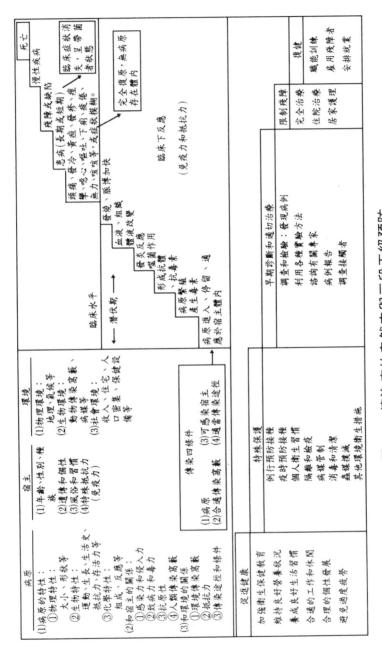

圖2-2 傳染病的自然史與三段五級預防

(取材自：陳，1978)

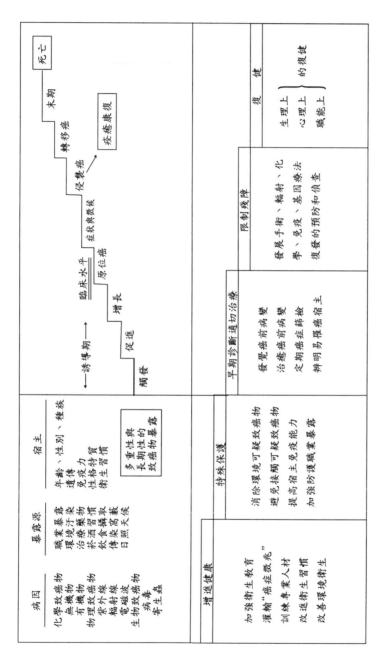

圖 2-3　癌症的自然史與三段五級預防

（取材自：陳，1978）

（3）輪狀模式（epidemiological wheel），和（4）螺狀模式（epidemiologic spiral）。

三角模式是融合了瘴癘說（miasma theory）、細菌說（germ theory）和體液說（humor theory）等早期對於疾病發生的不同觀點而形成（Mausner & Bahn, 1974）。瘴癘說可以溯源到 Hippocrates 的名著 *On Airs, Waters, and Places*（1950）當中的環境概念，並強調疾病的發生與氣候、水質、土壤和風等物理環境有密切的關係，瘴癘說的觀念在古代的中國也是相當普偏盛行的。強調環境對疾病發生的重要性，使得瘴癘說推動了環境衛生的蓬勃發展，像十九世紀的 John Graunt、十九世紀的 Edwin Chadwick、William Farr、John Simon 等人都以瘴癘說來解釋環境與疾病之關係（Susser, 1973）。然而瘴癘說也有無法說明的現象，例如傳染病的潛伏期和天花接種的有效性，則是瘴癘說難以解釋的事實。

細菌說溯源自傳染的概念，這一概念在很早就普偏存在於中外各國。然而最早著述強調特定疾病來自特定傳染原的西方學者是 Girolamo Fracastoro，他在 1546 年發表的 *De Contagione*（1930）一書中，展開了傳染活體說（contagium vivum）的特定病原概念。但是細菌說的建立仍然應該歸功於 Henle、柯霍、巴斯德等人在十九世紀的努力。細菌說的建立擴展了傳染病的防治對策，瘴癘說推動以環境衛生來防疫，而細菌說則進一步引進預防接種、隔離檢疫、化學療法與抗生素療法等新的傳染病防治工作。

體液說也曾溯源於 Hippocrates 所強調的「體質」與疾病的關係。中國古代醫學的主要致病觀，也都根植於宿主特性的變化上。體液說與後來的巴斯德對於宿主免疫力的研究成果相契合。體液說強調的可感受性（susceptibility），再度與孟德爾的遺傳定律和達爾文的進化論結合，而使得宿主因素的重要性更形明確。

三角模式即在於將宿主、病原和環境視為疾病產生的主要原因，三位一體，相需相成。在該模式中，如果任何一個要素產生改變，破壞了原有的平衡，即會導致疾病的發生。如果病原的特性改變，如感染力的增強、遺傳基因的重組、抗藥性的提高、毒性的改變、免疫激發力的減弱、病原體的再活化等，就有可能使平衡狀況破壞：如果環境特性改變，如環境衛生欠佳、土壤與飲水污染、食物貯藏不當等等，都會加速病原感染宿主的接觸，而帶來疾病的增加；如果宿主特性改變，如不良的飲食習慣、缺乏休息與睡眠、服用免疫抑制劑、罹患慢性病等，也會使疾病更加容易發生。此三角模式除了可以應用於說明個人層次發生疾病的原因，也可以用來闡釋社區層次的流行是如何蔓延的，像集團免疫力（herd immunity）即可視為社區流行的宿主因素之一。此時重視的不再是個人免疫力之有無，而是整個族群有多少人具有免疫力。

　　傳染病的主要決定因素，雖然在三角模式中明確地指出是宿主、病原和環境三者互動的失調，會導致疾病的發生。但是這個模式未能將宿主、病原和環境的各式各樣特性，及其交織而成的複雜性加以考慮。慢性病更是難以用三角模式來說明，因為慢性病並不像傳染病一樣，有相當特定唯一的必要病原，像精神分裂症、冠狀動脈心臟病和類風濕性關節炎等即是。為了強調病因的複雜性，乃有了網狀模式和輪狀模式的建立。

第四節　網狀致病模式——錯綜複雜的致病流程

　　網狀模式強調疾病的發生，並不是單一原因所造成，而是由許多錯綜複雜的關係鏈交織而成的因果網所促成（MacMahon & Pugh, 1970）。如圖2-4所示的梅毒治療與黃疸的關係，來加以說明。很顯然的，即使連肝炎病毒在內，沒有任何一個因素，可以單獨造成黃疸的。在此模式中，每一個關係網中的因素，只能視為疾病的「一個」原因，而非疾病的「唯一」原因（a cause not the cause）。更重要的是，只要切斷網中的任何一個關連線，就可以避免疾病的發生，並不一定要從直接的病原著手。

　　網狀模式進一步強調傳染病發生的複雜性，指出病原特性、環境衛生、感染來源、傳染途徑、宿主免疫力，以及醫療服務等都會影響到疾病的發生，而要有效防治傳染病也可利用各種方法來進行，甚至於傳染性病原尚未發現，也可以減少疾病的發生。網狀模式用來說明慢性病的致病模式也相當的合適，而且慢性病的致病複雜性更甚於傳染病。由於多數慢性病是屬於多階段的病理變化(multistage pathogenesis)，在每一致病階段的危險因子並不盡相同，而早期病變又有不少是可逆的，更有不少保護因子與危險因子在致病過程中相抗衡。網狀模式的確適於慢性病致病過程的描述和說明。

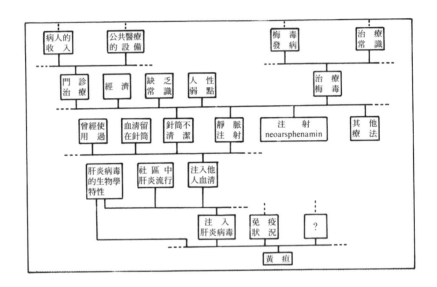

圖2-4　網狀致病模式——黃疸與梅毒治療
(取材自McMahon & Pugh, 1970)

　　但是網狀模式並未指出各因素之間的相對重要性，而且也未能指出各個因素的作用類型。爲了更明白的說明各因素的影響，有人引申網狀模式，並在其中將相關的因子分成四類：必要且充分(necessary and sufficient)、必要但非充分、充分但非必要、既不必要也不充分。某個因子必須存在，疾病才會發生，則稱此因子爲疾病的必要因子，但是有該因子疾病並不一定會發生；某個因子存在時，疾病定會發生，則稱此因子爲疾病的充分因子，但是沒有該因子疾病也會發生；所以，必要且充分因子和疾病是呈一對一的關係，亦即有該因子疾病必會發生，疾病發生一定要有該因子；而非必要也不充分因子，則表示有該因子不一定會發病，發病也不一定要有該因子。舉個例子來說，傳染病原是傳染病的必要但非充分因子，一定要有傳染病原才會發生傳染病；但是只有傳染病原並不一定會發生傳染病，必須要宿主免疫不佳、營養不良等其他因子輔助才會發病。充分因子在流行病學的領域中，是相當少見的。幾乎沒有任何生物性病原一定導致疾病產生，也幾乎沒有任何物理、化學或社會病原會使得疾病一定發生。像砍頭造成死亡這類少見的一對一因果關係而外，充分因子是幾乎不存在的。絕大多數的因子都是屬於既非必要也非充分的，像抽菸之於肺癌，抽菸的人不一定會發生肺癌，肺癌也不一定要抽菸才會發生。這一類既非必要也非充分的因子，也被稱之為輔助因子(contributory factor)。

因徑分析(path analysis)常被用來比較不同致病流程徑路的相對重要性，而因素分析(factor analysis)常被用來研究那些因子具有共同的致病作用，可以綜合成一集合變因。這類的方法和統計學的教科書中都有詳細說明。

第五節　輪型致病模式——生態平衡與疾病

輪型模式強調的是宿主在整個生態系中，受到環境中各種因素的影響而發病，如圖 2-5 所示(Mausner & Bahn, 1974)。輪軸代表的是宿主，而其軸心就是遺傳基因，其餘則是宿主的生活型態、飲食習慣、性格特質、免疫能力等。環繞宿主四周的是環境因素，它包括了生物性環境(傳染病原、感染窩藪、散播媒介、患病病例等)、社會性環境(風俗習慣、社會文化、政治經濟等)，以及物理性環境(生活空間的能量與物質等)。每一部分在致病的影響力上，會因疾病種類的不同，而佔有不同的比例。就遺傳性疾病而言，基因軸心所佔的份量較重；就傳染性疾病而言，宿主免疫力和生物性環境所佔的比例較大；就機動車事故傷害而言，宿主行為、物理性環境和社會性環境則較重要。輪型模式並不特別強調病原，是它與三角模式不

同之處；但是兩者均注重宿主與環境的互動；輪型模式與網狀模式皆重視
致病因子的複雜性和多變性，但前者偏重生態性的平衡，後者則偏重關係
網絡的交錯。

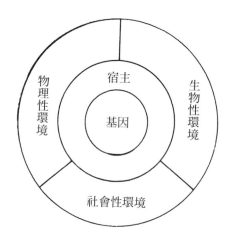

圖2-5　輪狀致病模式——生態平衡與疾病
（取材自Mausner & Bahn, 1974）

　　在輪型模式當中，說明了宿主與周圍環境間不停互動的真實性，因此
也常被稱爲「生態模式」。流行病學重視的是人類的健康狀況，生態學則
注重生物間的互動；流行病學可以看成是人類生態學中和健康有關的主要
課題。人類不易離群而索居，更難以自外於生態系，輪型模式最能反映出
這種狀況複雜的物種互動。像血吸蟲病(schistosomiasis)的生活史就是很好
的例子，尾蚴(cercariae)在水中經皮膚侵入人體內，經由血行而於肝臟中成
長，再移行至腸小靜脈（曼森血吸蟲，*Schistosoma mansoni*）或膀胱（埃及血
吸蟲，*Schistosoma haematobium*），經有性生殖與產卵後，卵由糞便排出進
入水中，毛蚴自卵孵出進入螺螄體內，毛蚴發育成尾蚴後，又自螺螄體進
入水中，再次感染另一人體。這種週而復始的循環，血吸蟲不過是人體的
過路客，但卻帶來了人類的疾病。血吸蟲的例子可以說明人類改變自然環

境，以及隨之而來的社會與經濟變遷，如何影響到疾病的擴散。過去埃及的傳統灌溉，是藉著尼羅河一年一次的氾濫來灌溉農田，氾濫季節一過，土地就任其乾燥，因此血吸蟲的感染率不高；可是由於大水庫的建立，四季有不竭的灌溉水源，使土地終年可以充分利用生產食物，但是隨著社會經濟的改善，卻給血吸蟲帶來合適螺螄、尾蚴成長的環境。由於新環境中，人口大量增加，但是用水和排泄習慣未改，血吸蟲病的盛行率反而高達60%，這是始料未及的現象。

　　血吸蟲的生態系曾被簡化成一數學模式，其中包括了生育因素(指感染人體後血吸蟲的全部產卵量)、污染因素(指當地水源中的血吸蟲卵量)、螺螄因素(指感染螺螄後的尾蚴排出量)、和暴露因素(指尾蚴感染人體的接觸率)等四個變項組。經模式分析後，可預測環境衛生改善，尚不足以降低血吸蟲病，而必須從集體大量治療才能以最小代價獲得最大成果。圖2-6說明了該數學模式流程的複雜性。

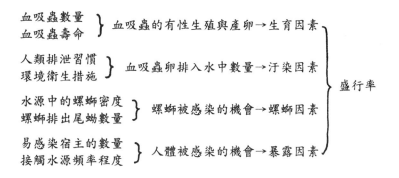

圖2-6　簡化的血吸蟲生態模式
(取材自MacDonald, 1965)

　　慢性病生態模式的複雜性尤甚於傳染病，且其因人因時因地的變異性更明顯。諸如粥狀動脈硬化(atherogenesis)、癌變(carcinogenesis)、糖尿病變化(diabetogenesis)等病變，牽涉到的因素相當廣泛。除了宿主特性與遺傳基因而外，舉凡社會環境、物理環境和生物環境，都會有所影響。而每一類環境因素當中，又包括了各式各樣的決定因子於其中。這些因子往往被細分成前置因子（predisposing factors）、促進因子（enabling factors）、沈澱因子（precipitating factors）和加強因子（reinforcing factors）。

前置因子也被稱爲間接原因或遠因，它是指造成宿主易感受性的因素，如年齡、性別等。促進因子是指協助宿主發生疾病的因素，如營養狀況、天候氣象等。沈澱因子也被稱爲直接原因或近因，它是指導致宿主發病的因素，如病原感染、污染暴露等。加強因子是指惡化宿主病情的因素，如併發感染、重複暴露等。實際上，這些分類並不是互斥的，而且同一因子對不同疾病而言，可能扮演不同角色。在各種模式當中，研究者往往簡化了所研究之致病體系的複雜性，以便形成較明確的致病概念，但也相對的，忽略了其他重要的現象。因此，在考慮致病的原因與機轉時，應就各種模式一一加以考慮。

第六節　螺狀模式——多病因互動的多階段進程

螺狀模式係用來說明多重病因在多階段致病進程中所扮演的互動角色。多數傳染病和慢性病的發生，都需要經過或短或長的潛伏期或誘導期。從病原開始侵入人體的特定分子或細胞，隨著時間逐漸侵害更多的細胞、組織、器官、系統，擴大病理變化的範圍，導致臨床症狀徵候的發生，甚至造成全身性的疾病。病灶由小擴大的各階段進程，隨時都會受到相同或不同的宿主與環境危險因子之交互作用的影響。宿主與環境的互動，會觸發、促進、增長、轉移病灶之逐漸惡化，使生理機能的障礙日益嚴重。像B型肝炎病毒引起慢性肝炎、肝硬化、以至於肝細胞癌的多階段致病機制中，不同時期都有不同危險因子的交互作用存在。像圖2-7的螺狀模式，可以很貼切的來描述病灶由小而大的致病進程中，每一時點都受到各種宿主與環境危險因子的多重影響；而且病灶越大，牽涉的危險因子可能越多。圖2-8則說明在肝細胞癌的多發階段致病進程中，各項重要宿主與環境因子的交互作用。

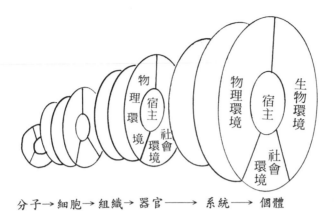

分子→細胞→組織→器官──→系統──→個體

圖2-7　螺狀致病模式──多階段多病因的進程

(取材自：陳, 1992)

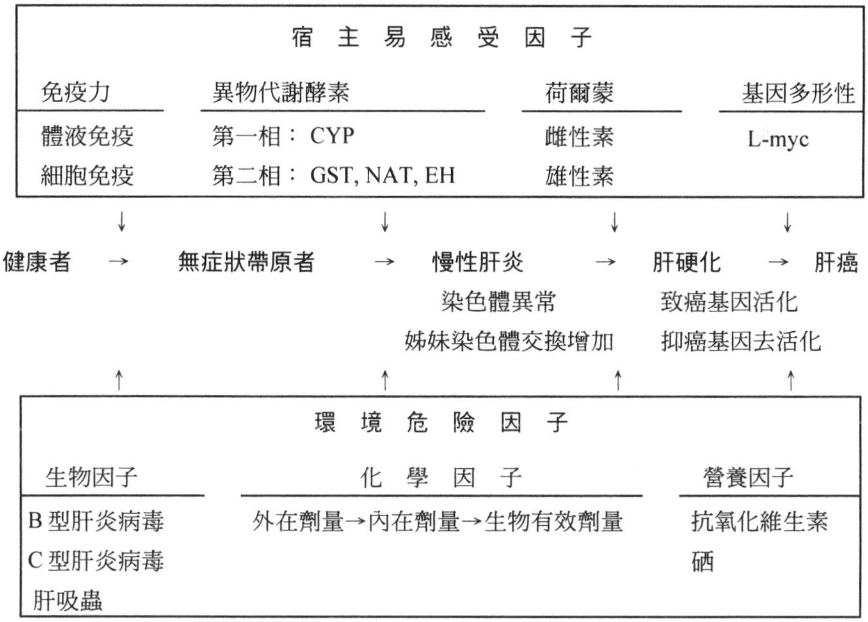

宿　主　易　感　受　因　子			
免疫力	異物代謝酵素	荷爾蒙	基因多形性
體液免疫	第一相：CYP	雌性素	L-myc
細胞免疫	第二相：GST, NAT, EH	雄性素	

↓　　　　　　　　↓　　　　　　　　↓　　　　　　　　↓

健康者　→　無症狀帶原者　→　慢性肝炎　→　肝硬化　→　肝癌

染色體異常　　　致癌基因活化

姊妹染色體交換增加　　抑癌基因去活化

↑　　　　　　　　↑　　　　　　　　↑　　　　　　　　↑

環　境　危　險　因　子		
生物因子	化　學　因　子	營養因子
B 型肝炎病毒	外在劑量→內在劑量→生物有效劑量	抗氧化維生素
C 型肝炎病毒		硒
肝吸蟲		

圖2-8　多重環境與遺傳因子在肝細胞癌多階段致病進程之交互作用

(取材自：Chen et al., 1997a)

一般參考讀物

陳建仁

　1983　《流行病學》，二版(臺北市：伙伴出版社)。

　1988　《流行病學原理與方法》〔陳拱北預防醫學基金會，公共衛生學〕(臺北市：巨流出版社)。

　1992　《環境與健康》(臺北市：教育部)。

Greenland S. (ed.)

　1987　*Evolution of Epidemiologic Ideas: Annotated Readings on Concepts and Methods* (Chestnut Hill, MS: Epidemiology Resources Inc.).

Last M. J. (ed.)

　1986　*Maxcy-Rosenau Public Health and Preventive Medicine*, 12 nd ed (Norwalk CT: Appleton-Century-Crofts).

　1988　*A Dictionary of Epidemiology*, 2nd ed (New York: Oxford University Press).

Lilienfeld D. E., Stolley P. D.

　1994　*Foundations of Epidemiology*, 3 rd ed (New York: Oxford University Press).

MacMahon B., Pugh T. F.

　1970　*Epidemiology: Principles and Methods* (Boston: Little, Brown and Company).

Mausner J. M., Kramer S.

　1985　*Mausner & Bahn Epidemiology: An Introductory Text*, 2nd ed (Philadelphia: W. B. Saunders).

Rothman K. J.

　1986　*Modern Epidemiology* (Boston: Little, Brown and Company).

Sackett D. L., Haynes RB, Tugwell P.

　1985　*Clinical Epidemiology: A Basic Science for Clinical Medicine* (Boston: Little, Brown and Company).

Susser M.

　1973　*Causal Thinking in the Health Sciences* (New York: Oxford University Press).

第三章
流行病學方法綜述

　　唯有正確的方法，才可使科學研究有系統、有組織、有條理。任何的
科學研究，無不以假說的擬定和辨證爲骨幹，誠如胡適所說的：大膽的假
設，小心的求證。假說的擬定須要豐富的學識和智慧的頓悟，假說的辨證
端賴周延的思維和確實的驗證。好的流行病學家，就必須如朱熹所說的：
博學、審問、慎思、明辨、篤行。本章將就流行病學的方法作一綜合性的
扼要說明，至於更詳細的步驟，將分述於爾後各章。

第一節　科學假說的建立與辨證

　　強而有力的假說，不僅決定研究的動向，也決定研究的成敗。好的假
說，必須是簡單、扼要、明確，而且可以否證的。 科學的方法，可以用圖
3-1來說明，它是一個不斷擬定假說和辨證假說的循環過程。研究者憑藉多
年累積的經驗，以及瞬間的智慧火花的迸放，來擬定科學的假說；然後開
始以嚴謹的方法來蒐集研究數據，用來嘗試否證(refute)初擬的假說；如果
研究結果推翻了原來的假說，研究者必須再次苦心孤詣的找尋新假說；如
果研究結果未能推翻原假說，仍須繼續向自己的假說挑戰，再次進行各種
不同層面的否證。健全的假說，是經過多次辨證仍然能夠屹立的假說。嚴
謹的研究者，並不以一次的辨證未能推翻原來的假說，即認定該假說就是
確鑿真理。正由於研究者勇於時時刻刻將他的奇想付諸批判，才使得新的

學說得以源源產生，新的現象得以源源發現。

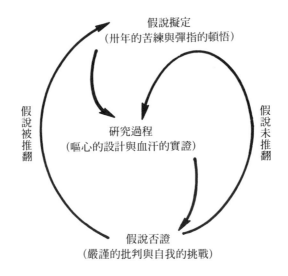

圖3-1 循環不斷的假說擬定與辨證
(取材自：陳, 1988)

科學研究假說的建立，常被引用的方法是 Mill 法則(1856)。Mill 在他的名著 *A System of Logic* 當中，設計了推論因果關係的邏輯策略，對於流行病學假說的擬定，相當有幫助。這五種方法分別是：一致法(method of agreement)、差異法(method of difference)、類比法 (method of analogy)、剩餘法 (method of residues)，以及應變法 (method of concomitant variation)，茲分述於後：

一致法是指在研究現象發生的兩個或兩個以上的事例中，只有一個共同的條件存在，則所有事例所共有的此一條件，即為該現象的因或果。舉個例來說，接觸過霍亂病人、住處過分擁擠，和飲用污染水源等狀況，都和霍亂的發生有關。這三種狀況的共同點，是有吞食病人排泄物的可能性，因此可以假定吞食病人排泄物和霍亂的發生有關。再以抽菸與肺癌的關係來看，在所有的研究當中，無論研究對象是男性或女性，是年老或年輕，是富有或貧窮，是住在鄉間或都市，都一致指出抽菸和肺癌有密切相關，因此更支持抽菸會引起肺癌的觀點。

　　差異法指的是研究現象發生與不發生的兩事例中，除了一個條件不同而外，其餘的所有條件都相同，則此唯一的不同條件即為該現象的因或果，或原因的必要部分。舉個例來說，John Snow（1936）對倫敦霍亂流行所作的觀察研究，發現不同自來水公司的用戶霍亂死亡率並不相同。可是除此之外，兩公司用戶在性別、年齡、社會經濟地位、職業、飲食習慣、生活型態……等等並無差異。因此唯一的差異——飲水不同，可能就是霍亂的原因。差異法與古典實驗的關係相當密切，研究者在實驗中往往使研究的各種條件狀況都一致，只讓其中一個條件改變，以觀察研究現象的變化。要達到研究背景條件都相同的目的，在流行病學上往往採用隨機分配、雙盲程序、個案配對等研究方法來進行。然而研究現象發生與不發生的兩事例間，可能並不只有單獨一個條件不同，而是有許多條件不同，差異法也因此大受限制。

　　類比法是 Mill 法則中唯一的演繹法，其餘四種方法均屬歸納法。類比法係將已知的流行病學原理，觸類旁通地應用到未知疾病的研究上。它是指一研究現象的多數條件都和已知的另一現象相符合時，則已知現象中的其他條件，也可能是研究現象的因或果。像無機砷的長期暴露既會誘發多重器官的癌症（Chen et al., 1997d），也會導致動脈粥狀硬化（Chen et al., 1997c）。如同癌細胞的單株增生一樣，砷引起的粥狀硬化，也被推測是透過血管中膜平滑肌之單株增生的作用所造成。類比法的應用，相當有助於研究假說的擬定；但有時也會造成錯誤的類推。舉例來說，如果發現某病有家族聚集現象，就根據遺傳病有很明顯家族聚集的事實，而斷定該病是由遺傳因素所造成，就可能會犯錯。類比法常常參考累積的經驗與心得，進行思維的跳躍與腦力的激盪。只要在擬定新假說以後，勇於一再嘗試予以否證，類比法確實值得在流行病學假說建立時廣為利用。

　　剩餘法係指從研究現象中，去除已往歸納出之原因的部分作用後，該現象的剩餘部分即屬其餘原因之作用。該方法先將已知原因的變異量從總

變異量扣除，則剩餘的變異量一定是其他原因所造成。 舉例來說，如果
80%的原發性肝細胞癌係由 B 型肝炎表面抗原帶原狀態所引起，則其餘
20%必是由其他原因所造成(Chen et al., 1991)。如果要研究其他原因，就
必須先將 B 型肝炎帶原狀態的影響加以控制。流行病學研究常用的分層分
析(stratified analysis)、標準化(standardization)、配對(matching)、限制研
究對象條件(eligibility criteria)等方法，就是剩餘法的實際應用。分層與標
準化是屬於資料分析的方法，而配對與限制則屬於研究設計的方法。剩餘
法使得研究者從複雜的致病體系中，簡化選擇出可予辨證的明確假說，以
減少其餘因子的干擾，而使得研究現象與研究因子間的關係，可以較明確
的加以觀察研究。

應變法是指研究現象若按特定的形式，隨著另一現象的改變而變化，
則後者可能是研究對象的一個因或果，抑或是兩者係藉著因果性而相關
連。此方法屬於定量而非定性的。劑量效應關係，是應變法的典型現象。
像抽菸量越高，肺癌危險性越大；血壓測量值越大，腦中風與缺血性心臟
病的發病率越高。

Mill的邏輯法則，固然有助於假說的建立；但是流行病學的因果關係
相當複雜，常無法滿足Mill法則的前提，像是「除一個條件而外，其餘條
件均相同」，或是「只有一個條件相同，其餘條件均不相同」的狀況均不
常存在。 這是由於生物醫學現象，遠較物理化學現象有更多不確定性
(uncertainty)的緣故。

Susser在 *Causal Thinking in the Health Sciences* 一書(1973)中指出，要
研究族群或社區的健康現象，可以利用五種方法，來解決變異性較大、不
確定性較高的困擾：(1)簡化觀察條件，(2)篩除因果模式外在因素，(3)
推敲變數相關的性質，(4)應用機率概念與統計，和(5)慎用因果關係的判
斷標準。其中的(1)、(2)兩項，與剩餘法的精神相同；而第(5)項則含蓋
了Mill法則的一致法、差異法、剩餘法和相隨變異法的概念。

不尋常的現象與矛盾的觀察，往往值得深入研究。例如疾病率在長期
以來均相當穩定，但卻突然在一、兩年間大量增加。如果診斷方法或疾病

分類並未改變的話，即暗示著新致病因子的存在。1959年至1961年間特殊畸形兒的突然增加，使研究者進一步了解 thalidomide 的致畸胎性；而1966年至1969年間，在 Vincent Memorial Hospital 的罕見陰道腺癌有七名15~22歲的病例出現，在學者深入探討後，發現了害喜藥物（diethylstilbestrol, DES）會經胎盤使得下一代發生陰道癌（Herbst et al., 1971）。此外，像Snow研究霍亂（1936）、Budd研究傷寒（1931），以及Panum研究麻疹（1940）時，都是利用在疫區當中，少數不患病的例外個案，來建立流行病學的假說。血液中雌性素（estrogen）越高，罹患乳癌的危險性也越大；但是生育次數雖然提高血液中雌性素的含量，反而減低乳癌的危險性。這種矛盾的觀察，促成了三種雌性素只有一種才和乳癌有關的假說（McMahon et al., 1974）。

　　要選擇和評估新假說，可用取代假說來判斷。如果一個假說可用越多的其他假說來取代，則該假說的可接受性也越低；如果擬定的假說可以解釋的現象越多，則取代假說也就越少。例如放射線技師的白血病發生率偏高（Seltser & Sartwell, 1965），接受X光治療的脊柱癒合症（ankylosing spondylitis）病人的白血病較多（Cobb et al., 1959），以及長崎、廣島原子彈轟炸的生還者之白血病也增加（Brill et al., 1962）等現象，都分別有不同的各種假說來加以解釋，亦即各別有許多取代假說存在。但是，同時能解釋這三種現象的假說，例如輻射線會引起白血病，就相形減少。然而，在疾病的發生屬於多重病因，或是疾病本體並非均質而獨特（homogeneous and unique），則假說就往往無法解釋所有的現存現象。因為多病因的疾病，必然很難有適合各種狀況的單一假說；相對的，涵蓋各種不同類型的疾病本體，其致病假說也當然是多元而且取代性高的。

　　在流行病學研究中，致病假說可以分為概念假說（conceptual hypothesis）和操作假說（operational hypothesis）。前者如「社會經濟地位和嬰幼兒心智發展呈正相關」，在此概念假說中，社會經濟地位與心智發展均屬抽象性的概念，無法直接予以辨證；後者如「家庭收入、父母教育程度與職業類別，和嬰幼兒貝萊量表得分呈正相關」，在此操作假說中，即可以直接觀察或測量獨立變項（independent variable）與依變項（dependent variable），進行相關的分析和檢定。從概念假說轉化成操作假說，必須相當謹慎，以確定操作型變項用來表示概念型變項的效度。舉個例來說，生物有效劑量（biologically effective dose）係屬概念變項，而 DNA、RNA、蛋白質鍵結物（adduct）的測定，體細胞突變分析，或尿液 Ames 檢驗則分別是此概念變項的操作變項（陳，1991）。但是用後者來代表前者的效度，並不盡是令人滿意。

假說的建立，固然必須考慮到一病因造成多種疾病，以及一疾病由多種病因造成的複雜性；但是建立初步假說時，最好先由較特異的一對一關係先著手，亦即設立若干單一病因和單一疾病本體的假說。俟其經辨證而無法推翻時，再將兩個以上病因和該疾病本體的關係，加以進一步探討。就如同在研究氣體動力學或牛頓運動定律一樣，往往先固定其餘條件，讓唯一的實驗條件改變，以觀察實驗結果，直到該條件與結果的相關性建立後，再考慮兩個以上狀況的同時變化情形。禁得起考驗的假說，應該在各種狀況下都成立，就如抽菸和肺癌的相關，即無論在何人何時何地，都依然存在。生物醫學與自然科學的最大差異，在於前者的變異性和不確定性遠較後者為大，因此常常會受到未知條件的干擾而不能察覺，所以較特異的假說，是較好的起步。

第二節　描述流行病學——假說的研擬與篩選

現有資料的蒐集、統計、分析、推論是假說擬定的基礎。流行病學的假說，往往得自描述疾病人、時、地分布時的靈感。流行病學的目的，既是在於了解社區疾病的狀態，當然必須從疾病在該社區的分布狀況著手，以研究什麼人在什麼時間、什麼地方較容易發生什麼疾病。

社區健康狀況的良窳，是公共衛生與預防醫學工作的計畫與評估的依據。社區健康指標包含十分廣泛，像出生率、各種疾病率、死亡率、殘障率、生育率、平均餘命、失業率、青少年犯罪率、自殺率等等，都是表現

社區健康狀況的指標，其中除了狹義的生理與心理方面的健康指標，也涵
蓋了廣義的社會健康的指標。所有的社區健康指標，都應以比率(rate)或
是分率(proportion)來表示為宜，也就是除了蒐集各種健康狀態的現存人
數，或健康事件的發生人數，以當作比(分)率的分子而外；還必須獲得社
區中的現有人口數或易感受人口數，作為比(分)率的分母。除了分母和分
子而外，還要選擇觀察的時間單位，像時點(time point)——亦稱瞬間
(instantaneous)、時段(period of time)或終生(life-time)。像是疾病盛行
率，即可分成點盛行率(point prevalence)、期盛行率(period prevalence)和
終生盛行率(life prevalence)等。

　　常常有人會誤用分子的百分比(percentage)來進行推論，這是不恰當
的。例如，「圖3-2的高血壓新發生病例，大多數集中在50~59歲之年齡
層，可見50~59歲的人最容易發病」，這句話乍看似乎合理，實際上，即
誤將百分比當作比率來使用。因為研究者完全忽略了各年齡層的人口數有
多少，如果各年齡層人口數的分布如表3-1所示，則發病率卻是隨著年齡
增加而增加，並非50~59歲年齡層最容易發病。

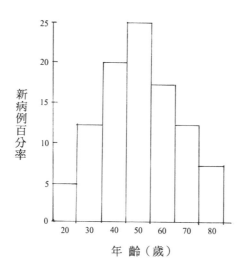

圖3-2　200名高血壓新發生病例在各年齡層之百分率分布

表3-1　年齡別每百人口高血壓發生率

年齡(歲)	新病例數	人口數	發生率(%)
20~29	10	900	1.1
30~39	25	600	4.2
40~49	40	500	8.0
50~59	50	400	12.5
60~69	35	250	14.0
70~79	25	100	25.0
80$^+$	15	40	37.5

　　百分比與比率的誤用混淆，必須十分小心。像下列的陳述都是犯了這類的錯誤：「機車肇禍者中，Ｏ型血型所佔百分率遠高於Ａ型、Ｂ型和 AB 型，可見Ｏ型者脾氣急躁，比較容易肇禍」「歷年來，青年犯罪者的教育程度有逐漸增高的趨勢，智慧型犯罪的增加，指出國中與高中生活倫理與公民道德教育之有待加強」、「70%的交通事故發生於直進車道，僅30%發生於十字路口，可見直進車道因速度過快，反而容易肇禍」。這些論點均未考慮到分母，亦即人口特性的分布，因此結論都有待商榷。如果全人口中，Ｏ型者佔有較高比率；青年人的教育程度逐年增加；而所有道路長度中，直進車道遠高出十字路口甚多；則上述三項陳述的結論就無法成立。只看分子，不見分母，正可以說是見樹不見林，明察秋毫而不見輿薪！

　　在流行病學上，最常用的健康指標，不外乎是疾病率和死亡率。前者又可分成發生率和盛行率，一般而言，發生率較常用於危險因子的探討和致病機制的研究，而盛行率較常用於衛生醫療措施的計畫與評估。死亡率則可分為以人口數為分母的死亡率（death rate）和以病例數為分母的致死率（fatality rate）。死亡率較常用於危險因子的研究，而致死率則常用於預後因子的研究。這些指標將會在下一章中詳細說明。

　　除了疾病狀況的描述而外，流行病學更注重疾病率或死亡率在不同人、時、地的分布差異。往往在比較疾病率或死亡率的差異時，可以得到危險因子的靈感。舉例來說，B 型肝炎表面抗原帶原率和原發性肝細胞癌發生率的地理分布，相當契合，使得研究者認爲 B 型肝炎病毒是導致肝癌的重要危險因子（Beasley et al., 1982）；又如烏腳病地區各村里的癌症死亡率，與其烏腳病的盛行率相關密切（Chen et al., 1985），因此癌症與烏腳病被認爲可能有共同的危險因子，比較和比率同樣是描述流行病學的重要方法。

　　但是在比較不同地區、不同時間、不同族群的死亡率或疾病率時，必須考慮到不同研究團體的可比較性，特別是會影響該研究疾病的各種因素之可比較性。像比較台灣、美國與瑞典的粗死亡率（crude death rate）時，可以發現瑞典最高，美國次之，而台灣最低。如果就此遽下結論「可見台灣地區的衛生保健與醫療護理要比美國，甚至瑞典爲佳」或是「台灣地區居民的死亡率確實要低於美國和瑞典」，就大錯特錯了。因爲就整個人口的年齡結構來看，老年人口所佔的百分比，以瑞典最高，而台灣地區最低，因此未考慮年齡分布差異就下結論是不恰當的。

　　要控制年齡這類的干擾因子（confounding factors）的影響，可以用年齡別死亡率（age-specific death rate），或是年齡標準化死亡率（age-standardized death rate）來比較。前者係按不同年齡層的死亡率作比較，如此即可以發現實際上各年齡死亡率都是瑞典較低，美國次之和台灣最高。粗死亡率的比較所以會有相反的結果，純粹是因爲高死亡率的老人，在瑞典人口中所佔比例相當大，但低死亡率的兒童，在台灣人口卻佔很大的比例。粗比率不適於比較，年齡別比率雖然可以詳細比較在各個年齡層的差異，但卻不容易一目了然的立刻作出結論。年齡標準化死亡率係一總和指標（summary index），它的好處是便於相互比較，它的限制在於標準化死亡率只純粹爲了比較而設，其絕對數值會因所選定的標準人口不同而改變。在應用標準化比率時，還必須先注意到各個比較團體間的特殊別比率，是否呈等比或等差的關係，否則標準化方法可能造成偏差的結論。關於粗比率、特殊別比率，和標準化比率的詳細說明，將於下一章中討論。

　　比率與比較是描述流行病學的基本方法，而調查與登記則是描述流行
病學資料的主要來源。不同的資料來源，其完整性、正確性與時效性也不
相同。在使用人口普查、戶籍登記(包括出生證明書、死亡診斷書、婚姻
與遷徙登記)、健康調查、疾病登記、醫院病歷、保險記錄等資料時，必
須注意完整性、正確性和時效性而外，還要考慮診斷方法的一致性、疾病
分類的周延性、長期資料的連貫性、樣本選取的代表性等等。任何的資料
都有其限制，描述流行病學的研究，也因此受到了相當程度的不確定性
(uncertainty)的困擾。 然而，即使在資料並非十全十美的情況下，描述性
的研究已足以提供相當寶貴的流行病學假說的啟示。只要研究者深入了解
資料的不確定性，作保守和謹慎的比較分析，描述流行病學仍不失其病因
學拓荒者的角色。

　　流行病學特徵的描述，不外乎人、時、地三方面。在人的方面，常被
提到的是年齡、性別、種族、宗教、社會經濟地位、職業行業、婚姻狀
況、生活習慣、飲食攝取……等因素。例如疾病率是否隨著年齡增加而增
加，或是呈現雙高峰曲線？男性發生率是否較女性偏高甚多？黑人、黃種
人與白人的疾病率有無差異？不同宗教信仰的人，疾病率有何不同？高社
會經濟地位的人，疾病率是比低社會經濟地位者高或低？特別的職業是否
有特別高或特別低的發病率？未婚者的疾病率與已婚者差異多少？像這類
的描述，對於疾病危險因子的探討相當有幫助。Hodgkin氏症的雙高峰年
齡曲線，指出該疾病可能有兩種完全不同的致病機制(MacMahon, 1957)；
男性B型肝炎表面抗原帶原者的肝癌發生率，遠較女性帶原者高出很多，
使研究者相信除了抽菸酗酒等習慣而外，荷爾蒙在肝癌的致病機制中，也
扮演著重要的角色(Yu et al., 1993)；EB病毒的感染分別造成黑種人、白種
人與黃種人的 Burkitt 氏淋巴瘤、傳染性單核細胞過多症和鼻咽癌，則說明
了感染時間、環境因子和遺傳基因可能是造成不同疾病的原因(Lin et al.,
1986)；天主教修女很少得子宮頸癌(Gagnon, 1950)、猶太婦女子宮頸癌發
生率甚低(Newill, 1961)，暗示性交對象的複雜和男性的個人衛生，可能與
子宮頸癌的發病有密切關係。諸如此類的例證實在不勝枚舉。

　　從描述性資料建立流行病學假說，必須深入而周延。有越多的觀察符合相同的假說，則該假說的正確性也越高。再以子宮頸癌爲例，修女的發病率微乎其微、猶太婦女的發病率偏低、社會經濟地位越低危險性越高、妓女的發病率高乎尋常（Røjel, 1953）、已婚者較未婚者發病率爲高、性伴侶越多則危險性越大、重複感染性病者有偏高的發生率（游, 1997）……，均一致指出性行爲雜亂與子宮頸癌的發生有密切的相關，也進一步懷疑子宮頸癌與性傳染病毒有關。

　　在描述性資料的推論上，必須考慮到因果時序性的問題。罹病者往往會因發病而改變其職業、婚姻狀況、社會經濟地位、生活習慣……等等，因此不可輕易將「相關性」（association）推論成「因果性」（causation）。如果是使用登記病例來描述流行病學特徵，必須考慮就醫的選擇性。未婚婦女的性病往往未能正規就醫、男性往往較女性不願就醫、特殊宗教使信徒不接受一般醫療照顧……等，都會使得疾病率的比較產生偏差。更重要的，與疾病相關的變項，很可能並非其本身導致疾病，而是與其相關的其他特性才是真正和發病有關。例如高社會經濟地位本身並不會導致缺血性心臟病，而是和其相關的工作壓力、缺乏運動、豐盛飲食造成疾病的發生；安息日教會（Seventh Day Adventist）與摩門教會的信徒缺血性心臟病發生率較低，並不是宗教信仰的直接影響，而是這些教徒都有禁絕菸酒或素食的生活習慣。

　　在地的描述方面，可以從小地區的聚集，推廣到城鄉比較、國內比較和國際比較。如果某一疾病明顯的聚集在相當小的地區，就必須考慮到是否有共同的危險因子暴露源，或是有同族婚配造成的共同遺傳基因。像Kuru症只局限於新畿內亞的食人族（Gajdusek, 1977），或是像Lesch-Nyhan氏症在Amish部落有相當高的發生率就是很好的例子。都市和鄉村的比較，有助於闡明生活環境對健康的影響。像空氣污染使得工業城市的居民有較高的肺臟疾病，包括慢性阻塞性肺病和肺癌（Chen, 1995b）；而偏遠險峻的山地鄉，則有較高的事故傷害死亡率。國內的比較有助於探討自然環境與天候氣象對人體健康的影響。像鼻咽癌和肝癌在中國的地理分布，很明顯的好發於溫濕多雨的東南沿海各省；而食道癌卻好發於黃河下游的沖積平原。研究者懷疑除了EB病毒和B型肝炎病毒以外，可能還有環境輔助因子與鼻咽癌和肝癌有關；而黃土平原的特殊土壤，也被懷疑和食道癌的發生有關。國際的比較，則有助於闡明地理因素、風俗習慣、種族遺傳等對於疾病的影響。像被謔稱爲「中國人的驕傲」的肝癌和鼻咽癌，以及日本與智利的胃癌，都是相當好的例子。

經由地區性描述而建立的假說，必須考慮研究區位層次不同所帶來的生態誤謬（ecological fallacy）（Riley, 1963）。有時候在大的區位層次（如國際）觀察到的相關，在小的區位層次（如鄉鎭）卻不存在，因此必須相當謹慎。如果在各不同的研究區位層次都有相同的現象，則假說的正確性就更高。例如烏腳病地區的癌症死亡率較全台灣一般人口高出甚多；就鄉鎭層次來看，烏腳病越盛行的鄉鎭，其癌症死亡率也越高；再就村里層次而言，烏腳病盛行率越高，癌症死亡率也越高；甚至於烏腳病病人的癌症死亡率，也高出烏腳病盛行地區的非烏腳病病人（Chen et al., 1985）。像這樣從大的區位層次到小的區位層次均出現相關性，更有力的支持高砷深井水可能和癌症及烏腳病的發生有關的假說。

大的區位層次觀察到的相關，無法在小的區位層次得到驗證的理由有二：一是前者觀察到的危險因子與疾病的相關，係屬於假相關，彼此間並無因果必然性存在，所以在後者中無法看到；二是前者所看到的危險因子與疾病的相關確實是存在的，但後者觀察不到這樣的相關，是因爲該危險因子在小區位層次分布的同質性（homogeneity）甚高，而無法看出其變異性所致。舉個例來說，若是探討村里或個人層次的黃麴毒素暴露量和肝細胞癌的相關性，往往無法順利進行，這是因爲相同鄉鎭中的不同村里，或是相同村里中的不同個人，從食物中所受到的黃麴毒素污染狀況相當近似，根本看不出任何差異性。因此，要研究黃麴毒素與肝細胞癌的關係，若非提升區位層次至鄉鎭、縣市甚或國家，可能不易探討。

利用地域性疾病率來建立流行病學假說，還要注意到地區畫分的依據是行政區域或是自然環境。由於大多數的人口統計或生命統計的資料，都是按行政區域來分析整理，所以按照行政區域畫分，可以容易獲得所需要的資料；但是它的缺點在於同一行政區域中的自然環境、人文社會與風俗習慣並不盡相同，因此按行政區域畫分，往往無法看出影響疾病發生的主要因素。若以台灣地區各縣市爲研究單位進行癌症死亡率比較時，往往看不出縣市間的明顯差異。這是因爲相同縣市各鄉鎮區間的異質性，反而較各縣市間的異質性爲高(陳等, 1996)。研究者爲了研究上的需要，往往會把性質相近的小行政區域，組成在自然環境、人文社會和風俗習慣上較同質的研究單位，再進行比較分析。例如將鄉鎮區畫分成山地鄉、平地山胞鄉、客家鄉鎮、閩南鄉鎮等不同氏族區域來研究；或是按其都市化程度畫分成不同社會經濟區域來分析；或是根據緯度、氣候和地形畫分成東北盆地區、桃竹苗台地區、嘉南平原區、東部縱谷區等來研究。

　　疾病的地域性差異，除了由自然地理所造成而外，也可能是其風俗習慣、種族氏族、宗教信仰、飲食類型、遺傳基因等所導致，必須加以深入的探討和辨明。若能滿足越多的下列條件，越能證明地理環境和疾病的發生有關：(1)居住該地區的人疾病率高，(2)不居住該地區的人疾病率低，(3)移入該地區越久的人疾病率也越高，(4)移出該地區越久的人疾病率也越低，(5)當地其他動物也會有相同疾病(MacMahon & Pugh, 1970)。像烏腳病與地理環境的關連性，除了第五項而外，幾乎都能夠滿足(Chen & Lin, 1994)。北門、學甲、布袋、義竹的烏腳病發生率很高，全省其餘各鄉鎮則很低；移入該地區越久者，發病率越高，移出該地區越久者，發病率也越低。因此烏腳病爲一地方病的現象即相當明確。而且無論性別、年齡、職業、收入、宗教信仰、種族、風俗習慣、飲食類型如何，居住在該地區的居民的烏腳病發生率，確實較具有相同特性的其他地區居民偏高。如此明確的地域性，才使得烏腳病與飲用深井水有關的假說得以擬定。

　　疾病的時間描述，往往是從小的單位延伸到大的單位，諸如時間聚集、季節變動、周期循環、長期趨勢等，都是描述疾病率在時間分布上，常常使用到的分析方法。疾病的時間聚集(time clustering)，往往暗示著共同暴露經驗的存在，像急性傳染病的共同感染，在短短數小時或數日內，就有很顯著的病例突增。這種暴發性流行（outbreak）的致病假說十分容易建立，特別是在暴露於共同病原到發病之間的時間（潛伏期或誘導期）相當短的狀況下，流行原因的探尋更加容易，像食物中毒的調查就是很好例子。時間的聚集除了發病時間（time at onset）的聚集而外，也指發病時距（time interval between exposure and onset）的聚集。有些時候，病例發病時間的分布並無明顯的聚集；反而是暴露於可疑病原到發病的時距分布，卻有顯著的聚集。這可能是不同病例暴露於病原的時間前後不同，但是潛伏期或誘導期卻是相同；所以發病時間也就無明顯的聚集，反而是發病時距相當顯著的一致。這種發病時距的聚集也有助於流行病學假說的擬定和共同病原的辨認。最有趣的例子，是5,917名美軍接受黃熱病疫苗接種而導致黃疸爆發的流行事例。 如圖 3-3 所示，黃疸發病日期（虛線）係呈現兩高峰的分布，而從接種到發病的時距（實線）則有明顯的聚集。這說明疫苗接種後的10~20週會發生黃疸，暗示黃疸的發生與接種有密切相關。要比較發病時間的分布與發病時距的分布，何者聚集現象較明顯，可以用兩者的標準差或其他分散度指標來比較。

各病例的發病時間分布曲線，也就是一般所稱的流行曲線（epidemic curve），有助於分辨流行狀況之發生是屬於共同感染（common source infection）或是連鎖感染（propagated infection）。前者的流行曲線往右偏斜，且涵蓋的時段比較短，通常是一、兩個潛伏期的時間；後者的流行曲線，往往向左偏斜，且涵蓋的時段，往往超過兩個潛伏期的時間。由於很多的流行狀況，包含了共同感染和連鎖感染，所以其流行曲線的形狀，很不容易推斷；反過來說，單單看到流行曲線，雖然可以大略判定流行的類型，但仍需進一步探討傳染途徑和傳統窩藪才能作定論。

季節的變動也是時間描述的主要內容。多數的傳染病都呈現明顯的季節變動，像麻疹、德國麻疹、腮腺炎、水痘較好發於春夏之交，小兒麻痺、日本腦炎則以夏天較常見。傳染病的季節性變動，會受到環境、宿主和病原特性的影響而不同，例如越往熱帶，疾病的季節變動也越不明顯；就學率越高的地區，季節變動越容易受到開學與寒暑假的影響；預防接種率越高，季節變動的規則性，越容易受到干擾而改變；病原毒性的顯著改變，也會變更季節變動的常模。

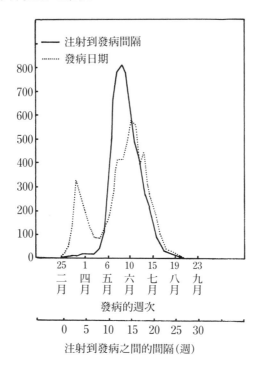

圖3-3　美軍黃疸病例的發病日期分布與接受
黃熱病疫苗到發生黃疸的時距分析
（取材自：Sawyer et al., 1944）

不只是傳染病有季節性變動，慢性病也會因季節而有發病率的變化。像缺血性心臟病和腦中風的猝發，較常見於冬季。很明顯的，季節中的溫度和濕度變化，並不是造成這兩種疾病的素因（predisposing factor），而是其催因（precipitating factor）。也就是說，本來已有動脈粥狀硬化和高血壓的人，在冬季氣溫無常的情況下，比較容易發作缺血性心臟病和腦中風。先天性疾病的發生，也有季節變動的現象，但是其原因卻相當複雜。先天性缺陷的季節變動，可能和病毒傳染、孕婦飲食生活、季節性常用藥物等等有關。

　　季節性變動是屬於一年內的週期循環變動，但有些傳染病會有數年一週期的循環變化。像台灣地區的麻疹和小兒麻痺都有每兩年一次循環的一年高、一年低的週期性(Chen et al., 1984a)。以往在台灣地區的德國麻疹有明顯的每十年一次的循環，但在近年來，這種規則性已不再明顯。週期循環的發生，決定於宿主的集團免疫力、病原的毒性變異，和環境衛生的良窳。在接觸率較低、未實施預防接種，而病原特性相當穩定的狀況下，週期循環會較規則且週期較長；但在普遍實施預防接種、接觸率相當高，而且病原經常藉基因突變或重組改變毒性的狀況下，週期循環比較不明確而且週期難以預測。慢性病與先天性缺陷很少會呈現明顯的週期循環，一旦有此現象發生時，研究者往往懷疑其病原可能是具有傳染性的生物病原。

　　疾病發生的長期變化，除了週期循環而外，還有線性趨勢，包括逐年增加或減少的變化。像傳染病的疾病率和死亡率，在台灣地區即有明顯的下降趨勢，這種趨勢可能導因於環境衛生的改善、營養狀況的增進、抗生素與疫苗的普遍使用、健康教育與衛生習慣的加強、生活水準的提高、防疫措施的推展等。相對的，慢性病，特別是心臟血管疾病、癌症、慢性肝病和糖尿病，在近三十年，有明顯增加的現象。這種上升的趨勢，可以歸諸於競爭死因(特別是傳染病)的減少，平均餘命的延長、診斷技術的進步、生活飲食習慣的改變、環境污染的惡化、危險因子暴露的提高等等。

　　一般而言，遺傳性疾病的發生率是比較不容易呈現明顯的上升或下降趨勢，但是在診斷技術的改良下，有時候還是會有上升的趨勢。如果有明顯的升降，而且診斷方法又未改良的話，就必須排除該疾病是遺傳性的說法。像我國學童近視眼盛行率，在近三十年來，有很明顯的增加現象(Lin et al., 1988)，因此以往歐美學者認為近視眼係由遺傳造成的說法，就很難成立。人類遺傳基因頻率的改變，很不容易在二、三十年間，有明顯的變化。如果在相當固定的持恆趨勢中，突然有疾病率的驟增，必須考慮可能有特殊危險因子的介入。台灣的雙胞胎近視眼研究，則指出近視眼導因於環境與遺傳的交互作用(Chen et al., 1985)，像thalidomide的上市與畸形兒的發生，就是很好的例子。這種短期內的變化，是比長期變化有利於流行病學假說的建立。

　　除了人、時、地的個別描述而外，流行病學也常利用特別的狀況來描述疾病的分布，像移民的研究，就牽涉到人與地的互動；世代的變異，則由年齡和年代共同造成；而時地的聚集，則強調病例的發生，不僅是有地理上的聚集，也有時間上的聚集。像這類牽涉到人、時、地多方面的描述，對於流行病學假說的建立，特別有幫助。詳細的原理方法，將在第六章予以詳細說明。

　　描述流行病學除了有助於假說的研擬而外，也有利於可能假說的篩選。舉個例來說，如果假定疾病是遺傳性的話，就應該會有明顯的家族聚集、穩定的疾病率、發病年齡相似而年代不同、胎次別發生率相同；而不會有明顯的時地聚集、季節變動、週期循環和世代變異等現象。如果假定疾病是傳染性的話，就應該容易呈現時地聚集、週期循環、世代變異、二次侵襲率較高、家族聚集明顯等現象；而不會與母親懷孕年齡、出生胎次等有關。諸如此類的全面性考慮，有助不正確假說的篩除。圖 3-4 是描述流行病學的綜合圖示，它可供流行病學假說研擬與篩選時的參考。好的假說，是在各種流行病學特徵的描述中，都能不被推翻的假說。

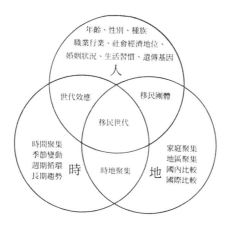

圖3-4　描述流行病學方法之綜合圖解
（取材自：陳, 1988）

第三節　分析流行病學——假說的辨明與修訂

　　描述流行病學係描述一群人的疾病率在不同人、時、地方面的異同，觀察的是團體的屬性（aggregate attribute），以人群為研究單位；分析流行病學係分析一個人的發病機率如何因人因時因地而異，觀察的是個體的屬性（individual attribute），以個人為研究單位。兩者在研究的區位層次上不相同，研究的結果可能會不一致，亦即會有生態誤謬（ecological fallacy）的發生（Riley, 1963）。將團體屬性的相關推論至個體屬性的相關所產生的錯誤，稱之為團體誤謬（aggregative fallacy）；相對的，將個體屬性的相關推論至團體屬性的相關所產生的錯誤，稱之為原子誤謬（atomistic fallacy）。當然，如果在團體和個體的區位層次，都發現同樣的相關性，則有關的流行病學假說可能更正確。烏腳病地區的含砷深井水與肺癌、肝癌和膀胱癌的相關性，在團體與個體層次均觀察得到，因此含砷深井水會致癌的假說更可能是正確的。

　　分析流行病學的設計，著眼於比較暴露於危險因子者與未暴露於危險因子者的發病機率。不同的分析流行病學研究方法，詳如圖 3-5 所示。按發病與暴露資料蒐集的先後時序來畫分，可以分成橫斷法（cross-sectional study）和縱貫法（longitudinal study）兩類。前者可再分成追蹤法（prospective study）、回溯法（retrospective study）和雙向法（ambidirectional study）。追蹤法和回溯法又可以再細分成同期（concurrent）和非同期（non-concurrent）兩類。若按研究對象選擇的方法來畫分，則可分成調查法（survey study）、世代法（cohort study）、病例對照法（case-control study），和重疊病例對照法（nested case-control study）。實際上，調查法即橫斷法、世代法即追蹤法、病例對照法即回溯法、重疊病例對照法即雙向法。世代法和回溯法又可以按研究族群的特性分成動態世代法（dynamic cohort study）、固定世代法（fixed cohort study）、動態病例對照法（dynamic case-control study）和固定病例對照法（fixed case-control study）。病例對照法可以再按其病例特性分成發生病例（incident case）或盛行病例（prevalent case）兩類。爲便於說明起見，有時也有人稱世代法爲世代追蹤法，病例對照法爲病例對照回溯法，調查法爲橫斷調查法，如此即可說明研究對象選擇的方式，又可以表達疾病與暴露資料蒐集時間的先後時序。這些不同的研究方法將分別於第七章詳細說明，以下只概要說明比較其研究設計。

橫斷研究法（調查研究法）
縱貫研究法
　　追蹤研究法（世代研究法）
　　　　同期追蹤研究法　　　　　　　　　　　固定世代研究法
　　　　非同期追蹤研究法　　　　　或　　　　動態世代研究法
　　回溯研究法（病例對照研究法）
　　　　同期回溯研究法　　　　　　　　　　　動態發生病例對照研究法
　　　　非同期回溯研究法　　　　　或　　　　固定發生病例對照研究法
　　　　　　　　　　　　　　　　　　　　　　動態盛行病例對照研究法
　　　　　　　　　　　　　　　　　　　　　　固定盛行病例對照研究法

　　雙向研究法（重疊病例對照研究法）

圖3-5　分析流行病學方法的詳細分類
（取材自：陳, 1988）

　　橫斷法是從特定族群選取具有代表性的研究對象樣本，觀察每個人有無罹患疾病，以及有無暴露於危險因子或暴露於危險因子的程度，以研究疾病和危險因子的關係。就研究對象選取而言，既不是從疾病，也不是從危險因子來進行分層抽樣；而是直接從族群中隨機選樣，再觀察疾病和危險因子的相關性，因此疾病和危險因子的測定均有隨機誤差的存在。就資料蒐集而言，是就特定時間內同時收集疾病與暴露資料，因此所得到的疾病率通常是盛行率而非發生率，而且所研究的相關性也往往不易辨明其因果時序性。但是橫斷研究在探討性別、遺傳基因等固定特徵和疾病的相關性卻相當合適；因爲性別和基因是與生俱來的，因此在因果時序上相當易於辨明。由於未進行分層抽樣，對於稀有疾病或稀有暴露的探討，以橫斷研究來進行，往往無法得到足夠的病例數或暴露人數。

縱貫法是先選定暴露組和非暴露組，再繼續追蹤比較兩組間發病狀況的差異；或是先選定病例組和對照組，再往前回溯比較兩組間暴露狀況的差異。因此在疾病與暴露資料的獲取上，是先後縱貫而非同時橫斷的。如果選定暴露組與非暴露組後，研究者繼續追蹤檢查這群世代，直到足夠發病人數為止，即稱為同期追蹤研究，因為研究者與被研究者是同時期的；如果暴露資料已早有存檔，研究者可以直接按照昔日的資料，將被研究者分成暴露組和非暴露者，再觀察暴露後到現在甚至於未來的發病狀況，則稱為非同期追蹤研究，此種方法自然較前者要來得經濟省時。同樣的，在研究當時即著手收集最近一年或兩年的既有現存病例作為病例組，並選取可比較的對照組，再回溯其以往的暴露經驗，可稱之為非同期回溯研究；如果病例組和對照組在研究開始之後，才陸續找尋新發生病例及其對照，然後回溯其以往暴露經驗，即稱之為同期回溯研究。縱貫法除了上述的追蹤法和回溯法而外，還有合併兩種方法的雙向法，也就是在研究之初先選定研究族群，繼續追蹤一段時間以找出所有的新病例，再回溯取出發生病例和自該族群隨機選出之健康對照的生物檢體，加以檢驗比較其暴露生物標記。在各種不同的橫斷研究法與縱貫研究法當中，對象選樣、疾病確定與暴露評估的先後時序關係，詳如圖3-6所示。

由於追蹤法是選定暴露組與非暴露組後，再追蹤兩組的病例發生狀況，所以可以直接估計疾病的發生率；而回溯法係選定病例組和特定數目的對照組，再回溯兩組的既往暴露經驗，所以無法直接估計疾病的發生率；至於雙向法係選定特定族群，再追蹤該族群的病例發生狀況，然後再選取特定數目的隨機對照以回溯其既往暴露經驗，因此可以直接估計疾病的發生率。但是，正由於追蹤法必須追蹤為數龐大的尚未發病的健康者，直到發生相當數目的病例為止，所以往往無法適用於稀有疾病之研究；即使疾病發生率不低，所需花費之人力物力等研究投資仍然相當可觀。回溯法以及雙向法則只需比較特定數目的病例組與對照組即可，因此研究的人力物力即可大為減少，而且也適於稀有疾病的研究。

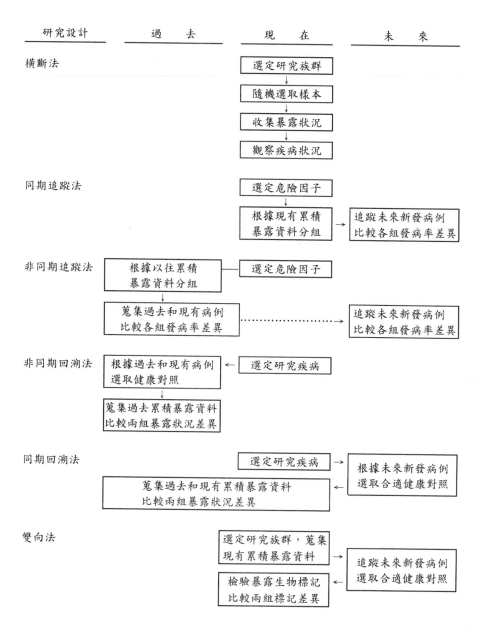

圖3-6 不同的橫斷與縱貫研究法中，對象選樣、
疾病確定與暴露評估的時序關係
（取材自：陳，1988）

由於回溯法以及雙向法是回溯有病與無病者的以往暴露經驗，如果研究的暴露是稀有的，例如特種藥物的服用或從事冷僻職業，則無法利用回溯法或雙向法來進行，只有求助於追蹤法。至於常見暴露所引起的常見疾病的研究，就研究對象選樣的立場而言，回溯法、追蹤法與雙向法都合適。

追蹤法可以探討特定危險因子暴露與各種疾病的可能作用；而回溯法則可以研究特定疾病的各種可能的危險因子；雙向法則可分析數種疾病與各種可能的危險因子之關係。由於追蹤法是評估暴露與否的發病狀況，因此疾病診斷標準的差異，很可能帶來偏差；回溯法是評估疾病有無的既往暴露，因此危險因子暴露資料的回憶，很可能造成偏差。此外追蹤法會面臨到研究對象漏失的困擾，而回溯法則會遭遇健康對照不盡合適的困難。在暴露與疾病的因果時序判定上，追蹤法會受疾病潛伏期(latent period)不確定的干擾，而回溯法則有暴露累積量難估計的問題。由於追蹤法與雙向法可以得到疾病發生率，因此可以利用相對危險性(relative risk)、可歸因危險性(attributable risk)或相差危險性(risk difference)、相對變化量(proporionate change)、危險對比值(odds ratio)來作為疾病與暴露間的相關性指標；而回溯法只能以危險對比值來估計疾病與暴露的相關性，或進一步以危險對比值來估算相差危險百分比(attributable risk percent)。表3-2是回溯法、追蹤法和雙向法的特性、優劣與適用時機的比較。一般而言，在病因未明的情況下，往往先應用回溯法來篩選重要的危險因子；等到疑似病因找出後，再進一步針對一個或數個危險因子進行追蹤研究，以進一步確定因果性。更進一步，則可以利用預防性介入來祛除或減少危險因子之存在，以觀察疾病之發生率是否因此而降低。

進一步按研究對象所來自的族群畫分，又可將世代法和病例對照法分成固定世代法、動態世代法、固定病例對照法和動態病例對照法。所謂固定世代法或固定病例對照法，指的是研究對象係來自一固定的族群，該族群在選定後，於研究觀察的期間內，雖然會有研究對象的漏失，但並無任何新的研究對象加入。一般說來，固定族群的平均年齡會隨著研究期間的

表3-2　回溯法、追蹤法與雙向法的比較

特　　性	回　溯　法	追　蹤　法	雙　向　法
研究對象：研究組	患病者	暴露者	患病者
對照組	未患病者	未暴露者	未患病者
研究結果指標	暴露率	發生率	暴露率
因果時序性	較難辨明	較易辨明	較易辨明
多重相關	多重因子探討	多重疾病探討	兩者兼具
研究期間	較短(非同期)	短(非同期)	較長
	略長(同期)	長(同期)	
研究樣本數	少	多	少(只計檢驗數)
相對經費	少	多	少(只計檢驗數)
偏差來源	暴露評估	疾病評估	兩者皆無
研究困擾	合適對照難選	追蹤個案漏失	較少
	暴露資料不全	診斷標準改變	
適用時機	稀有疾病	稀有暴露	常見暴露
	常見暴露	常見疾病	常見疾病
	未明病因	疑似病因	兩者皆可
相關性指標	危險對比值	相對危險性	相對危險性
(危險性測定)	相差危險%	相差危險性	相差危險性
		危險變化量	危險變化量
		危險對比值	危險對比值

（取材自：陳, 1988）

延長而增加。動態族群則指在研究觀察期間內，陸陸續續有新研究對象的加入，當然也有研究對象的漏失，而形成了動態的變化。如果該族群的人數和年齡等危險因子的分布，在研究期間一直保持恆定，則稱之為穩定動態族群（stable dynamic population）。像選定於某段期間某醫院所有的懷孕婦女為研究對象，以世代法或病例對照法來探討妊娠暴露與新生兒畸胎的相關性，即屬於固定族群的研究，因為並無任何的新對象於該期間內加入研究。又如選定台北市近五年的居民為研究對象，來探討環境暴露與肺癌發生的相關性，即屬於動態族群的研究，因為在這期間陸陸續續有研究對象遷入台北市。

　　病例對照研究則可再進一步依病例特性來細分成發生病例對照法和盛行病例對照法。前者係以新發生的病例作為研究對象，而後者則以所有的新舊病例作為研究對象。以盛行病例為研究對象，必須考慮新發病例與盛行病例在危險因子暴露上是可比較的，亦即病例存活期間的長短和暴露無關。

不同的分析流行病學方法，各有其前提假說、適用時機、優點限制，和研究設計；但是它們有一共同的目的，就是在於推斷危險因子和疾病發生的相關性(association)。在流行病學方法中，常用到的相關統計數值包括相對危險性、相差危險性、危險變化量和危險對比值。現在以暴露於危險因子的狀況和疾病是否發生的 2×2 表來說明這些相關統計值。在表3-3中，暴露於危險因子且有病的人數為 a，未暴露於危險因子但有病的人數為 c，暴露於危險因子但未發病的人數為 b，未暴露於危險因子也未發病的人數為 d；至於所有暴露於危險因子的人數為 n_1(即 $a+b$)，未暴露於危險因子的人數為 n_0(即 $c+d$)，所有發病的人數為 m_1(即 $a+c$)，而未發病的人數為 m_0(即 $b+d$)；而所有的研究對象人數為 N(即 $a+b+c+d$)。

表3-3 危險因子暴露狀況與疾病發生與否的關係

危險因子暴露狀況	發 病	未發病	合 計
有	a	b	n_1
無	c	d	n_0
合 計	m_1	m_0	N

在世代研究法中，係先選取暴露組(n_1)和非暴露組(n_0)的研究對象，追蹤觀察兩組的發病狀況，以比較暴露組的發病率 P_1(=a / n_1)和未暴露組的發病率 P_0(=c / n_0)。兩組發病率的比即為相對危險性(P_1/ P_0)；兩組發病率的差則為相差危險性(P_1-P_0)；兩組發病率的相對差異量即危險變化量為(P_1-P_0)/P_1；兩組發病對比值則為 P1Q2 / P2Q1，其中 Q1=1$-$P1，Q2=1$-$P2，又可表示為 ad/bc。

在病例對照研究法中，係先選取病例組(m_1)和對照組(m_0)的研究對象，回溯觀察兩組既往暴露狀況，以比較病例組的暴露率 P'_1(=a / m_1)和對照組的暴露率 P'_0(=b/ m_0)的異同。但在流行病學的探討上，研究者感興趣的往往是危險性的高低，而非暴露率的高低，因此常以對比值(ad/bc)來估計相對危險性。從穩定動態族群，經密度取樣選出的病例對照研究中，對比值是相對危險性的理想估計值，因為未發病的對照組的暴露比(b/d)與族群中的暴露比是相同的。但是從固定族群取樣選出的病例對照研究中，必須有稀有疾病的前提假設，才可以用對比值來估計相對危險性。

在病例對照法中，如果已求得相對危險性(RR)的估計值，可以再進一步推算暴露相差危險百分比，其數值為(RR−1)/RR。

利用分析流行病學來辨明危險因子和疾病的相關性時，必須考慮干擾因素(confounding factors)可能帶來的困擾。所謂干擾因素係與危險因子有相關，且又與疾病有相關的因素，但它並非危險因子與疾病因果關係中的中介變數。干擾因素既可能使得原本不相關的危險因子與疾病之間，造成假相關；也可能使得原本有相關的危險因子與疾病，變成不相關。因此，在流行病學研究中，必須控制干擾因素的作用。控制干擾因素的方法，可以從研究設計著手，也可以在資料分析時進行。前者包括了匹配(matching)、限制(limitation)、隨機分配(randomization)等；後者包括了分層(stratification)、標準化(standardization)、多變值分析(multivariate analysis)等，詳細的內容將在往後各章中說明。

第四節　實驗流行病學——假說的實證與確立

分析流行病學的目的在探討疾病的危險因子，以期了解疾病的可能致病因子，辨識高危險族群的特徵。在明白疾病的成因後，流行病學可以進一步協助防治工作的籌畫、執行和評估。實驗流行病學的目的，即在於透過適切的研究設計，進行預防性或治療性的醫護介入(medical intervention)，以降低或避免疾病的發生或惡化。

實驗流行病學和分析流行病學最主要的差異，在於前者屬於實驗性的(experimental)，藉著人為操作的介入以控制致病因子或預後因子的作用，阻斷病理變化的進展；後者屬於觀察性的(observational)，藉著觀察在自然狀態下，危險因子暴露和疾病的關係，來探討疾病的可能成因。描述和分析流行病學可以稱爲觀察流行病學(observational epidemiology)，以便和實驗流行病學(experimental epidemiology)區分。

按照研究對象的單位，實驗流行病學可以分成社區實驗(community trial)和臨床實驗(clinical trial)。社區實驗係以社區爲研究單位，在該社區中全面性地實施防治的介入，以研究該介入是否有助於疾病的減少或滅絕，像中興新村飲水加氟(Hsieh et al., 1986)和竹東地區食鹽加碘(Chen et al., 1964)等研究，即是最好的例子。在實驗社區的每一居民，都不可避免的會喝到加氟飲水或加碘食鹽。臨床實驗係以個人爲研究單位，個別對研究對象實施防治的介入，以探討該介入能否預防或治療個體的疾病，像以醫院爲基礎(hospital-based)的藥物、手術、護理、復健等療法的療效評估，或以社區爲基礎(community-based)的預防接種、衛生保健等措施的預防成效評估，都是臨床實驗的例子。接受實驗措施的對象，有的遵囑性(compliance)很高，能完全按照研究程序接受實驗措施，有的則在中途退出實驗或不完全按研究程序接受實驗措施，而造成相當困擾的個別差異。

按照研究設計的類別，實驗流行病學可以分成無對照前後比較研究(uncontrolled before-after study)和對照研究(controlled study)兩類。前者是非典型的實驗設計，其中所有研究對象均列爲實驗組，而未設立任何對照組，然後比較實驗前後的差異。後者是典型的實驗設計，將研究對象隨機分配在實驗組和對照組，對實驗組中的成員施予實驗介入，而對對照組中的成員則施予對照介入，再評估兩組在實驗結果變項上的差異。前後比較研究，可能會發生歷史偏差(historical bias)的困擾，也就是在實驗期間，實驗對象的生活環境或醫藥照顧也隨著時間而改善，因此即使實驗結果發現前後健康狀況有顯著變化，也並不一定能斷言該實驗介入確實具有改善健康的成效。舉個例來說，在評估飲水加氟對預防齲齒的功效時，如果採用前後比較之無對照實驗，很可能會發現實驗前後社區幼童齲齒率不降反升，而誤以爲飲水加氟無法預防齲齒。實際上，在實驗的期間，由於社會經濟狀況的改善和飲食習慣的變化，齲齒率自然而然會隨著增加，但是實驗組的齲齒增加率卻低於對照組。因此沒有對照組作為比較標準基線的情況下，實在難以評估飲水加氟的防齲功效。同樣的考慮，也可用來了解家庭計畫工作的成效。在未實施家庭計畫節育推廣前的生育率和出生率居高不下，在推展家庭計畫工作後，生育率和出生率均有明顯的下降（衛生署，1996）。乍看之下，家庭計畫的成效相當可觀，但是生育率的減低，在近二十年來，除了家庭計畫的努力而外，也可能有相當大的部分是導因於社會結構的改變、教育年數的延長、婦女就業的普及、嬰兒死亡率的降低等歷史效應（historical effect）的影響。易言之，即使不推展家庭計畫工作，生育率和出生率也會有某種程度的自然下降，必須在評估成效時予以考慮。在評估抗生素或預防接種對降低傳染病發生率和死亡率的功效（衛生署，1996）時，歷史效應的干擾也必須控制。在近三、四十年來，傳統傳染病的式微，固應部分歸功於抗生素、預防接種等醫藥進展的發明，但是環境衛生的加強、衛生教育的推廣、營養狀況的改善和生活水平的提升也不容忽視。正因為歷史偏差的干擾很難評估和控制，所以無對照的實驗研究，除了短效性的評估而外，相當不易下結論，也因此在實驗流行病學研究中，較少被使用。

　　有對照的實驗設計，又可分成隨機分配或隨意分配兩類。在前者的設計當中，研究對象被分配到實驗組或對照組是完全隨機的；在後者的設計當中，研究對象分配到那一組，是隨醫師的看法，或是按病患的主意，或是隨便任意決定。隨機分配的好處在於可提高研究組別間的可比較性，特別是未知的干擾因素可藉著隨機分配而得到較佳的控制。隨意分配的實驗結果，往往需要在分析時控制已知干擾因素所帶來的偏差，更嚴重的是對於未知干擾因素所帶來的偏差完全束手無策。不同的實驗流行病學方法，如圖3-7所示。

　　在社區實驗研究中，必須注意到社區人口的穩定性和合作度、實驗與對照社區的可比較性、實驗防治介入的普及率和恒定性、研究結果效標的可靠性和可接受性、可能干擾因素的控制等。

> 社區實驗
>   前後(無對照)實驗
>   對照實驗
> 臨床實驗
>   前後(無對照)實驗
>   對照實驗
>   隨機分配實驗
>   隨意分配實驗

圖3-7 各種不同的實驗流行病學方法

在臨床實驗研究中，則需要考慮到樣本數的估計、研究對象選取的條件、研究組別隨機分配的方法、研究步驟的雙盲程序、實驗防治介入的品質、病患合作的順從性和追蹤率、研究結果效標的信度與效度、病患權益的保障和實驗的道德規範等。

實驗是檢定假說最直接的方法，如果疾病的危險因子經由防治介入後，疾病率有顯著的減少和消失，即可以相當確鑿地指出該因子與疾病間的相關性。早在1747年，Lind(1953)即以實驗方式來指證新鮮水果和壞血病的相關性。1796年，Jenner(1798)所進行的牛痘疫苗實驗也是相當著名的例證。Fletcher(1907)在1905年以暹邏米和印度米進行實驗，而證實維生素B和腳氣病的相關性。

在臨床實驗或社區實驗展開前，都必須徵得研究對象的同意，並讓其充分了解研究的目的、方法和可能的利弊，因此參加者均是自願的。這往往會造成「自我選擇」的偏差，而或多或少地造成防治成效的高估或低估，而無法有效的推論研究結果於其他的團體或族群。這種外在效度的困擾，是實驗流行病學的限制。為了使研究對象獲得足夠的人權保障，這種醫藥道德與實驗倫理是必須堅持的。正如著名的流行病學家Hill(1952)所說的：「除自願參加者外，並無其他的實驗方法可資遵循。」

目前醫藥科技發展迅速，眾多的診斷和治療的儀器設備、手術方法和藥物相繼問世。為了確保其確具療效且不具副作用，任何先進國家均對新發明的醫藥方法訂定實驗的準則，必須在其經由人體試驗成功後才能上市。臨床實驗也因此逐漸成了流行病學的一大主流。

第五節 致病因果的邏輯判斷

在探討疾病的致病因子時，首先需建立各種可能的致病假說，再檢定各假說變項（hypothetical variable）和疾病間是否有統計相關，進而辨明該統計相關是否爲因果相關，然後判定該因果相關究竟是直接相關或間接相關，同時也判定該致病因子是必要因子或輔助因子。要檢定疾病與危險因子間是否具有統計相關，必須借助於理想的設計與執行，和合適的統計分析。藉著設計完善和執行嚴謹的描述性、分析性和實驗性的流行病學研究，流行病學家才可以獲得既可靠（信度高）又有效（效度高）的研究資料；同樣的，必須藉著合適妥切的統計分析方法，流行病學家才可以正確的斷定疾病和危險因子間的統計相關是否存在。只有完整可靠的資料，而沒有合適的統計方法，就無法正確地檢定統計相關；徒有高深的統計方法，並不能解決設計謬誤或執行偏差所帶來的錯誤。流行病學上經常用到的相關效標，除了用之於定性資料的相差危險性、相對危險性、危險對比值和危險變化量而外，還包括了用之於定量資料的相關係數。如果相差危險性、危險變化量或相關係數等於0，即表示疾病與假說因子間無統計相關存在；如果相對危險性或危險對比值等於1，也表示疾病和假說因子之間無統計相關。如果前三種相關效標的絕對值越大於0，或是後兩種相關效標越大於1，即表示疾病和假說因子的相關性越高。

除了估算相關效標的大小而外，還要引用顯著性檢定來估計該相關效標觀察值由隨機造成的機率有多大。在統計顯著性的檢定過程中，研究者先假設疾病與假說因子間並無相關存在（亦即常稱的零假說或虛無假說），再推算在零假說成立的狀況下，隨機產生相關效標觀察值的可能性，亦即機率（P值）有多大。如果P值很小，表示在零假說成立的狀況下，觀察到該相關效標數值的可能性很低，因此零假說必須予以推翻，而認定取代假說

(即相關存在)是正確的。然而，P值越低並不表示相關性越高。相關性的高低，取決於相關效標的觀察值與無相關存在時之期望值的差距。舉個例來說，如果暴露於假說因子者的危險性(發病率)為10%，而未暴露於假說因子者的危險性為10.01%，即使統計顯著性檢定的P值遠小於0.01，也很難斷定疾病與該因子有任何明顯的相關。相反的，如果有、無暴露於假說因子的危險性分別為10%和0.1%，縱使P值為0.08，我們也應該重視疾病與該因子間的相關性。P值的大小，除了受相關效標數值高低的影響而外，也受到樣本數多寡的影響。樣本數很大時，即使相關效標觀察值很接近於無相關的期望值，P值也很可能會很小；相對的，樣本數小，則縱使相關效標觀察值遠離無相關的期望值，P值也可能會很大。總而言之，唯有在相關效標觀察值很高，而統計顯著性檢定P值很小的狀況下，才足以表示有顯著統計相關的存在。

如果疾病和危險因子之間有統計相關存在，並不表示該相關即為因果相關；而且往往只有少數的統計相關屬於因果相關。所謂的因果相關，係指有統計相關的兩個事件，其中一個事件的質或量改變時，會導致另一個事件的質或量改變，前一事件稱之為因，後一事件稱之為果。換句話說，統計相關是不具方向性(directionality)或時序性(temporality)；而因果相關則具有方向性或時序性，也就是因在前而果在後，且兩者發生的時間間隔需大於疾病的潛伏期或誘導期。

非因果性的統計相關，又稱為次級相關(secondary association)、人為相關(artifactual association)，或是假相關(spurious association)。也有人稱此等相關為間接相關(indirect association)，由於此一名詞容易與間接因果相關(indirect causation)混淆，因此盡可能避免使用為宜。次級相關的產生，往往是研究方法或樣本抽樣上的偏差所造成。舉個例子來說，如果訪視員在訪問肺癌病例和健康對照時，比較努力催促病例回憶其家族之肺癌既往歷，而比較不努力詢問對照之家族既往歷，則研究結果就會發現家族肺癌既往歷與肺癌之發生有統計相關存在。這種導因於差別訪視(differential interview)的相關，可能並無因果性存在，只不過是次級相關罷了。又如肺癌病例選樣自榮民醫院，而對照卻選自社區居民，則研究結果會發現外省籍貫和軍人職業會和肺癌之發生有統計相關存在。這種導因於選樣偏差(selection bias)的相關，也只是次級相關。這類的假相關，可藉著研究設計的改善來避免。

　　次級相關也可能來自第三事件的介入。舉個例子來說，如果事件甲和事件乙有因果相關，又和事件丙有因果相關，亦即甲事件的改變會造成乙、丙兩事件的改變，則乙、丙兩事件間即會產生統計相關。由於乙、丙之間並無因果性存在，所以兩者間的相關亦屬次級相關。著名的流行病學先驅 William Farr(1852) 在研究霍亂的成因時，犯了相同的錯誤。在他觀察到的研究結果中，發現海拔越高的地區，死於霍亂的比率越低。Farr 乃根據瘴癘說的觀點指出：低地空氣較骯髒，比較容易得到霍亂；地勢越高，空氣越純淨，得霍亂的機會也越小。這種說法，後來才被 Snow 以其著名的倫敦霍亂研究(1936)所提出的「水源污染說」推翻。海拔高低之所以和霍亂有相當程度的相關，乃是因為水源污染與海拔高低有關，而且水源汙污又與霍亂有關所致，純粹屬於次級相關。

　　要分辨統計相關是否為次級相關，以斷定相關的因果性，並不是容易的事。細菌說剛萌芽的十九世紀中葉，Henle 和 Koch 師生兩人提出了 Henle-Koch 準則，來判定傳染性病原和疾病之間的相關因果性(Rosen, 1937; Koch, 1891)。按當時的術語來說，該準則有三：(1)所研究之寄生物會發生在罹患所研究之疾病的每一名病例身上，且係發生在導致該疾病之病理變化或臨床過程中；(2)該寄生物不會以偶發性或非病理性的方式發生於任何其他疾病；(3)該寄生物自人體完全分離後，會在純培養狀況下一再繁殖成長，且會導致新疾病的發生。該準則特別強調「有因必有果，有果必有因」的一對一(one-to-one)之充分必要性(necessary and sufficient)。疾病的發生，往往需要兩個以上因子的共同作用。即使是傳染病，除了傳染性病原而外，仍需要其他如宿主感受性等因子的配合才會發生。Henle-Koch 準則常常無法適用於病毒以及其他傳染性病原和疾病間的關係。

Rivers 在 1937 年提出判定病毒與疾病的因果相關性的準則：(1)被研究的病毒必須與被研究的疾病共同存在；(2)病毒並非偶然或意外地發生在病人身上，而是該疾病的成因；(3)藉著接種取自病人身上而不含一般細菌或立克次體的物質，會造成可感染的實驗宿主具有傳遞性的感染；而且透過適當的管制，以及免疫學的研究，可以顯示病毒既非偶然存在於病人身上，也非意外地得自實驗動物體。

Huebner 在 1957 年針對病毒學家的左右為難，修正 Koch 和 Rivers 的準則，而舉出下列的標準：(1)病毒必須是一實體(real entity)，也就是可以在實驗室中的動物體內或培養組織中證實；(2)病毒必須源自人體組織而且不斷地存在其中，而不存在用來培養它的實驗動物、細胞或培養基；(3)該病原必須及早判定其特性，以便與其他病原畫分區別，包括免疫學比較上的差異；(4)病毒應該與研究的臨床本體有固定的相關；(5)臨床症候應該在雙盲實驗中發生在接種該病原的自願者身上；(6)要確立高度盛行之病毒在人類疾病中所扮演的角色，仔細設計的橫斷或縱貫流行病學研究是不可或缺的；(7)該疾病應該以特定的疫苗予以預防。

Evans 則在 1973 年提出判定病毒與疾病之因果相關的免疫學證據：(1)在發病前通常無病毒特有的抗體；(2)在發病時通常出現病毒特有的抗體，包括暫時的病毒特異 IgM 抗體、持續的 IgG 抗體，和初次複製部分所產生的局部 IgA 抗體；(3)抗體的產生伴隨著該病毒在適當組織中存在；(4)缺乏 IgG 抗體表示對該疾病具易感染性；(5)具有 IgG 抗體表示對該疾病具免疫力；(6)無其他病毒或抗體和疾病有如此的相關；(7)抗體產生(預防接種)會預防疾病。

病毒和癌症的相關因果性，要較病毒與急性傳染病之因果性更不易判斷。Evans(1976) 指出要斷定病毒與癌症之間的因果性，應盡可能合乎以下條件：(1)在免疫學上，癌症病例的病毒抗體陽性率或抗體價，應在癌症發生前即高於健康對照；(2)在病毒學上，該病毒之基因應存在於腫瘤組織而不存在於正常組織，而且在體外會導致正常細胞變形為腫瘤細胞；(3)在動物實驗上，純化之病毒會使可感受之實驗動物產生腫瘤，且該實驗引起之腫瘤中，會發現病毒或其基因的存在；如果純化病毒在注射前先予以中和，即可避免實驗動物產生腫瘤。

正由於癌症、心臟血管疾病、糖尿病等慢性病，往往是多重因子之致病機制所造成的疾病，所以在判定其危險因子的致病因果性時，更加不容易。美國公共衛生署之特別顧問委員會(1964)在辨明抽菸與肺癌之相關因果性時，提到五個判斷因果關係的條件：(1)變項間的相關時序性，(2)重複研究的相關一致性，(3)相關的強度，(4)相關的特異性，和(5)合邏輯的解釋。現舉例說明於後：

（一）**正確的時序性(correct temporality)**：在因果相關中，因一定要出現在果之前，也就是說致病因子應該在疾病發生之前侵襲到研究對象，而且從受侵襲到發病之間的時間間隔，必須要較疾病的誘導期或潛伏期為長。時序的判定有時十分明顯，有時卻不易分辨。像食物中毒等特定病因引起的急性病，就很容易辨明因果時序性；或是像性別、遺傳基因、胎次、母親年齡、出生月份等與生俱來的固定屬性與疾病的相關因果性，也十分易於判定。至於病因複雜且發病時間不明確的慢性病，其致病因子的相關因果性即很難論斷。像精神分裂症和貧窮的相關性，即是很好的例子。特別是潛伏期長的多階段病變(multistage pathogenesis)，因果性的判定相當不容易。

就不同的研究設計而言，隨機分配的實驗性研究，時序性的斷定幾乎不成問題；觀察法在因果時序性的判定上就比實驗法困難，其中世代法要較病例對照法來得容易辨明時序性。盛行率要較發生率難以決定相關時序性，而終身盛行率又要比點盛行率更不易決定先後時序。

（二）**重複研究的相關一致性(consistency of association)**：如果在各種不同研究狀況下，所得到的相關一致性越高，該相關具因果性的可能性也越大。如果在許多的研究當中，都犯了相同的偏差，也會產生明確的一致性，此時一致性高就不意味著因果性也高。舉個例來說，社會經濟地位越高，胰臟癌發生率也越高的相關性，幾乎可以在絕大多數的各種不同研究中發現，似乎高社經地位和胰臟癌的發生有因果性相關。但是也很可能是社會經濟地位越高，所得到的醫療品質越好，其胰臟癌也越容易被發現；而不是高社經地位會導致胰臟癌。

一致性既可從研究內一致性(intra-study consistency)來看，也可從研究間一致性(inter-study consistency)。研究內一致性係指在同一研究中，按不同變項所作的各種分層資料分析(stratification)，都得到相當一致的假說變項間的相關。研究間一致性則指在不同對象、不同設計、不同方法的各種研究中，都觀察到相同的相關性。

一致性固然有助於因果性的判定，但是不具有相關一致性，並不一定就能夠排除因果性的可能。不同的研究，可能會有不同的中介變數、不同的干擾因素，和不同的研究情境，而導致相關的不一致性。特別對競爭死因或競爭病因相當複雜的疾病，尤其如此。一個疾病的致病因子越多，相關的一致性越不容易達到。

（三）相關強度(**strength of association**)：相關強度越大，假說變項間具因果性的可能性也越高。相關強度指的是相對危險性、危險對比值、相差危險性或相關係數等相關效標觀察值的大小，而不是統計顯著性檢核定 P 值的大小。如果致病因子和發病危險性之間不僅相關強度高，而且呈現明顯的劑量效應關係(dose-response relationship)，則假說變項間屬因果相關的可能性更大。

在多因子致病機制中，假說變項間的相關強度，如果在調整多重危險因子後，仍然維持相當高的相關強度，則該相關是因果性相關的可能性增大。但是相關強度偏低，並不能排除兩變項相關的因果性。特別是在各重要危險因子的作用相互獨立、彼此競爭的狀況下，相當不容易觀察到強度高的兩變項相關，這是因為疾病的變異，被各種危險因子均分所致。像肺癌和抽菸的相關，因為其他危險因子的影響較小，所以其相對危險性高達10倍；相對的，缺血性心臟病和抽菸的相關，由於尚有高血壓、高膽固醇血症、肥胖、家族疾病史、A型行為特質等重要危險因子的存在，所以其相對危險性僅2倍左右。 但並不能因此而斷言肺癌與抽菸的相關因果性較大，而缺血性心臟病與抽菸的因果性較小。

　　(四)相關特異性(specificity of association)：特異性指的是一個變項的
發生，可以預測另一變項會發生的準確性。最理想的特異性是一對一關係
(one-to-one relationship)，也就是該原因是疾病的必要且充分條件(necessary
and sufficient)。越接近一對一的狀況，相關的特異性也越高；完全的一對
一關係，即表示完全的特異性。但是，對於大多數的疾病而言，一種疾
病，往往由兩個以上的病因共同作用或獨立作用而造成；同樣的一個病
因，也可能造成兩種以上的疾病。像圖3-8所示，模式甲即表示一種疾病
由三個病因的共同作用所造成，例如傳染病；模式乙即表示一種疾病由三
個病因的個別作用所造成，例如缺血性心臟病；模式丙則表示一個病因會
造成多種疾病，例如抽菸。實際上，多數慢性病的病因，遠比圖中所示的
狀況要來得複雜，各病因間可能彼此拮抗或彼此協同，而且在不同病理變
化的階段，有不同病因的作用；甚至在不同的病理變化階段，相同病因的
作用也可能會不同。有特異性的存在，固然會提高相關因果性的可能；可
是如果沒有特異性存在，也並不能排除病因和疾病間的因果性。

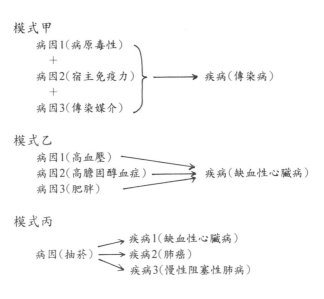

圖3-8　病因與疾病間的非一對一關係

在研究設計中，細分疾病的類型或是細分病因的種類，往往有助於提高特異性。例如，抽菸和全死因之間固然有相關存在，但其特異性較低；若將全死因細分為癌症和其他疾病，則癌症與抽菸的相關特異性會提高；再進一步將癌症分為肺癌和其他癌症，則肺癌與抽菸的相關特異性會更高；繼續將肺癌分成鱗狀細胞癌、腺癌和其他病理類型時，則鱗狀細胞癌與抽菸的特異性就相當高了。類似的，血膽固醇過高和缺血性心臟病的相關特異性並不高，但是如果分析家族性高膽固醇血症與屍體解剖之冠狀動脈粥狀硬化程度的相關性，則特異性也相形提高不少。這種病因與疾病，也就是因和果的定義（define）與細分（refine）對於相關的特異性有相當的裨益。

除了在研究設計時，可以藉著妥適的細分因果，來提高特異性而外；也可以藉著資料分析時的分組分析（stratification）、調整（adjustment）、複迴歸模式（multiple regression model）來進一步探討病因和疾病間的相關特異性，在去除外在因子干擾之後，是否會相對增加；或是該特異性，只見之於特別一類的研究對象。

(五)**相關的合理解釋**：如果病因和疾病之間的關係，可以用現存生物醫學知識來得到合理的解釋，也就是生物學贊同性（biological plausibility）高；則兩者間的相關屬於因果相關的可能性就較大。相反的，如果所研究的相關無法以現存知識加以解釋，則屬於因果相關的可能性就大大降低。利用生物醫學知識來判定相關的因果性，有賴研究者對該病因和疾病的特性有充分的了解和豐富的認知，也有賴研究者對外在因子的可能干擾有普遍的察覺和深入的探究。固然有合理的解釋是斷定因果性的準則，但是有不少科學上的突破，在初期是相當難以解釋的，這全靠科學家鍥而不捨的自我挑戰，以超越現存知識的限制。

美國公共衛生署在1964年提出上述的因果關係判定準則，來決定抽菸與健康的因果性，可以說是慢性病病因研究上的重要里程碑。Evans在1976年則綜合各家的看法，對於流行病學上如何斷定因果（causation）作了十二項建議：(1)假說病因在族群中的分布，應該與所研究疾病在族群中的分布相同；(2)暴露於假說病因(該病因可能是外在環境中的因子，或是宿主本身內在的缺陷)的人，應該比未暴露於假說病因的人，有較高的疾病發生狀況；(3)在所有其餘危險因子固定不變時，有病的人應該比沒病的對照較常暴露於假說病因；(4)在時序上，疾病應該發生在暴露於假說病因之後；(5)暴露於假說病因的劑量越大或時間越長，疾病發生的可能性也越大；(6)對於某些疾病而言，在暴露於假說病因之後，宿主會產生從輕微到嚴重的連續相關反應；(7)假說病因和疾病的相關性，會在不同研究方法或不同族群出現；(8)其他對於假說病因和疾病之相關性的解釋，應該可予排除；(9)袪除或改變假說病因或其媒介，會減少疾病的發生狀況；(10)預防或改變宿主對假說病因的反應，會減少或撲滅疾病的發生；(11)在可行的實驗情形下，適當地暴露於假說病因的動物或人，應該比未暴露者更經常發生疾病；(12)所有的相關和研究結果，在生物學或流行病學上都合理。這十二項準則的第(1)、(2)、(3)、(5)項即在於強調相關的強度和劑量效應關係；第(4)項在說明相關的時序性；第(6)、(8)、(9)、(10)、(11)則針對相關的特異性及其實驗證明加以延伸；第(7)項強調相關的一致性；而第(12)項則說明了生物贊同性的重要。

　　在判定病因與疾病間存在著因果相關之後，尚需要進一步分辨該致病因子是屬於直接病因或間接病因；也要分辨該因子屬於充分病因、必要病因、充分必要病因或既非充分也非必要病因。

一般參考讀物

陳建仁

　　1983　《流行病學》，二版(臺北市：伙伴出版社)。

　　1988　《流行病學原理與方法》〔陳拱北預防醫學基金會，公共衛生學〕(臺北市：巨流出版社)。

　　1992　《環境與健康》(臺北市：教育部)。

Kelsey J. L., Thompson W. D., Evans A. S.

　　1986　*Methods in Observational Epidemiology* (New York: Oxfod University Press)

Kleinbaum D. G., Kupper L. L., Morgenstern H.

    1982   *Epidemiologic Research: Principles and Quantitative Methods* (New York: Van Nostrand Reinhold Company).

Last M. J. (ed.)

    1988   *A Dictionary of Epidemiology*, 2 [nd] ed (New York: Oxford University Press).

Lilienfeld D. E., Stolley P. D.

    1994   *Foundations of Epidemiology*, 3 [rd] ed (New York: Oxford University Press).

MacMahon B., Pugh T. F.

    1970   *Epidemiology: Principles and Methods* (Boston: Little, Brown and Company).

Mausner J. M., Kramer S.

    1985   *Mausner & Bahn Epidemiology: An Introductory Text*, 2 [nd] ed (Philadelphia: W. B. Saunders).

Rothman K. J.

    1986   *Modern Epidemiology* (Boston: Little, Brown and Company).

Sackett D. L., Haynes R. B., Tugwell P.

    1985   *Clinical Epidemiology: A Basic Science for Clinical Medicine* (Boston: Little, Brown and Company).

Susser M.

    1973   *Causal Thinking in the Health Sciences* (New York: Oxford University Press).

第四章
健康指標與生命統計

　　在遺傳學上，Gregor Mendel 的豌豆遺傳研究與 Francis Galton 的雙胞胎比較分析，首先揭櫫了數量遺傳的概念與方法，而促進了二十世紀遺傳學的突飛猛進。同樣的，定量分析的取代定性描述，也使流行病學的研究得以更上層樓。遠在1662年，John Graunt(1939) 即發表了 *Natural and Political Observations made upon the Bills of Mortality* 的著作，而啟發了十九世紀著名學者，如 Edwin Chadwick、William Farr、John Snow 等人的重要研究。藉著死亡率、疾病率、存活率等健康指標與生命統計數據的應用，流行病學家才得以充分掌握社區族群之靜態與動態的健康狀況與變化。在本章當中，將深入說明各種流行病學上經常使用的健康指標及生命統計方法。

第一節　衛生保健資訊的蒐集

　　現有資料的蒐集、統計和分析乃是擬定流行病學假說的基礎，也是了解社區疾病型態的開始。就衛生資訊獲得的來源而言，可分成主動性與被動性兩類；就涵蓋的範圍而言，可分成選樣性和全面性兩類；就蒐集的時間而言，則可分成例行性與不定期兩類。像法定傳染病的報告(reporting)以及惡性贅瘤和先天缺陷的登記(registration)即屬於被動性的資料，完全依賴開業醫師或相關醫院的合作意願來決定資料的可靠性、完整性與時效性；至於瘧疾的港埠檢疫偵查（surveillance）或是結核病盛行調查（survey），則屬於主動性的資料，由衛生主管機構按需要而實施，可以獲得較嚴謹、較及時的資料。像人口普查（census）和戶籍登記（registration）即屬於全面性的資料，全部人口均需接受調查，至於所有的死亡、出生、結婚、離婚、遷移、就業亦必須一一登記；至於住院病人的傷害與疾病調查，即屬於抽樣性的資料，只收集隨機抽樣日的住院病人資料加以統計分析。像戶籍登記是屬於例行性的資料，至於食物中毒調查則是不定期的資料。不同的現有資料均有其優缺點，應用時應予辨明。

在利用現有衛生保健資訊時，必須考慮到該資料的各種特性，包括完整性（completeness）、代表性（representativeness）、正確性（correctness）、周全性（comprehensiveness）、時效性（timeliness）。像傳染病的報告，往往會有完整性不一的困擾，使用者必須相當小心。在疾病流行期間，因大眾傳播提高醫師警覺，往往會有報告率增加而假陽性病例偏高的現象；而在非流行期間，由於醫師的疏忽，往往會有報告率減少而假陰性病例偏高的現象。所以在比較不同時期的報告疾病率時，必須特別注意這種人為偏差的存在。嬰兒死亡的登記，也面臨完整性不高的困擾，特別是新生兒期的死亡登記，在台灣地區仍然相當不完整。一般而言，嬰兒死亡數在十二個月齡組當中，是隨著月齡的增加而降低，而以一月大的死亡數最高；而新生兒死亡數在四個週齡組當中，也是隨著週齡的增加而降低，且以一週大的死亡數最高；至於一週內死亡的新生兒當中，也是隨著日齡的增加而死亡數降低（如圖4-1）。表4-1是世界各國的嬰兒死亡率（infant mortality），表中的新生兒死亡率（neonatal mortality）和新生兒期後死亡率（post-neonatal mortality）的比值，只有在台灣和法國是接近於1，也就是新生兒死亡率竟然與新生兒期後死亡率相近。這可能是新生兒死亡的漏報，或是新生兒醫護工作相當成功。

資料的完整性往往取決於資料獲得的來源、涵蓋的範圍和蒐集的時間。一般而言，主動性的資料來源、全面性的涵蓋範圍、例行性的蒐集期間，容易得到較完整的資料；但是相對的，所需要耗費的人力、物力和時間也比較高。

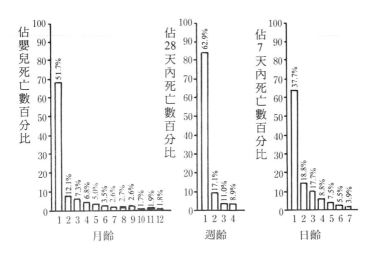

圖4-1　台灣1995年的嬰兒死亡數之月齡、週齡與日齡的百分比分布
（取材自：衛生署，1996）

表4-1　台灣地區新生兒期死亡率和新生兒期後死亡率
與世界各國的比較

國　別	新生兒死亡率(1)	新生期後嬰兒死亡率(2)	(1)／(2)
中華民國(1995)	3.30	3.14	1.05
澳　洲(1992)	4.47	2.45	1.82
新加坡(1992)	2.94	1.69	1.74
日　本(1993)	2.33	2.02	1.15
美　國(1991)	5.59	3.35	1.67
德　國(1993)	3.13	2.71	1.44
法　國(1992)	3.31	3.51	0.94
瑞　典(1992)	3.14	2.05	1.53

（取材自：衛生署，1996）

　　如果資料來源是取自選樣調查，則必須特別注意到選樣的代表性。代表性的高低，決定於選樣的方法和回應率的高低。隨機取樣雖然有助於代表性的提高，但是隨機取樣並不能保證一定具有代表性。隨機選取的樣本，

可能會有代表性相當低的情況產生，只是其出現機率要較代表性高的情況
偏低而已。回應率(response rate)的高低也會決定代表性的好壞；回應率越
低，代表性越值得小心。民國72年的竹東傷寒流行(King et al.,1989)就是
一個很好的例子，如果只選取省立新竹醫院病例作爲估計發生率的依據，
竹東地區的傷寒流行狀況並不嚴重；但是根據竹東鎮傷寒流行調查的結
果，卻顯示該地流行狀況相當嚴重，疾病報告率僅10%左右。圖4-2可以
說明以住院確診病例估計發生率的缺失。在得到感染的人當中，只有部分
受感染者會產生臨床症狀；有臨床症狀者，只有部分會嚴重到必須接受醫
藥治療；需要接受醫療者，僅部分到藥房購買服用成藥；服用成藥者，只
有部分因症狀未消退而進一步到私人診所求醫；往私人診所求醫者，只有
部分因症狀持續不退而住進省立醫院；住進省立醫院者，只有部分糞便培
養因傷寒菌具抗藥性而呈現陽性。因此只根據住進省立醫院病房且發現細
菌培養呈陽性者來推算傷寒的流行狀況，當然喪失其代表性。以醫院爲基

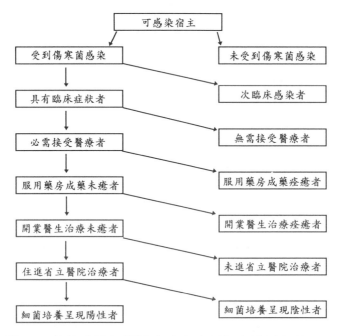

圖4-2 傳染病流行期間之確定病例代表性偏低的原因

礎(hospital-based)的慢性病資料，更容易因選擇偏差(selection bias)而造成欠缺代表性的困擾。台大醫院的鼻咽癌門診一向執全國牛耳，因此只根據台大病理科惡性贅瘤案例百分比來看，台灣地區男性最常見的癌症是鼻咽癌，而非中華民國癌症登記系統所顯示的肝癌、肺癌和胃癌。如果不同市立醫院各有其專精科別，只根據其中一所醫院的病例登記，來推斷該市居民好發的疾病，是相當容易錯誤的。

　　引用現有資料進行統計分析時，務必考慮到資料的正確性。疾病和死亡資料的正確性，取決於診斷、分類、填寫、譯碼和鍵入等一系列資訊處理過程的完全無誤。疾病和死因的診斷正確性，會因為診斷的方法、開具診斷書者的診斷水準及其對疾病分類的常識、疾病的類別、病人的性別年齡與主述的正確性、患病的部位，甚至於應用術語的時尚而不同。由於疾病和死因的分類，會隨著醫學知識的進步和診斷科技的發達而不斷的改變，因此在引用資料來研究長期趨勢或地域差異時，必須格外小心。即便診斷和分類都很正確，現有的資料也往往會因為謄錄者、譯碼者或鍵入者的人為疏忽而造成錯誤。各型電腦的發展和線上作業的實施，使得這類錯誤可以經由設計嚴謹的軟體程式減至最少。但是在引用各種現有資料時，仍然應該對該資料的處理過程作深入的了解。相當多的官方統計年報，對於資料的收集方法和分析過程，都未能詳細說明，引用者必須不厭其煩的探究詳情。

　　周全性指的是資料的內容是否詳盡。像死亡診斷書中所收集的資料包括死者的出生年月日、死亡年月日、性別、籍貫、職業、死亡地點、戶籍所在地、死因和開具者的身分等，可算是相當周全。但是在衛生統計的生命統計當中，只針對部分資料進行統計分析，因此要深入分析死亡資料時，就無法從現有官方出版中直接獲得，而必須取得原始資料自行分析。越周全的資料，越能夠提供病因的線索，越有助於衛生保健計畫的設計、執行與評估；但是，隨著資料周全性的提高，所須耗費的經費也相形增加。由於疾病型態的改變，現代生活給予人類帶來多重疾病的同時危害，這也造成了資料統計分析上的困擾。由於不同的醫師對於不同年齡、性別、職業、教育程度的病人，會有不同的診斷努力；因此多重病因資料的周全性，往往會因人因時因地而異，使用時必須謹慎小心。

　　資料的時效性對於傳染病防治的重要性遠較慢性病爲大。延誤的報告，往往會使得防疫的努力徒勞無功；特別是對流行蔓延的遏止，時效性的高低完全決定了防治工作的成效。我國的傳染病防治條例有鑑於及時防疫的重要，明文規定傳染病報告的時間，以及延誤報告的罰則。

　　一般而言，主動性的資料來源在完整性、代表性、正確性、周全性、及時性各方面，要比被動性的資料爲佳。全面性的資料必須注意其完整性、正確性、周全性、及時性；選樣性的資料則需要小心其代表性和正確性。例行性的資料往往在周全性方面較爲欠缺；不定期性的資料通常是因應時宜而設，在時效性上自然較佳。因此在選用資料時，應該注意各項資料的優點與限制。

　　衛生保健資料的分析，通常需要病例或死亡數作分子，以及人口數或可感受宿主數作分母，來推算各種疾病率或死亡率。我國的人口資料來源包括戶口普查和戶籍登記。台灣地區分別於民國45年、55年、69年、79年進行過人口普查。其中的資料統計相當周全，是流行病學研究的重要人口資料。由於進行人口普查需要花費龐大的經費與人力，只能週期性的舉行。如果人口成長快速、異動頻繁，普查就很難提供適時的資料。台閩地區完備的戶籍登記制度，具有高度的完整性和正確性，正好可以彌補普查之不足。台灣地區自民前7年便有粗略的人口資料，民國34年台灣光復後，更有《台灣省戶籍統計要覽》之出版。自民國50年起每年出版《台灣人口統計》，而於民國63年起復將《台閩地區戶籍人口統計報告》和《台灣省人口統計》合併爲《台閩地區人口統計年刊》。該年刊發表之人口資料可區分爲年終戶籍靜態人口和全年戶籍動態人口兩種。前者計有人口之性別、年齡組成、教育程度、婚姻狀況、行職業、從業身分等資料；後者則包括人口之出生、死亡、結婚、離婚、遷徙等資料。就戶籍登記資料整理統計編印而成的報告，尚有《台閩地區戶籍登記人口統計月報》，其內容包括當月戶口數、動態登記數、人口密度、性比例，以及人口增加、出生、死亡、結婚、離婚等各項比率；以及《台灣人口統計季刊》，其內容除當季各月人口、出生、死亡、結婚暨其變動情形，與各該季國際遷徙數據外，也刊載台灣地區之出生、死亡、結婚、離婚等項人口統計分析資料。

　　台灣地區現有的疾病數和死亡數統計數據，主要由衛生署和健保局發行。其中最重要的是《衛生統計》年刊，它包括兩輯：一是公務統計，報導一般衛生施政概況，內容包括組織與行政、衛生指標、醫政、保健、防疫、藥政、食品衛生；二是生命統計，包括人口分析、死亡原因分析、新生兒及嬰兒死亡概況分析、附錄。

　　台灣地區自民國36年起即有《台灣省衛生統計要覽》發行，一直到民國62年截止，而於這段期間另有《台灣省生命統計要覽》（民國56年至60年）及《台灣地區生命統計要覽》（民國61至62年）一起發行。《衛生統計》則從民國60年起發行，而於63年起分成上下兩冊。從《衛生統計》年刊中所能獲得的死因資料，包括民國41年起至45年的十大死因，以及46年以後的年齡別性別死因別死亡數資料。其中死亡原因的分類標準，從民國41年至48年，係採用世界衛生組織1948年發行的第六版《國際疾病、傷害及死因分類表》；民國49年至59年採用1955年發行的第七版國際分類表；民國60年至69年採用1965年發行的第八版國際分類表；直到民國70年起才採用1975年發行的第九版國際分類表。由於不同版本的《國際疾病、傷害及死因分類表》，對於相同的項目有不同的分類方法和號碼，因此在進行國際比較或長期趨勢分析時，務必謹慎小心。

　　在生命統計之死亡原因分析當中，分別按詳細死因、基本死因和簡略死因進行整理統計。詳細死因（detailed list）係三位碼加一位小數碼的分類法，如腦血管疾病的詳細死因代碼是430-438；基本死因（basic list）係兩位碼加一位細分碼的分類法，而腦血管疾病的基本死因代碼是290-299；簡易死因則是將基本死因再濃縮成兩位碼的死因代碼，如腦血管疾病的簡易死因代碼為29。在利用現有死因資料時，必須注意其所用的代碼，才不至於張冠李戴。

　　除了死因資料而外，《衛生統計》之公務統計也提供了法定傳染病和報告傳染病的病例數資料。自1983年起，傳染病的報告病例資料，也刊載在衛生署發行的《疫情報導》月刊當中。此外，像慢性病防治局、衛生署預防醫學研究所、台北市性病防治所等單位的年報，也提供特定傳染病的病例資料。在引用這些材料時，必須注意到報告的完整性、診斷的正確性、選樣的代表性等等。

　　衛生署自民國68年起發行的《台灣地區公私立醫院診所診治疾病與傷害調查報告》和台灣省衛生處發行的《台灣省公立醫院出院患者疾病統計》也可以提供流行病學研究的參考。

　　近年來，衛生署積極進行全國性的癌症登記工作，並自民國68年起發行年報。早期的癌症登記由於涵蓋的醫院太少，也未包括病理檢驗中心，常常會有全年癌症死亡數竟高於發生數的現象，這說明登記的完整性有待加強。自民國73年起，藉著電腦線上作業的實施、涵蓋醫療院所的增加，以及密集的填報員訓練和複查，完整性、正確性、時效性等均有大幅改善。由於登記的良窳決定於癌症患者的求醫型態、醫療院所的登記意願、病理診斷的普及狀況、開業醫師的診斷水平等，因此要利用此資料作人、時、地特徵的比較分析時，應該注意這些可能的干擾。

　　若要進行國際比較研究，除直接向各國主管機關索取資料，也可以參考世界衛生組織發行的 *World Health Statistics Annual* 所刊載的各國生命統計、生命表、死亡原因等資料。其中的死亡資料係按基本死因分類編纂，分別根據性別和年齡層列印每十萬人口死亡率。此外，亦包括小孩存活率、嬰兒死亡率與出生體重、地區醫療照顧、抽菸、瞎眼調查、精神神經與心理社會疾病、口腔衛生、安全飲用水普及狀況、衛生設施普及狀況、嬰兒接種疫苗普及狀況、醫療照顧等資料，頗具參考價值。另外世界衛生組織的國際癌症研究機構（International Agency for Research on Cancer, IARC）發行的 *Cancer Incidence in Five Continents*，則是進行國際癌症發生率比較的重要資料，其中對於各國合乎標準的癌症登記中心之資料，作了相當周全詳盡的分析，截至1992年共發行六期。

　　各種保險機構發行的統計刊物，雖然大多數是作為公務統計之用，但是其中也不乏可用來作為流行病學研究的基本素材。只要研究者在應用時小心各種可能的偏差，還是相當有用的。

第二節　粗率、特定率與標準化率

　　在流行病學上，常常用到各種不同的統計量數(measures)。定量的資料常用到均數、眾數、中數等集中量數，全距、標準差、四分位值、百分位值等分散量數，以及相關和迴歸等相關量數來描述研究變項的特性。至於定性的資料，則常用到比率(rate)、比例(ratio)、分率(proportion)等頻率量數(frequency measure)，相對危險性、相差危險性、危險對比值等相關量數(association measure)，以及致病分量(etiological fraction)、預防分量(preventive fraction)，和影響分量(impact fraction)等影響量數(impact measure)來說明研究變項的特性。由於定量資料的統計量數，在統計教科書中已有詳盡的說明，而且流行病學又是以疾病、傷害、殘廢、死亡的有無或發生與否為主題，所以在本章的健康指標中，只說明兩分變項(binary variables)的健康指標。

　　比率、比例、分率是流行病學上常用到的統計量數。這三個統計量數的定義，並未統一。根據 *Dictionary of Epidemiology* (Last, 1988)上的定義：比例是兩個數量相除所得的值，它是一個通用的用詞，而比率、分率、百分比、盛行率等等都屬於比例，比例的分子不一定包括在分母之中，比例並無單位或大小的限制；比率則是一種比例，其分母包含時間因素，而分子可以是測量值或計數值，比率具有單位且其數值介於零和無限大；分率也是一種比例，其分子包括於分母當中，它是部分佔整體的比值，其數值介於0和1之間，而且沒有單位，其分子和分母可以是測量值或計數值。如果根據上述的定義，盛行率、致死率、周產期死亡率、累積發生率、新生兒死亡率等，由於其分母並未將時間列入考慮，所以不是比率而是分率；但是出生率、發生率則是指單位時間單位人口的出生數、發生數，即屬於比率。易言之，嚴格的比率指的是在瞬間，每單位分母之變化所對應的分子改變量（instantaneous change）。像發生率的定義就是每單位可感受宿主（通常是每千人），在每單位時間（通常是每年）的疾病狀態瞬間變化量（通常是從沒病到有病的新發生病例數）。在流行病學的應用上，分率和比率的差別，主要是前者係以人數為分母的單位，而後者係以人年數為分母的單位。由於疾病之瞬間變化量不容易估計或資料獲得困難，流行病學上常用累積發生率（cumulative incidence）或是平均發生率（average incidence）來說明疾病在一段期間累積的發生比率或是每單位時間平均的發生比率。

　　無論是分率或比率，在進行比較時，必須辨明清楚粗率（crude rate or proportion）、特殊率（specific rate or proportion）和調整率（adjusted rate or proportion）或標準化率（standardized rate or proportion）的區別。粗率係指總病例數或發生數，與總人口數或人年數的比值，屬於總和性（summary）指標；特定率係指特定年齡或性別等人口子群（subgroup）的病例數或發生數，與該子群總人口數或人年數的比值；調整率或標準化率則是為調整不同比較團體在人口結構特性上的差異，所計算出來的總和性指標。它們的公式分別如下：

$$粗率 = \frac{總病例數(或發生數)}{總人口數(或人年數)}$$

$$特定率 = \frac{該子群之病例數(或發生數)}{特定子群之人口數(或人年數)}$$

$$調整率 = \frac{\sum_{i=1}^{n} \left[第 i 子群標準人口(人年)數 \times 第 i 子群之比率(分率) \right]}{\sum_{i=1}^{n} \left[第 i 子群標準人口(人年)數 \right]}$$

　　現舉例說明如下，表 4-2 是瑞典、美國和台灣地區的粗死亡率、年齡及性別死亡率、男女性之年齡標準化死亡率、性別年齡標準化死亡率。若就三地的粗死亡率來比較，台灣地區之粗死亡率（4.80‰）要比美國（8.63‰）

低，而以瑞典(10.90‰)最高。但是就各年齡層死亡率(男女合計)來比較，卻是台灣地區大多數年齡層之死亡率要比美國高，而且美國各年齡層死亡率也高於瑞典。為什麼年齡別死亡率從高到低的順序是台灣、美國、瑞典，但粗死亡率從高到低的順序卻剛好相反呢？這種矛盾的現象，若就三個國家的年齡結構來進行比較，即可以明瞭。表4-3的瑞典、美國和台灣地區的各性別、年齡別人口百分比分布，很明顯的指出瑞典的人口結構的老化程度要比美國嚴重，而台灣地區的人口結構則相當的年輕。由於各國的年齡別死亡率，除了零歲(嬰兒)死亡率以外，都是隨著年齡的增加而增加，其中增加幅度最大的是55歲以後的年齡層；瑞典的人口當中，正好以高年齡層(高死亡率)所佔分率最高；台灣的人口當中，反以低年齡層(低死亡率)所佔分率最高，因此粗死亡率才會出現瑞典高於美國，更高於台灣的矛盾現象。

表4-2　1985年瑞典、美國和台灣之粗死亡率、特定死亡率
與標準化死亡率(每千人口)

年齡	瑞	典		美	國		台	灣	
	男	女	計	男	女	計	男	女	計
0	7.02	7.04	7.03	12.46	9.97	11.24	7.84	6.88	7.37
1~4	0.30	0.22	0.26	0.64	0.49	0.56	1.07	0.88	0.98
5~14	0.21	0.12	0.17	0.32	0.21	0.27	0.49	0.29	0.39
15~24	0.80	0.32	0.57	1.36	0.49	0.93	1.33	0.55	0.95
25~34	1.09	0.54	0.82	1.77	0.70	1.23	1.75	0.81	1.29
35~44	1.91	1.05	1.49	2.75	1.45	2.09	3.24	1.53	2.41
45~54	5.03	2.86	3.95	6.90	3.81	5.30	7.00	3.74	5.44
55~64	13.39	6.33	9.77	17.24	9.17	12.94	14.73	9.48	12.57
65~74	35.05	17.86	25.81	39.51	21.10	29.09	38.22	27.18	33.19
75+	109.04	78.82	90.48	105.25	75.74	86.16	100.31	88.35	93.64
合計	11.90	9.92	10.90	9.43	7.88	8.63	5.63	3.91	4.80
年齡調整	6.31	3.76	4.93	7.45	4.40	5.75	7.11	4.99	6.11
性別年齡調整	—	—	5.04	—	—	5.93	—	—	6.05

(取材自：衛生署, 1986)

表4-3　1985年瑞典、美國、台灣以及1976年世界型人口
之性別、年齡別人口百分比分布

年齡	瑞　　典			美　　國			台　　灣			1976年世界型人口
	男	女	計	男	女	計	男	女	計	
0	1.15	1.06	1.10	1.62	1.47	1.54	1.69	1.71	1.70	2.40
1~ 4	4.75	4.43	4.58	6.24	5.64	5.93	8.13	8.25	8.19	9.60
5~14	13.30	12.38	12.88	15.45	13.94	14.69	19.80	20.18	19.99	19.00
15~24	14.36	13.44	13.89	18.66	17.23	17.93	20.18	20.73	20.44	17.00
25~34	14.64	13.71	14.17	17.37	16.62	16.98	18.29	18.92	18.59	14.00
35~44	15.03	13.93	14.47	12.26	12.00	12.13	10.33	10.63	10.47	12.00
45~54	10.73	10.46	10.59	9.62	9.71	9.66	8.67	8.56	8.62	11.00
55~64	11.35	11.65	11.49	9.18	9.89	9.54	8.00	6.04	7.05	8.00
65~74	9.26	10.51	9.89	6.23	7.67	6.97	3.74	3.39	3.57	5.00
75+	5.42	8.44	6.94	3.36	5.81	4.62	1.17	1.60	1.38	2.00

（取材自：衛生署, 1986；IARC, 1992）

　　為了要得到總和性的合理比較結果，就必須假定三個地區的人口結構相同，來推算年齡標準化死亡率，或是年齡性別標準化死亡率。在計算標準化死亡率時，必須選定共通的標準族群，再以該標準族群的各年齡層人口數或所佔百分比來計算。一般在流行病學上，較常用的標準族群是世界衛生組織所公布的1976年世界型人口，其中各年齡層人口所佔之百分比如表4-3所示。標準化死亡率的計算公式，表示如下：

$$DR_{adj} = \frac{\sum_{i=1}^{n} DR_i \times P_i}{\sum_{i=1}^{n} P_i} = \frac{\sum_{i=1}^{n} DR_i \times P_i}{P_t} = \sum_{i=1}^{n} DR_i \times \frac{P_i}{P_t} = \sum_{i=1}^{n} DR_i \times Pr_i$$

其中 DR_{adj} 是標準化死亡率；DR_i 是比較地區第 i 年齡層的死亡率；P_i 是標準族群之第 i 年齡層的人口數，P_t 是標準族群之總人口數；Pr_i 是標準族群之第 i 年齡層的人口百分比，亦即第 i 年齡層之人口數 P_i 除以總人口數 P_t

之商。

　　按照世界型人口爲標準族群所推算出來的瑞典、美國和台灣地區年齡標準化死亡率(男女合計)分別是 4.93‰、5.75‰ 和 6.11‰。這樣的標準化死亡率，即可以相當貼切地反應出三個地區之年齡別死亡率的真正狀況，不會受到人口結構不同所帶來的誤導。同樣的，在比較性別死亡率時，必須考慮不同性別之年齡結構有所差異，而進行年齡標準化，表 4-2 也列出了三個地區男性和女性的年齡標準化死亡率。如果在比較三個地區的死亡率時，發現三個地區的年齡性別結構並不相同，須同時進行兩變數(亦即年齡與性別)的標準化。表 4-2 也列出了瑞典、美國和台灣的性別年齡標準化死亡率分別是 5.04‰、5.93‰ 和 6.05‰；與男女合計之年齡標準化死亡率有所不同。後者並未考慮性別結構的差異，亦即未予性別標準化。

　　通常在比較不同地區或人口子群的疾病率或死亡率時，應該先觀察其各年齡層或各性別的疾病率或死亡率的特性後，再決定是否進行標準化。如果兩比較地區的年齡別死亡率趨勢並不相同，逕行以年齡標準化死亡率來比較，相當容易誤導結論。舉個例來說，像表 4-4 的假定狀況下，B 地區各年齡層死亡率均較 A 地區高出 1%；C 地區各年齡層死亡率均爲 A 地區的兩倍；D 地區各年齡層死亡率趨勢恰與 A 地區相反；E 地區各年齡層死亡率雖與 A 地區類似，呈現隨著年齡而增加之趨勢，但兩地區之年齡別死亡率既不呈等比也不呈等差。

　　雖然以不同的標準族群來推算所得到的年齡標準化死亡率會有所不同。但是以任何標準族群所得之結果，B 地區與 A 地區的標準化死亡率的差值恒爲 1%，與其各年齡層死亡率所呈之等差相同；C 地區的標準化死亡率恒爲 A 地區的兩倍，與其各年齡層死亡率所呈之等比相同。在相互比較的地區間，若各年齡層死亡率呈等比或等差，其標準化死亡率必呈等比或等差。至於年齡死亡率趨勢完全相反的 A 地區和 D 地區，其年齡標準化死亡率會因標準族群之不同，而呈現 A 地區和 D 地區相等(以第 I 個標準族群推算)、A 地區高於 D 地區(以第 II 個標準族群推算)、或是 D 地區高於 A 地區(以第 III 個標準族群推算)，相當容易誤導結論。即使年齡別死亡率趨勢相

表4-4　五個假想地區之年齡別死亡率，以及按三個不同標準族
　　　群推算出之年齡標準化死亡率之比較

年　　齡	五個地區之年齡別死亡率					三個標準族群人口分布		
	A	B	C	D	E	I	II	III
20~29	1 ‰	2 ‰	2 ‰	5 ‰	0 ‰	1000	1000	3000
30~39	3 ‰	4 ‰	6 ‰	3 ‰	3 ‰	1000	2000	2000
40~49	5 ‰	6 ‰	10 ‰	1 ‰	6 ‰	1000	3000	1000
標準化（I）	3.0‰	4.0‰	6.0‰	3.0‰	3.0‰			
死亡率（II）	3.7‰	4.7‰	7.3‰	2.3‰	4.0‰			
（III）	2.3‰	3.3‰	4.7‰	3.7‰	2.0‰			

類似，但是不呈等比或等差，如A地區與E地區之比較，也會出現相等、
偏高或偏低的錯誤。換句話說，如果兩地區之年齡標準化死亡率相同，並
不一定表示其各年齡層死亡率相同，也無法判定其年齡別死亡率是否相
同。如A、D、E三地區，以第一個標準族群進行推算標準化死亡率，所得
結果均為3‰；但是三者的年齡別死亡率及趨勢卻大不相同。標準化有可
能會忽略兩地區相當值得注意的年齡別死亡率差異，而無法充分掌握兩地
死亡率所提供的訊息。

　　在進行疾病率或死亡率的標準化以便於比較時，還必須要考慮到各年
齡層疾病率或死亡率的穩定性。如果用來比較的兩地區觀察人數或人年數
不多，或是疾病或死亡發生數少，則各年齡層的疾病率或死亡率即會有相
當大的變動性。特別是疾病率或死亡率較為偏低的低年齡層，或是觀察人
數或人年數較低的高年齡層，它們的年齡別疾病率或死亡率往往會因一、
二人之增減而大幅度起伏。再者，低年齡層與高年齡層的疾病診斷也往往
較不正確。因此在進行比較分析時，常會採用到截層標準化（truncate
standardization），亦即只分析死亡率或疾病率較穩定之年齡層的資料。例
如只根據30~69歲的死亡率所推算的30~69歲之截層標準化死亡率。截層
標準化的方法和一般標準化完全相同，只是將分析的年齡侷限在預定的範

圍內。

　　處理小地區的不穩定疾病率或死亡率的另一種方法即是間接標準化（indirect standardization），而上述以研究地區之特定率，和標準族群之特定人口結構推算標準化率的方法，則稱之為直接標準化（direct standardization）。間接標準化係以研究地區之特定人口結構，和標準族群之特定率，來推算標準化疾病或死亡比（standardized morbidity or mortality ratio, SMR）。SMR的計算公式如下：

$$SMR = \frac{\sum_{i=1}^{n} D_i}{\sum_{i=1}^{n} P_i \times R_i} \times 100 = \frac{實際觀察疾病數或死亡數}{預期疾病數或死亡數} \times 100$$

其中，D_i 是研究地區或團體第 i 個年齡層的疾病數或死亡數，P_i 是研究地區或團體第 i 個年齡層的人口數，而 R_i 則是標準族群第 i 個年齡層之疾病率或死亡率。換句話說，SMR 是研究地區或團體之實際觀察疾病數或死亡數，與其預期疾病數或死亡數之比值。其中的預期數則是根據各年齡層標準族群的疾病率或死亡率，及研究地區或團體之人口數的乘積累加而得，其含意係指如果小地區或團體的疾病率或死亡率和標準族群相同，則以其現存之人口結構，預期會有多少人有病或死亡。表 4-5 是比較直接標準化與間接標準化的例子。甲乙兩地之年齡別死亡率雖然相同，但是粗死亡率卻因人口結構不同而異。如以直接標準化來計算其標準化死亡率，無論標準族群是選自兩地區之合併人口或是第三地區，兩地之標準化死亡率必定相同。表中係假定標準族群當中，小於 40 歲和大於或等於 40 歲的人口數各佔一半來推算，則兩地年齡標準化死亡率同為 2.5‰。如果以間接標準化來計算其標準死亡比，則標準族群的選擇即會造成不同的結論。如果選定乙地區為標準族群(I)，則推算出甲地區之 SMR 為 100，表示兩地死亡率相同。可是，如果我們認為甲、乙兩地死亡率都不穩定，而另選更大族群為標準族群(II)，則甲、乙兩地之 SMR 即不相等。如表 4-5 的例子，假定標準族群死亡率分別為 2‰ 和 5‰，則以此推算出甲、乙兩地的 SMR 分別為

77和62，似乎是甲地高於乙地。在這種選擇第三者為標準族群的狀況，間接標準化實際上並未使兩地人口結構相同，所以兩個地區之 SMR 是不宜互相比較的。我們可以說，甲、乙兩地死亡率均較標準族群為低，但卻無法斷言甲、乙兩地死亡率孰高孰低，除非兩地之人口年齡結構相同。因此，在利用 SMR 來比較兩個以上小地區或團體的死亡率時，必須相當謹慎，也應該先審視這些比較單位間的人口結構是否相近。

表4-5 兩研究地區年齡標準化死亡率與年齡標準化死亡比的比較

年齡	甲 地 區			乙 地 區			標準族群
	死亡數	人口數	死亡率	死亡數	人口數	死亡率	死亡率
<40	1	1000	1 ‰	40	40000	1 ‰	2 ‰
40+	16	4000	4 ‰	40	10000	4 ‰	5 ‰
計	17	5000	3.4‰	80	50000	1.6‰	
年齡標準化死亡率*		2.5‰			2.5‰		
年齡標準化死亡比 (I)		100			(標準人口)		
年齡標準化死亡比 (II)		77			62		

* 假定標準族群當中，兩年齡組之人口各半。

除了估計標準化率和標準化比而外，也有必要進行其95%信賴區間的估計。標準化率的信賴區間估計公式如下：

$$\text{Var}_{adj} = \sum_{i=1}^{n} \frac{\text{Pr}_i^2 \cdot \text{DR}_i (1 - \text{DR}_i)}{n_i} \; ; \qquad \text{SE}_{adj} = \sqrt{\text{Var}_{adj}}$$

$$\text{CI}_{adj} = \sum_{i=1}^{n} \text{Pr}_i \cdot \text{DR}_i \pm 1.96 \; \text{SE}_{adj}$$

其中 Var_{adj} 係指標準化率的變異數，SE_{adj} 是標準化率的標準誤，Pr_i 是標準族群當中第 i 個年齡層所佔的百分比，DR_i 是研究地區或團體第 i 個年齡層的疾病率或死亡率，n_i 是研究地區或團體第 i 個年齡層的人口數，CI_{adj} 是標準化率的95% 信賴區間。表 4-6 是一計算的實例，同樣是以民國74年台灣地區的男女合計年齡別死亡率，和1976年標準型人口來推算台灣地區的年齡標準化死亡率的95%信賴區間。根據表4-6的計算，可以得知台灣地區年齡標準化死亡率的95%信賴區間係介於6.08‰和6.15‰之間。用同樣的方法，推算出瑞典和美國年齡標準化死亡率之95%信賴區間分別是（4.89‰～4.97‰）和（5.74‰～5.76‰）。

表4-6　台灣地區1985年的年齡標準化死亡率之95%信賴區間

年齡	死亡數 (D_i)	人口數 (n_i)	死亡率 (DR_i)	存活率 $(1-DR_i)$	標準族群 百分比(Pr_i)	變異數 (V_i)
0	2,397	325,083	0.007374	0.992626	0.024	12.97×10^{-12}
1～4	1,527	1,566,914	0.000975	0.999025	0.096	5.73×10^{-12}
5~14	1,506	3,824,610	0.000394	0.999606	0.190	3.72×10^{-12}
15~24	3,729	3,911,769	0.000953	0.999047	0.170	7.03×10^{-12}
25~34	4,600	3,557,270	0.001293	0.998707	0.140	7.12×10^{-12}
35~44	4,821	2,003,676	0.002406	0.997594	0.120	17.25×10^{-12}
45~54	8,976	1,648,743	0.005444	0.994556	0.110	39.74×10^{-12}
55~64	16,968	1,349,838	0.012570	0.987430	0.080	58.85×10^{-12}
65~74	22,863	683,485	0.033187	0.966813	0.050	117.36×10^{-12}
75+	24,710	263,895	0.093636	0.906364	0.020	128.64×10^{-12}
合計	91,917	19,135,283	0.004804	0.995196	1.000	398.41×10^{-12}

標準化死亡率之標準誤 ＝ $\sqrt{標準死亡率變異數}$ ＝ $\sqrt{Var}$ ＝ 0.020‰

標準化死亡率之95%信賴區間 ＝ 標準化死亡率 ± 1.96標準誤 ＝ 6.075‰ － 6.153‰

至於標準化比（SMR）的計算方式則較為容易。SMR的95%信賴區間可利用 Byar 近似法估計：首先按下列公式計算實際觀察病例數或死亡數（D）的上限和下限：

$$上限值 = (D+1)(1 - \frac{1}{9(D+1)} + \frac{1.96}{3\sqrt{D+1}})^3$$

$$下限值 = D(1 - \frac{1}{9D} - \frac{1.96}{3\sqrt{D}})^3$$

然後再將此上限值和下限值除以期望值再乘上 100，即可以得到 SMR 的 95%信賴區間。

第三節　疾病率——發生率與盛行率

　　流行病學上經常使用到的疾病率(morbidity)包括了發生率和盛行率，前者係用於表示疾病現象從無到有的動態變化的統計量數，而後者係用於表示疾病現象是否存在的靜態狀況的統計量數。換句話說，發生率是著重於單位時間的變化量，盛行率是著重於罹患疾病的靜止量；兩者類似於物理學上動能與位能。由於發生率觀察的是單位時間疾病率的變化量，所以是屬於比率；盛行率觀察的是單位人口疾病率的高低量，所以是屬於分率。發生率常用來作為評估個別危險性或病因推論的依據，盛行率則常用於衛生保健需求之估計。

　　疾病發生狀況的統計量數，可以分成發生危險性(risk)和發生比率(rate)兩類。前者的定義是在特定一段期間內，一個可感受宿主在不死於其他疾病的條件下，發生某疾病的機率。估計危險性的方法，最常見的是以觀察期間新發病總人數，除以觀察開始時未患病(亦即可感受性)之總人數。由於其所推算的是每單位人口某時段累積的新發病人數，危險性也可稱為累積發生率(cumulative incidence)，它是屬於一種分率而非比率。發生比率的定義是指每單位人時(person-time)在某時點上發生疾病狀況瞬間變化(即發生新病例)的可能性。這種瞬間的發病概念，也被人稱為瞬間危險性(instantaneous risk)、危害性(hazard)、人時發生率(person-time incidence rate)，或疾病力(morbidity force)。由於瞬間人口數不易獲得，流行病學上常以特定時段的平均比率(average rate)來估計發生比率，就如同以速度來估計平均速率一樣。計算平均比率的方法，是以觀察期間新發病總人數，除以該期間所觀察到的人時數。這種平均比率，也有人稱之為發生密度(incidence density)。疾病發生狀況的統計量數，無論是危險性或比率，都應該在估計時注意到下列幾個因素：(1)發病的時間、(2)觀察的期

間、(3)分析的族群、(4)分子(新發病數)的特性,與(5)分母(人口數或人年數)的選定。茲說明如下:

(一)**發病的時間**:發生率是以新發生的病例來計算,而新病例的定義則取決於發病的時間,像流行性感冒、機動車肇禍等急性傳染病或事故傷害,或是急性心肌梗塞或腦溢血等猝發性慢性病變的臨床表徵,其發病的時間很容易決定,而且出入不大。但是像高血壓、糖尿病、風濕性關節炎、癌症、精神疾病等慢性病,其發病的時間就相當難以取捨。特別對於病理變化屬於多階段病變的疾病,其發病的時間,往往會因終點變項(end points)選擇的不同而異。舉個例來說,如果以心絞痛為動脈粥狀硬化的終點,則其發病時間相當不易決定;如果以冠狀動脈性猝死為終點,則發病時間就易於辨明。青少年犯罪行為的發生時間相當容易加以決定,但是虞犯行為的發生則不易分辨。一般而言,常常採用時間最早也最客觀的事件來推算疾病的發生時間,像症候初次出現的時間、篩檢陽性的時間、初次住院診療的時間,或診斷確定的時間。癌症的發病日期,一般係指診斷確定的日期,既非症候出現的日期,也不是醫師在初診時懷疑病人可能患病的日期。酒癮的發生日期,也有不同的定義,彼此甚且有明顯的差異。像開始有習慣性喝酒的日期和開始有禁絕症候的日期,就有很大的出入。發病時間定義的不同,會使得疾病危險因子的認定也有不同。如果以病理變化過程中較早期的徵兆為發病時間的依據,則不少的沈澱因子或近因會被忽略;如果以較晚期的臨床症候為依據,則前置因子或遠因的重要性即會被相對低估。最好的研究,是分別以不同階段的變化為發生時間,作多重終點變項的比較分析,其對病理變化中各階段的危險因子即可得窺全貌。有時候研究者會以疾病標誌首次出現時間為發生時間,對於疾病初發到產生可檢出之標誌的時間很短的疾病而言,這種定義是合宜的;如果事件發生到出現標誌的時間很長,就相當不適當。例如以抗 HTLV-I 抗體呈現陽性的時間,作為開始感染到該病毒的時間,就會造成長達將近十數年的出入;所以不同感染標誌的選擇也是應該謹慎的。

(二)**觀察的期間**:發生危險性指的是一段期間內的新病例數佔總可感

受人口數的分率；發生比率則常以一段期間內，新發生病例數佔總可感受人年數之平均比率加以推算。一般所說的期間是一年，但是期間的長短是可以隨著研究的需要而定。如果整個族群受到致病因子侵襲的時間很短，該短暫觀察期間的發生率通常稱之為侵襲率(attack rate)。如果觀察期間長達觀察對象的一生，則該發生率可稱之為終生累積發生危險性。在觀察期間短暫的情況下，觀察的人數或人年數不會有太大的異動；但在觀察期間甚長的情況下，觀察人數或人年數即很可能會因對象漏失而造成明顯的變化，必須加以調整，其計算方法將詳述於後。

(三)**分析的族群**：在估計發生危險性或發生比率時，應辨明研究族群的特性。大致說來，研究族群可分為固定族群(fixed population)和動態族群(dynamic population)兩類。固定族群也稱固定同歷群(fixed cohort)，指的是一群研究對象，從某時點起開始追蹤一段期間，以觀察其新發生的病例。由於追蹤開始後，即不再有研究對象加入，所以稱之為固定的。固定族群雖不再有研究對象陸續加入，但其研究對象會因拒絕合作、遷徙、死於其他疾病、接受治療而不再屬於可感受宿主(如子宮切除者，即不再適於子宮癌的追蹤研究)等而漏失。固定族群的年齡結構會隨著追蹤年數的增加而增加。動態族群指的是接受追蹤的一群人，在追蹤期間陸續有人加入或退出，例如觀察台北市在民國71年至75年的癌症病例數，則台北市人口即屬於動態族群。如果在追蹤期間，動態族群的人口結構維持恆定不變，即稱之為穩定族群(stable population)。嚴格來說，對於特定疾病而言，穩定族群除了人口結構維持固定而外，還需要該特定疾病的所有危險因子的分布都固定不變。因此，一個穩定動態族群的平均年齡在追蹤期間是固定的。動態族群的每一個研究對象並無一定的觀察起始點。一般而言，固定族群比較能確實掌握每一研究對象的何去何從，動態族群往往因每個人觀察期間無從得知，而需要假定其為穩定族群才能夠估計其發生比率。

(四)**分子的特性**：在觀察期間內，一個人可能會發生兩次以上相同的疾病，如小兒之上呼吸道感染。通常在計算急性病(包括傳染性或非傳染性)的發生率時，可用發病人次數或發病人數作爲分子，必須予以辨明，一般都是以發病人數爲分子。至於慢性病則以人數當分子，因爲大多數的慢性病都是不可逆的病變，所以不宜計算人次數。發生率的分子是新發生的病例人次數或病例人數，因此發病時間的定義相當重要。如果以初次篩檢陽性或診斷確定者爲新病例，則發生率會因爲該地區或族群是否曾舉行過全面篩檢、醫療照顧是否普及、民眾就醫率是否偏高、有無新的篩檢或診斷方法引進等等，而有很大的不同。研究族群的疾病發生率，往往在追蹤開始的兩、三年內有較高的發生率，而在後續追蹤的年代裡，發生率會略微下降趨於穩定，這是因爲許多原已有病理變化但尙無臨床症狀的病例，會在研究的初期被發現的緣故。如果隨著追蹤時間的增加而診斷技術逐漸創新，發生率也會有明顯增加的趨勢。在固定世代的長期追蹤多年後，也會因爲年齡的增大而使得發生率增高。

（五）分母的選擇：在推算發生率時，也要注意分母的類型。發生危險性的分母是可感受性人口數，而發生比率的分母則是可感受性人年數。無論是人口數或人年數的估算，都會因研究對象的退出或加入而造成困擾。如果在研究期間有人退出，則必須扣除未被觀察到的部分期間，一般是以觀察到一半來計算。例如有一名研究對象，在第一年的追蹤期間退出，即算是觀察到半個人或半個人年。當然，如果確知該名研究對象在第一個月退出，即可算是觀察到 1/12 人或人年。危險性(risk)既以人數爲分母，所以在觀察期間內發病的人，在分母中即算成一個人；比率(rate)是以人年數爲分母，所以在觀察期間內發病的人，應考慮其發病的時間，只將發病前所觀察到的人年數列入分母。例如有一名研究對象，在第一年的追蹤期間新發生疾病，則在危險性的分母中應加一個人，但在比率的分母中只加入 1/2 人年(假設該名病例是在年中發病)。如果疾病發生率甚低，單位時間發生危險性和比率即相當接近。除了人口變動而外，發生率的分母指的是可感受人數或人年數，而非所有人數或人年數。換句話說，只有有危險性的族群(population at risk)才列入計算，也就是分母應該要除去正在患病、曾經發病、具免疫力而不會發病的人。在一般狀況下，若不是疾病率偏低，就是缺乏所需資料，因此分母常未除去無感受性的人。這對稀有疾病是合宜的，但對常見疾病就相當不適當，一定要予以調整。

現在以一實例來說明發生危險性和發生比率的算法。表 4-7 是一虛擬的固定族群在五年間的發病狀況，而表 4-8 則是根據表 4-7 的資料推算各年次的發病比率(亦即發生密度)和發病危險性(亦即累積發生率)。發病比率的計算公式如下：

$$發病比率(I) = \frac{新發生病例數(d)}{可感受人年數(l)} = \frac{d}{o - \frac{w}{2} - \frac{d}{2}}$$

至於發病危險性的計算公式有三(Kleinbaum et al., 1982)：

簡單累積法：

$$發病危險性(R^1) = \frac{新發生病例數(d)}{可感受性年初人數(o)} = \frac{d}{o}$$

生命表法：

$$發病危險性(R^2) = \frac{新發生病例數(d)}{可感受性觀察人數(n)} = \frac{d}{o - \frac{w}{2}}$$

發生密度法：

$$發病危險性(R^3) = 1 - \exp(-發生密度 \times 觀察期間)$$
$$= 1 - \exp(-I \times \Delta t)$$

從上述的公式可以明顯的看出，簡單累積法係將新發病人數除以年初人數，而未顧慮到在觀察期間研究對象的退出情形。這種方法只在假定觀察對象均完全追蹤而未退出的狀況下才適用。生命表法(acturial method)則係將新發病人數除以可感受性觀察人數。此法考慮到病例退出的情形，而於該觀察期間退出者均只算成 1/2 人，所以其分母為 $o - \frac{w}{2}$。如果在觀察期間均無人退出，則簡單累積法與生命表法的結果相同。發生密度法(density method)係以發生密度和觀察期間 Δt 來推算發病危險性，在上例中 Δt 等於 1，發生密度法與密度法的結果很近似。

表4-7 虛擬固定族群在五年觀察期間的發病與退出狀況

年次	年初觀察 人數（o_i）	年內退出 人數（w_i）	年內發病 人數（d_i）	年內觀察 人數（n_i）	年內觀察 人年數（l_i）
1	1000	20	10	990	985
2	970	30	20	955	945
3	920	20	30	910	895
4	870	20	40	860	840
5	810	30	50	795	770

$$n_i = o_i - \frac{w_i}{2} \;;\quad l_i = o_i - \frac{d_i}{2} - \frac{w_i}{2} \;;\quad o_{i+1} = o_i - w_i - d_i$$

表4-8 虛擬固定族群在五年觀察期間的發病危險性和比率

年次 (i)	發病比率 （發生密度） I_i	發病危險性（累積發生率）					
		簡單累積法（R_i^1）		生命表法（R_i^2）		發生密度法（R_i^3）	
		當年	累積	當年	累積	當年	累積
1	0.0102	0.0100	0.0100	0.0101	0.0101	0.0101	0.0101
2	0.0212	0.0206	0.0304	0.0209	0.0308	0.0209	0.0308
3	0.0335	0.0326	0.0620	0.0330	0.0628	0.0330	0.0628
4	0.0476	0.0460	0.1052	0.0465	0.1064	0.0465	0.1064
5	0.0649	0.0617	0.1604	0.0629	0.1626	0.0629	0.1626

$$I_i = \frac{d_i}{l_i} \;;\quad R_i^1 = \frac{d_i}{o_i} \;;\quad R_i^2 = \frac{d_i}{n_i} \;;\quad R_i^3 = 1 - \exp(-I_i \times 1)$$

$$R_{1 \to t} = 1 - \mathop{\pi}_{i=1}^{t}(1 - R_i)$$

除了推算各年次的發病危險性，也可以估計五年的累積發病危險性，其公式如下：

$$R_{1 \to 5} = 1 - \mathop{\pi}_{i=1}^{5}(1 - R_i) = 1 - (1 - R_1) \cdot (1 - R_2) \cdot (1 - R_3) \cdot (1 - R_4) \cdot (1 - R_5)$$

其中的 $R_{1\rightarrow5}$ 是指研究觀察開始到第五年年底的累積發病危險性，R_i 是第 i 年的發病危險性，π 是累乘的符號。從表 4-8 可知在不同年次的發病比率或發病危險性均有很大的不同，所以如果不考慮各年次的變化，直接以開始觀察 1,000 人，而在五年間有 120 人退出和 150 人發病的結果計算的話，累積法所得的累積發生率是 0.1500，生命表法所得之累積發生率是 0.1596，而密度法所得之累積發生率則為 0.1592；皆與表 4-8 按各年代發病危險性累積起來的 0.1604、0.1626 和 0.1626 為低。在退出人數或發病人數越多的情況下，粗計算法與分年計算法的差異也越大。

從表 4-8 的結果可以發現，生命表法推算的發病危險性會較簡單累積法推算的結果為高；至於生命表法推算的發病危險性，則與發生密度法推算結果相一致。由於簡單累積法的分母未扣除退出人數，所以推算之發病危險性一定會低於分母有扣除退出者的生命表法。在疾病發生比率偏低（例如 < 0.1）的情況下，生命表法與發生密度法所得之發病危險性相差即很小（例如 < 0.005）；發病比率越高，生命表法所推算的結果也就越大於發生密度法所得的結果。

無論是生命表法或是發生密度法，在推算觀察人數或人年數時，都必須假定退出者未來發病的狀況，與繼續接受追蹤觀察者相同。如果退出者未來發病的可能性較高（低），則所推算之發生危險性或發生比率就會被低（高）估。在發生密度法當中，還必須要假定一個人觀察 N 年與 N 個人觀察一年發生疾病的比率相同。這一假設在觀察間距甚長的情況下，通常是不能滿足的，必須相當小心。

上面提到的是固定族群的發病率估計，至於動態族群也可以在相同的假設下估算發病率。由於動態族群每一個研究對象陸續進出該族群，所以無法假定每名研究對象被觀察的時間相同，因此不能使用簡單累積法來計算發病危險性。如果動態族群的每個研究對象之觀察期間已知，則可利用生命表法和發生密度法來估計發生危險性。此外，如果我們假設該動態族群屬於穩定動態族群，則由於其人口數及疾病危險因子保持恆定，可以由下列公式求出其發生密度：

$$I = \frac{d}{N(\Delta t)}$$

其中 I 是發生密度，d 是觀察期間 Δt 的發病人數，N 是觀察期間的可感受性穩定人口數。

在估計動態族群的發生密度和累積發生率之時，可以根據不同的方式進行。表 4-9 是一虛擬動態族群在五年觀察期間的研究對象加入、退出與發病的狀況。從表中可以看出有297名研究對象於研究期間的不同年代加入，再於相同或其他年代退出；另外有80名研究對象於不同年代加入，而於相同或其他年代發病。按這377名研究對象的加入、退出與發病狀況，可以歸納成表 4-10 和表 4-11 兩種不同的綜合表，其中表 4-10 是按加入年代予以歸併；而表 4-11 則是按加入年次歸併，也由於此表係按每一個人的加入年次來歸併，所以自第二年次開始就無新加入者。表 4-9 也相當於把動態族群視同為固定族群來看待。當然，在表 4-10 和表 4-11 當中，並未特別對於同一年代（次）加入而發病的人，或是同一年代（次）加入而退出的人作特別的考慮，所以在年內觀察人數或人年數中，這些人即視同其觀察人數或人年數為零。有些研究者則係將同年加入而退出的人，當作觀察了三分之一人或人年，而同年加入而發病的人，也當作觀察了三分之一人年。這三分之一的加權數，純係研究者按自己的經驗隨意擬定的。如果每一名研究對象的觀察期間都能詳細掌握，即可作更精密的個別運算。

表4-9　虛擬動態族群在五年觀察期間研究對象
加入、退出與發病的狀況

加入年代	退　出　年　代					合計	發　病　年　代					合計
	'91	'92	'93	'94	'95		'91	'92	'93	'94	'95	
'91	10	20	30	40	50	150	5	6	7	8	9	35
'92		3	4	6	10	23		0	1	2	3	6
'93			10	11	23	44			2	3	5	10
'94				13	57	70				6	13	19
'95					10	10					10	10
合計	10	23	44	70	150	297	5	6	10	19	40	80

表4-10 虛擬動態族群按年代別之研究對象加入、退出或發病狀況

年次 (i)	年初觀察 人數（o_i）	年內加入 人數（a_i）	年內退出 人數（w_i）	年內發病 人數（d_i）	年內觀察 人數（n_i）	年內觀察 人年數（l_i）
'91	0	185	10	5	87.5	85.0
'92	170	29	23	6	173.0	170.0
'93	170	54	44	10	175.0	170.0
'94	170	89	70	19	179.5	170.0
'95	170	20	150	40	105.0	85.0
計	—	377	297	80	720.0	680.0

$$n_i = o_i + \frac{a_i}{2} - \frac{w_i}{2} \; ; \quad l_i = o_i + \frac{a_i}{2} - \frac{w_i}{2} - \frac{d_i}{2} \; ; \quad o_{i+1} = o_i + a_i - w_i - d_i$$

表4-11 虛擬動態族群按年次別之研究對象加入、退出或發病狀況

年次 (i)	年初觀察 人數（o_i）	年內加入 人數（a_i）	年內退出 人數（w_i）	年內發病 人數（d_i）	年內觀察 人數（n_i）	年內觀察 人年數（l_i）
1	0	377	46	23	165.5	154.0
2	308	0	92	23	262.0	250.5
3	193	0	59	14	163.5	156.5
4	120	0	50	11	95.0	89.5
5	59	0	50	9	34.0	29.5
計	—	377	297	80	720.0	680.0

$$n_i = o_i + \frac{a_i}{2} - \frac{w_i}{2} \; ; \quad l_i = o_i + \frac{a_i}{2} - \frac{w_i}{2} - \frac{d_i}{2} \; ; \quad o_{i+1} = o_i + a_i - w_i - d_i$$

　　根據表4-10和表4-11的發病狀況，可以求得發生密度和累積發生率如表4-12所示。從表4-12中可以很明白的看出不同年代的發病比率（即發生密度）和發病危險性（即累積發生率）並非完全相同，嚴格說來，不能算是穩定的動態族群。由於發病率相當低，所以生命表法和發生密度法推算發病危險性的結果完全相同。在這五個年代的期間內，累積發病危險性為

0.52左右。從表4-12也可以看出隨著觀察年次的增加，累積發病危險性和發病比率也隨著增加，而與年代別的結果不同。

表4-12　虛擬動態族群按年代別或年次別推算之發病比率和發病危險性

按 年 代 分					按 年 次 分				
年代	發病比率	發病危險性			年次	發病比率	發病危險性		
		生命表法		發生密度法			生命表法		發生密度法
		當年	累積	當年	累積			當年	累積	當年	累積
i	(I_i)	(R_i^2)		(R_i^3)		i	(I_i)	(R_i^2)		(R_i^3)	
'91	0.0588	0.0571	0.0571	0.0571	0.0571	1	0.1494	0.1390	0.1390	0.1388	0.1388
'92	0.0353	0.0347	0.0898	0.0347	0.0898	2	0.0918	0.0878	0.2146	0.0877	0.2143
'93	0.0588	0.0571	0.1418	0.0571	0.1418	3	0.0895	0.0856	0.2818	0.0856	0.2816
'94	0.1118	0.1058	0.2326	0.1058	0.2326	4	0.1229	0.1158	0.3650	0.1156	0.3646
'95	0.4706	0.3810	0.5250	0.3754	0.5207	5	0.3051	0.2647	0.5331	0.2630	0.5317

$$I_i = \frac{d_i}{l_i} ; \quad R_i^2 = \frac{d_i}{n_i} ; \quad R_i^3 = 1 - \exp(-I_i \times 1) ; \quad R_{1 \to t} = 1 - \prod_{i=1}^{t}(1 - R_i)$$

在特定假設前提下，我們也可以推算一個人罹患某疾病的終生發生危險性。在假定一個人在每個年齡層的發病比率或發病危險性，都和族群的當代各年齡層的發病比率或發病危險性相同的狀況下，即可以求得一個人的終生發生危險性。其公式如下：

$$R = 1 - \exp[-\sum_{i=1}^{k} I_i (\Delta t_i)] = 1 - \prod_{i=1}^{k}(1 - R_i)$$

其中R是指終生發病危險性；I_i是第 i 年齡層的發病比率；而Δt_i是第 i 年齡層的年齡組距，通常為五歲；而R_i是指第 i 年齡層的發病危險性。從公式中，可以明白看出，在估計終生發病危險性時，還必須假定一個人在一生中不死於其他疾病，這一前提假設自然很難滿足。

發病危險性指的是一個人發病的可能性，可用來作為預測個別發病的依據，是屬於個人的屬性；疾病危險期(risk period)短的疾病，特別是急性病的病因探討，應該要利用發病危險性爲統計量數。發病比率指的是一群體發病的狀況，它雖無法用來預測個人發病的可能性，卻可以用來探討疾病的病因，作爲病因推論的依據，是屬於群體的屬性。對疾病危險期長的疾病，應該以發病比率作爲病因探討的統計量數。如果疾病的危險期遠比觀察期間短（如觀察一年內流行性感冒的流行），則計算發病比率是不恰當的，因爲在觀察期間內的瞬間發病可能性會有很大的變化，所以利用平均發生比率所推算之發病比率，是無法反映實際的瞬息萬變。總之，急性病和慢性病的個人發病可能性預測，係以發病危險性爲指標；至於急性病和慢性病的病因探討推論，則分別以發病危險性和發病比率爲指標。

盛行率是另一個重要的疾病率，它屬於分率而非比率。盛行率的定義是單位人口當中的患病人數。盛行率和發生率的分子不同：前者包括所有有病的人數，包括新發生和復發的病例，後者僅包括新發病的人數。盛行率與發生率的分母也不同：前者係指所有的人口數，包括可感受性和無感受性的人口數；後者只包括可感受的人口或人年數。

按照分子和分母所涵蓋的時間，盛行率可分成點盛行率（point preva-lence）、終生盛行率（lifetime prevalence）和期盛行率（period prevalence）。點盛行率是指某時間點上，所有人口數當中有多少現有病例數；終生盛行率是指某時間點上，所有人口數當中，有多少人一生中曾經罹患該疾病；期盛行率則指某時段內，所有人口數當中有多少現有的病例數。終生盛行率既可看成是點盛行率的特例，因爲它指的某時間點上一群人的屬性；也可以說是期盛行率的特例，因爲它的分子涵蓋一群人有生以來的患病狀況。期盛行率因其涵蓋時間不同，常被冠以不同的名稱，如近一週內之盛行率（last-week prevalence）、近三個月內之盛行率（last-three-month prevalence）等等。對於時而發作、時而正常的疾病而言，如精神疾病或類風濕性關節炎等，爲了了解在所有患病的人當中，於某一時點上有多少人正在發作（in episode），常會使用發作盛行率（episodic prevalence）。發作盛行率的定義是在某時間點上，特定個人正處於臨床患病狀態的機率；其分子是正發作的病人數，分母是所有患該病的人。一個人的發作盛行率，可以用有多少部分的時間這個人正處於臨床患病狀態來估計。發作盛行率也被稱作protep(也就是 proportion of time in episode 的簡寫)，或患病日分率(sick-day proportion)。這些盛行率的計算公式，可以表示如下：

$$點盛行率 = \frac{某時間點上 之所有現有病例數}{某時間點上 之所有人口數}$$

$$終生盛行率 = \frac{某時間點上所有曾患過某病人數}{某時間點上之所有人口數}$$

$$期盛行率 = \frac{某時段內之所有現有病例數}{某時段內之所有人口數}$$

　　期盛行率係等於觀察開始之時間點上的點盛行率，再加上觀察期間內的累積發生率。如果觀察族群屬於動態穩定族群，則該累積發生率即為新發病人數除以人口總數；若觀察族群屬於固定族群，則該累積發生率即為新發病人數除以期初人口數；若觀察族群屬於不穩定的動態族群，則因人口數在觀察期間時常在變動，所以期盛行率估計值的含意是很難解釋的。

　　在動態族群中，雖然點盛行率與發生比率間互相呈正比，但是兩者間的關係相當複雜。如果假設該動態族群係處於平衡狀態(state of equilibrium)，亦即族群是穩定而且盛行率和發生比率皆維持固定不變的話，點盛行率和發生比率之間的關係即可以用簡單數學式表示。設發病密度為 I，觀察期間為 Δt，觀察人口數為 N，沒有病的人口數為 N'，觀察期間所有病例數為 C，並且定義病例終結密度(比率，T)為單位觀察病例人年數當中，所有死亡、復原和遷移之病例所佔之比率。由於在穩定動態族群當中，新發生病例數與終結病例數相同，所以可以表示如下：

$$I \cdot N' \cdot \Delta t = T \cdot C \cdot \Delta t \quad \Rightarrow IN' = TC \quad \Rightarrow I(N - C) = TC$$

$$\Rightarrow IN - IC = TC \quad \Rightarrow I - IP = TP \quad \Rightarrow P = \frac{I}{I + T}$$

上式中 P 即為點盛行率，P＝C/N。由於在穩定狀態下，疾病從發生到終結的平均期間(D)為終結密度的倒數(1/T)，所以上式也可以寫成：

$$P = \frac{I \times D}{(I \times D) + 1}$$

換句話說，點盛行率在穩定狀態下，和發病比率和發病期間成正比。如果疾病相當稀有的話，由於 I 遠小於 T，則 $P \fallingdotseq I/T$，亦即 P 幾近於 I 和 D 的乘積。如果發生比率和點盛行率已知的話，則可以利用下列公式求得在該穩定族群的發病期間：

$$D = \frac{P}{I \times (1 - P)}$$

既然盛行率決定於發病期間和發病比率；所以盛行率相同，並不一定表示疾病發生比率就相同。如果甲、乙兩地某疾病之盛行率分別為 3% 和 2%，並不表示甲地居民較乙地居民更容易發生該疾病，只能說甲地每單位人口的病例數較乙地高而已。如果甲地發生比率為每年每千人 3.0 人，而乙地為每年每千人 4.0 人，而且甲地患病者的發病期間為 10 年，乙地僅為 5 年；則甲乙兩地之盛行率即分別約為 3% 和 2%。再就預防醫學的立場來看，近年來，由於次段預防(即臨床醫藥照顧)的進步，許多無法根治的慢性病(如糖尿病和高血壓等)病人壽命大大延長，結果導致盛行率因發病期間的加長而大大增加，造成了長期醫療照顧需求的驟增，以及醫療開支的日益龐大。要真正有效減少慢性病病人的醫療需求，應積極從事初段預防的推廣，使得疾病發生率有實質的降低，才能減少疾病的盛行率。

疾病率的選擇，要看需要而定。如果要研究疾病的危險因子和致病機制，以疾病發生比率較為理想；如果要了解疾病所帶來的醫療需要和社會經濟衝擊，則以疾病盛行率較佳。發生比率高表示暴露於危險因子的危險性高，盛行率高並不表示暴露於危險因子的危險性高，僅是反映現有病例較多而已。現有病例數多，可能只是醫療技術的進步延長發病期間，不見得是病例發生數增多。相反的，疾病盛行率低，既可能是發病比率低所造成，也可能是導因於患病後很快死亡或復元。一般說來，盛行率研究只要作一次調查即可得到所需資料；發生率研究至少需要兩次調查，第一次調

查決定研究族群當中有多少人是未曾得過病的可感受性宿主，第二次調查
才決定可感受性宿主當中，有多少人新發生疾病。

第四節 死亡率、致死率與死亡分率

　　死亡率和發生率相類似，前者以死亡事件的發生為研究主題，而後者
以疾病事件的發生為主題。和發生率一樣，死亡率的統計量數也有兩類：
一是死亡比率(mortality rate)或稱死亡力(force of mortality)，一是死亡危
險性(risk of dying)或稱死亡機率(probability of dying)。死亡比率指的是一
個族群當中，每單位人時患某病的死亡數(deaths with the disease)或死於某
病的死亡數(deaths due to the disease)；死亡危險性則指一個族群當中，在
觀察期間內，每單位人口患某病的死亡數或死於該病的死亡數。兩者的差
別在於死亡比率以人時為觀察單位，而死亡危險性以人數為觀察單位。

　　致死率與死亡率相類似，只是後者以全人口所觀察的人年數或人數為
比率或危險性的分母，而前者以該病所有病人所觀察的人年數或人數為分
母。換句話說，死亡率指的是全人口當中，有多少人死於該疾病或死亡時
患有該疾病；而致死率指的是該疾病發生者當中，有多少人會死於該病。
按照分子和分母性質的不同，死亡率可以分成死於某病之死亡比率(M_x)、
患有某病之死亡比率(M)、死於某病之死亡危險性(Rm_x)，和患有某病之
死亡危險性(Rm)；而致死率也可以分成死於某病之致死比率(F_x)、患有某
病之致死比率(F)、死於某病之致死危險性(Rf_x)，以及患有某病之致死危
險性(Rf)。它們的公式分別如下：

$$M_x = \frac{死於某病之總死亡數(d_x)}{總觀察之人時數(l)}$$

$$M = \frac{患有某病之總死亡數(d_x + d_{\bar{x}})}{總觀察之人時數(l)}$$

$$Rm_x = \frac{死於某病之總死亡數(d_x)}{總觀察之人口數(n)}$$

$$Rm = \frac{患有某病之總死亡數(d_x + d_{\bar{x}})}{總觀察之人口數(n)}$$

$$F_x = \frac{死於某病之總死亡數(d_x)}{總觀察發生該病者之人時數(l_x)}$$

$$F = \frac{患有某病之總死亡數(d_x + d_{\bar{x}})}{總觀察發生該病者之人時數(l_x)}$$

$$Rf_x = \frac{死於某病之總死亡數(d_x)}{總觀察發生該病者之人口數(n_x)}$$

$$Rf = \frac{患有某病之總死亡數(d_x + d_{\bar{x}})}{總觀察發生該病者之人口數(n_x)}$$

在上述公式中，患有某病之死亡數係包括死於該病之病例數(dx)與死於其他疾病之病例數(dx)，總觀察人時數(l)與總觀察人口數(n)的計算方法與發生率估計中所用者相同。

死亡比率和致死比率之間，係呈正比關係。致死率越高，則死亡率也越高。兩者間的關係，可以表示如下：

$$M_x = \frac{I \cdot F_x}{I + T} = \frac{I \cdot F_x \cdot D}{I \cdot D + 1} = F_x \cdot P$$

上式中 I 是該病之發生比率，T 是終結比率(相當於死於該病之死亡比率、死於其他疾病之死亡比率、復原比率之和)，D 是發病期間(相當於 $1/T$)。如果疾病發生比率低且發病期間短，則死亡比率和發生比率、致死比率、發病期間的關係如下：

$$M_x = I \cdot F_x \cdot D$$

其中的 $F_x \cdot D$ 也可稱之為累積致死率，亦即新發生病例最終死於該病的分率。如果某稀有疾病致死比率甚高的話，則死亡比率即相當接近於發生比率，因為 $F_x \cdot D$ 接近於 1。

對慢性疾病而言，往往很不容易分辨患有某病的人，最後到底是死於該疾病或是死於其他疾病，通常以 M 而不以 M_x 來表示死亡比率。患有某病死亡比率(M)和該病之發生比率的關係如下：

$$M = \frac{I \cdot F}{I + T} = \frac{I \cdot F \cdot D}{I \cdot D + 1} = F \cdot P = T \cdot P = \frac{P}{D}$$

如果該疾病是無法復元的不可逆病變，則患有某病之致死比率(F)即等於終結比率(T)，所以死亡比率即等於點盛行率除以發病期間。如果該疾病的發生比率相當低，則由於 I 遠小於 F，M 即等於 I，也就是死亡比率等於發生比率。由此可知，即使致死比率大大的降低，在達到族群平衡狀態之後，其死亡率仍與致死率偏高時相同。

表4-13 係表示發生比率(I)、點盛行率(P)、期盛行率(PP)、死於該病死亡比率(M_x)、死於該病致死比率(F_x)、患有該病死亡比率(M)、患有該病致死比率(F) 的相互關係，並按照疾病的類型予以簡化。在流行病學研究，特別是描述流行病學，應該特別注意到各指標間的關係，並妥慎選擇，以避免產生偏差或錯誤結論。

死亡分率(proportional mortality rate)指的是死於某病之人數佔總死亡數的比率，由於分子包含在分母之中，所以是一種分率。死亡分率常被作為決定十大死因的依據，死亡分率越大的死因，即表示其死亡數較其他疾

表4-13　穩定動態族群各疾病率與死亡率間的關係

頻率測量值	通　式	疾　病　類　型		
		不可逆*	稀　有	不可逆且稀有
點盛行率（P）	$\dfrac{I \cdot D}{I \cdot D + 1}$	$\dfrac{I}{I + F}$	$I \cdot D$	$I \cdot D$
期盛行率（PP）	$\dfrac{C_o + d}{N}$	$\dfrac{C_o + d}{N}$	$P + I \cdot \Delta t$	$P + I \cdot \Delta t$
死於該病死亡比率（M_x）	$\dfrac{I \cdot D \cdot F_x}{I \cdot D + 1}$	$\dfrac{I \cdot F_x}{I + F}$	$I \cdot D \cdot F_x$ 或 $P \cdot F_x$	$\dfrac{I \cdot F_x}{F}$
患有該病死亡比率（M）	$\dfrac{I \cdot D \cdot F}{I \cdot D + 1}$	$\dfrac{I}{I \cdot D + 1}$	$I \cdot D \cdot F$ 或 $P \cdot F$	I

*　疾病屬不可逆病變時，$F = T = 1 / D$。

C_o 指觀察起始之現有病例數；d 指觀察期間(Δt)新發生病例數。

（取材自：Kleinbaum et al., 1982）

病爲多，但不能說明族群受到該疾病危害的真正嚴重性。兩地區之某疾病死亡分率不同，可能是兩地該疾病的死亡比率不同（如果兩地全死因死亡比率相同的話），但也可能只是兩地死於其他疾病的死亡比率不同而已。由於不同年齡層的死亡分率並不相同，在進行比較時，也可以利用標準化方法來調整兩地之年齡結構差異。雖然死亡分率的使用必須十分謹慎，但它卻有助於指出一個族群的重要死因及其可能的初步危險因子，讓研究者得以進一步去探討真正的危險因子和致病機制。

第五節　平均餘命、人年損失和工作年損失

除了疾病率和死亡率而外，平均餘命也是相當重要的健康指標。平均餘命是根據人口生命表方法推算出來的，其詳細的計算方法如表 4-14 所示。表中的 $_nd_x$ 是指 x 到 x＋n 年齡組的死亡數，$_nq_x$ 是指 x 到 x＋n 年齡層的死亡危險性（即死亡機率）、l_x 是指 x 年齡時的存活人數，通常 l_0 均定爲 100,000，$_nL_x$ 係指 x 到 x＋n 年齡層的總生存年數，T_x 係指 x 年齡以後各年齡層的總生存數（隨後總生存年數），而 e_x 則是 x 年齡的平均餘命。由於 0 歲的死亡機率 q_0 有各種不同的估計方法，因此所估計的 0 歲平均餘命也會略有出入。平均餘命可分成世代平均餘命（cohort life expectancy）和當代平均餘命（current life expectancy）兩種。前者較少使用，係根據特定出生世代在各年齡層的死亡機率來推算平均餘命；後者較常使用，係根據特定年代各年齡層（即不同出生世代）的死亡機率來推算平均餘命。換句話說，後者係假定目前各年齡層的死亡機率一直保持不變的話，當代各年齡的人預期可以繼續存活的平均年數。由於醫療保健會隨著年代而進步，所以根據目前各年齡層的死亡機率，所推算出來的當代各年齡的平均餘命，會較實際上各年齡層的真正壽命還要短少一些。一般而言，0 歲的平均餘命的長期趨勢變化量，要遠比其餘年齡層的平均餘命變化量來得大，這是由於嬰兒死亡率的下降速率，遠高於其他年齡層死亡率的緣故。台灣地區的年齡別平均餘命也呈現相同的趨勢。表 4-15 是台灣地區民國39年、44年、49年、

54年、59年、64年、69年、74年、79年、83年的五歲年齡層之平均餘命。
從表中可以明顯看出，各年齡的平均餘命增加量，以0歲年齡層最大，民
國39年至83年共增加了18.8年；而且隨著年齡的增加，其平均餘命的增加
量也隨之而減少，例如70歲年齡層的平均餘命，只增加了3.7年。平均餘
命的增加量，也隨著年代之增加而逐漸減少，像0歲平均餘命的增加量，
從民國39年到44年，五年間增加了6.6年；但是從民國79年到83年，四年
間只增加了0.5年。

表4-14　平均餘命的簡易生命表推算方法
（以台灣1994年男性為例）

年　齡	死亡機率	生存數	死亡數	定　常　人　口		平均餘命
$x \sim x+(n-1)$	$_nq_x$	l_x	$_nd_x$	$_nL_x$	T_x	e^o_x
0	0.00579	100,000	579	99,563	7,182,751	71.83
1-4	0.00283	99,421	281	397040	7,083,188	71.24
5-9	0.00171	99,141	170	495,201	6,686,148	67.44
10-14	0.00194	98,971	192	494,494	6,190,947	62.55
15-19	0.00703	98,778	694	492,268	5,695,453	57.67
20-24	0.00701	98,084	688	488,696	5,204,185	53.06
25-29	0.00801	97,397	780	485,103	4,715,489	48.42
29-34	0.01060	96,617	1,024	480,627	4,230,386	43.79
35-39	0.01381	95,592	1,320	474,824	3,749,759	39.23
40-44	0.01961	94,273	1,849	466,990	3,274,935	34.74
45-49	0.02772	92,424	2,562	456,033	2,807,945	30.38
50-54	0.03915	89,863	3,518	441,031	2,351,912	26.17
55-59	0.05879	86,346	5,076	419,682	1,910,881	22.13
60-64	0.08344	81,271	6,781	390,216	1,491,199	18.35
65-69	0.12512	74,490	9,320	350,375	1,100,983	14.78
70-74	0.19653	65,170	12,808	295,358	750,608	11.52
75-79	0.31252	52,362	16,364	222,076	455,250	8.69
80-84	0.48313	35,999	17,392	135,958	233,174	6.48
85+	1.00000	18,607	18,607	97,216	97,216	5.22

$_nd_x = {_nq_x} \cdot l_x$；$T_x = T_{x+n} = {_nL_x}$，$e^o_x = T_x / l_x$；$_nL_x$ 之計算公式因年齡層而異。

（取材自：衛生署，1996）

表4-15　台灣地區歷年來男性各年齡層之平均餘命

年齡	年　　　　　　　　　　　　　　代									
	1950	1955	1960	1965	1970	1975	1980	1985	1990	1994
0-4	53.0*	59.6	62.3	65.1	66.7	68.3	69.6	70.8	71.3*	71.8*
5-9	55.9	59.7	61.2	62.1	63.6	64.7	65.7	66.6	67.0	67.4
10-14	51.7	55.2	56.5	58.1	58.8	59.9	60.9	61.8	62.1	62.5
15-19	47.3	50.5	51.8	53.3	54.0	55.1	56.1	56.9	57.3	57.7
20-24	42.8	45.8	47.1	48.6	49.3	50.4	51.4	52.2	52.6	53.0
25-29	38.5	41.2	42.6	44.0	44.7	45.9	46.9	47.6	48.0	48.4
30-34	34.3	36.7	38.1	39.5	40.2	41.3	42.2	43.0	43.4	43.8
35-39	30.2	32.3	33.6	34.9	35.6	36.8	37.5	38.4	38.8	39.2
40-44	26.1	28.0	29.3	30.5	31.5	32.3	33.2	33.9	34.4	34.7
45-49	22.3	23.8	25.1	26.2	26.8	28.0	28.8	29.5	30.0	30.4
50-54	18.8	19.9	20.1	22.1	22.6	23.8	24.7	25.3	25.8	26.2
55-59	15.5	16.2	17.2	18.2	18.6	19.8	20.5	21.2	21.8	22.1
60-64	12.7	12.9	13.8	14.5	14.9	16.1	16.9	17.4	17.9	18.3
65-69	10.2	10.1	10.7	11.5	11.8	12.5	13.5	13.8	14.4	14.8
70-74	7.8+	7.6	8.1	8.7	9.1	9.5	10.5	10.7	11.1	11.5

*指0歲，+指70歲以上。（取材自：衛生署, 1996）

表4-16　世界重要國家男女性之0歲平均餘命

國　別	年　代	男　性	女　性
台　灣	1995	71.9	77.9
中國大陸(主要都市)	1992	72.0	75.9
新加坡	1992	73.2	78.9
日　本	1993	76.5	83.1
韓　國	1990	67.0	73.0
德　國	1993	72.8	79.3
美　國	1991	72.2	79.2
法　國	1992	73.8	82.3
英　國	1992	73.7	79.2
瑞　士	1993	75.0	81.7

（取材自：衛生署, 1996）

　　如果和世界上其他國家比較，台灣地區的平均餘命仍較世界上的開發國家爲低，而和新加坡相近似，且高於韓國和中國大陸主要都市。同時，無論在那一國家，都是女性平均餘命高於男性，如表4-16所示。

　　為了要正確評估不同疾病或死因的相對重要性，除了用發病比率或死亡比率來說明而外，也常會使用到人年損失(person-year loss)和工作年損失(work-year loss)來表示。人年損失的推算方法，係根據每一年齡層的死亡人數與該年齡層的平均餘命之乘積，一一累加而得；至於工作年損失的推算方法，也與人年損失的算法相近，係根據每一年齡層的死亡人數與該年齡層每名死亡者所損失的平均工作年數之乘積，一一累加而得。表4-17是台灣地區民國84年前三大死因的各年齡層死亡人數，及其總計之人年及工作年損失。從表中可以看出雖然癌症、腦血管病變的總死亡人數較事故傷

表4-17　台灣地區國1995年三大死因造成之工作年損失

年齡	人年損失	工作年損失	死亡人數		
			惡性贅瘤	腦血管病變	事故傷害
0-4	71.8	—	70	9	502
5-9	67.4	—	54	11	186
10-14	62.5	—	92	9	314
15-19	57.5	—	111	20	1248
20-24	53.0	42.5	121	36	1217
25-29	48.4	37.5	221	46	1035
30-34	43.8	32.5	433	94	984
35-39	39.2	27.5	842	181	969
40-44	34.7	22.5	1283	292	940
45-49	30.4	17.5	1388	377	714
50-54	26.2	12.5	1712	531	686
55-59	22.1	7.5	2325	839	751
60-64	18.3	2.5	3242	1281	839
65-69	14.8	—	4108	2006	867
70-74		—	3941	2443	746
75-79	11.5	—	3041	2449	494
80-84		—	1901	2158	308
85+		—	956	1350	137
合　計			25,841	14,132	12,983
總人年損失			506,107	222,225	472,101
總工作年損失			150,758	40,588	199,113

　　總人年損失＝Σ該年齡層平均餘命×該年齡層死亡人數

　　總工作年損失＝Σ該年齡層工作年損失×該年齡層死亡人數

害爲多；但由於事故傷害的死亡人數較集中在低年齡層，而腦血管病變的死亡人數則以高年齡層較多，所以就人年損失而言，以癌症最高，事故傷害次之，腦血管病變最低。就工作年損失而言，反而以事故傷害最高，癌症次之，而腦血管病變最低。

一般參考讀物

陳建仁

　　1983　《流行病學》，二版(臺北市：伙伴出版社)。

　　1988　《流行病學原理與方法》〔陳拱北預防醫學基金會，公共衛生學〕(臺北市：巨流出版社)。

Alderson M.

　　1976　*An Introduction to Epidemiology* (London: MacMillan Press Ltd).

Breslow N. E., Day N. E.

　　1980　*Statistical Methods in Cancer Research,* Vol I: *The Analysis of Case-Control Studies* (Lyon: IARC).

　　1987　*Statistical Methods in Cancer Research*, Vol II: *The Design and Analysis of Cohort Studies* (Lyon: IARC).

Kelsey J. L., Thompson W. D., Evans A. S.

　　1986　*Methods in Observational Epidemiology* (New York: Oxfod University Press).

Kleinbaum D. G., Kupper L. L., Morgenstern H.

　　1982　*Epidemiologic Research: Principles and Quantitative Methods* (New York: Van Nostrand Reinhold Company).

Last M. J. (ed.)

　　1988　*A Dictionary of Epidemiology*, 2 nd ed (New York: Oxford University Press).

Lilienfeld D. E., Stolley P. D.

　　1994　*Foundations of Epidemiology*, 3rd ed (New York: Oxford University Press).

MacMahon B., Pugh T. F.

　　1970　*Epidemiology: Principles and Methods* (Boston: Little, Brown and Company).

Mausner J. M., Kramer S.

　　1985　*Mausner & Bahn Epidemiology: An Introductory Text*, 2nd ed (Philadelphia: W. B. Saunders).

Miettinen O. S.

　　1985　*Theoretical Epidemiology* (New York, Wiley).

Page R. M., Cole G. E., Timmreck T. C.

　　1995　*Basic Epidemiological Methods and Biostatistics: A Practical Guidebook* (Boston:Jones & Bartlett Publishers).

Rothman K. J.

　　1986　*Modern Epidemiology* (Boston: Little, Brown and Company).

Sackett D. L., Haynes R. B., Tugwell P.

　　1985　*Clinical Epidemiology: A Basic Science for Clinical Medicine* (Boston: Little, Brown and Company).

Schulte P. A., Perera F. P.

　　1993　*Molecular Epidemiology: Principles and Practices* (San Diego: Academic Press, Inc.).

第五章
流行偵查與健康調查

從公共衛生的觀點而言，社區就如同一有機體，會罹患著各種急性或慢性的社區症候群。像食物中毒或急性傳染病的爆發，就是急性的社區症候，有賴於流行偵查與例行監視（epidemic investigation and routine surveillance）來予以診斷和控制；像退化性疾病的盛行，就屬慢性的社區症候，必須借助健康調查（health survey）來加以釐清和防治。各種疾病之流行病學特徵，不僅有助於社區疾病型態和疾病自然史的了解，也可以探討致病因子的作用。描述性流行病學的方法，除了現有衛生保健和生命統計資料的二次分析（secondary analysis）而外，也包括了流行監視和健康調查的主動研究。在本章中，將分別就流行偵查和健康調查作詳細說明。

第一節　流行的緊急偵查

救急如救火，防疫如防颱。要有效遏止流行的蔓延，必須在流行爆發時，即刻採取緊急偵查。就如同疾病的自然史一樣，流行從發生到終結，也有它的自然史。社區的流行可感受期（susceptible stage）指的是病原進入社區之前的階段；流行前期（pre-epidemic stage）指的是社區雖有病例發生但其數目未超過正常期望值，亦即尚未達到流行水平；流行期（epidemic stage）是指社區正處於流行狀況；癱瘓期（disable stage）是指流行蔓延擴大到社區的正常運作受到影響。針對著流行的自然史，即應該採行三段五級的預防方法來從事各種防治措施：第一段預防的目的在於防範流行於未然，其工作包括第一級的衛生促進和第二級的特殊防護。衛生促進包括健全社區組織、加強防疫體系、普及衛生教育、改善環境衛生、強化例行監視等等有助於減少各種流行發生的措施；特殊防護係針對特定疾病之流行所採行的措施，如推廣預防接種、加強病媒管制、工廠安全檢查、港埠檢疫等。如果第一段預防作不好，流行即開始醞釀，像急性傳染病、化學中毒或食物中毒等，就有可能爆發。在社區流行預兆初現時，應立即予以發現並防治，這就是第二段預防的目的：控制流行於初發。第二段預防的主要工作，是第三級的早期發現和適切控制，這有賴於預警系統的完備、例行監視的落實、報告制度的強化、醫療院所的警覺等。如果第二段工作不理想，病例數即急驟上升而達流行水平，此時就有賴第三段預防的努力。第三段預防的目的在於遏阻流行的蔓延惡化，解除社區癱瘓危機，其工作包括了第四級的限制蔓延與第五級的恢復常態。限制蔓延的措施包括病人的診療、接觸者的預防治療、傳染源的控制、傳染媒介的撲滅、傳染途徑的中斷等等；恢復常態的措施包括社區病例的完全痊癒、社區正常運作的重建復原等。

　　在流行的三段五級工作當中，最重要的就是流行的緊急偵查與例行監視(emergency investigation and routine surveillance)。流行的緊急偵查是具有高度挑戰性的工作，它既要求時效，更要求確實。流行偵查的程序，大致如圖 5-1 所示，在流行真正爆發時，很可能必須要在相當短的時間內，進行多項工作以期同時解決各種問題。但是無論如何，流行偵查的第一步，即在於病例診斷的確定和流行狀況的證實。

　　一般說來，流行偵查工作之展開，往往是由於例行監視的預警、醫療院所的報告、或報章雜誌等大眾傳播的披露而開始。在展開緊急偵查時，必須先確定疾病的診斷標準及其定義，如果該疾病係一般常見的疾病，而非值得深入偵查的流行病，則中止偵查工作。病例的診斷標準，須視偵查的目的、對象、症狀、檢驗結果而定。診斷的辨明才不至於誤導偵查的方向，而避免徒勞無功。在流行緊急偵查時，對於已知的疾病，可以按臨床

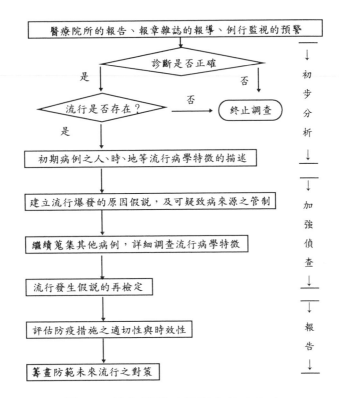

圖5-1　流行爆發時的緊急偵查程序

表徵（症狀、徵候、實驗檢查）或病因來作診斷的依據。有時為了掌握偵查的時效，調查者往往先就典型的臨床表徵作為病例診斷的標準，而不等確實的病原分離、培養、分類完成後再作偵查，以免流行在延宕中擴大。有時為了偵查獨特稀有的「怪病」，偵查者由於無往例可循，必須先暫時根據重要的臨床表徵和人、時、地特性對疾病作一操作型定義，再進行偵查。像退伍軍人症（Fraser et al., 1977）、中毒休克症候群（Schuchat & Broome, 1991）、愛滋病等，在病因尚未確定以前，即是按臨床表徵和人、時、地等流行病學特徵來定義疾病，作為緊急偵查的依據。敏感和特異的診斷標準，固然是最理想的偵查依據；但是，暫用的操作型定義，往往無法同時兼顧敏感性和特異性，在偵查之初期，宜採敏感性高而特異性低的診斷標準，以期充分掌握所有的疑似病例；等到進一步分析時，再修正疾病定義。

在確定疾病的診斷，發現必要深入調查之後，進一步確定該疾病的發生比率是否超過正常期望值，也就是該疾病是否已達流行水平。如果尚未達流行水平，則宜繼續例行監視，暫停緊急偵查。正常期望值的決定，通常是以相同人、時、地在已往三至五年的發生比率平均值為正常期望值。舉個例來說，要決定某年、某月、某地區、某年齡層的人是否正流行某病，可以將五年來該月、該地區、該年齡層的疾病發生比率的平均值推算出來，當作正常期望值。但是往往由於缺乏正確的統計資料，而無法設定正常期望值。此時臨床醫師、病理中心、醫院診所的以往紀錄或開業經驗，即可以提供相當有用的參考。在所有資料都不齊全的狀況下，偵查者為早期偵知流行的存在，宜採「寧可信其有」的態度來對待病例的驟增。

流行狀況確定後，應就初期病例的流行病學特徵加以描述，特別是發病時間分布的流行曲線（epidemic curve）的繪製、發病地點的點圖（spot map）描繪、病例之年齡、性別、職業和其他基本人口學特徵的說明等等。換句話說，即進行分析何人、何時、何地、發生何病。從流行曲線可以分辨流行的類型，是屬於共同感染、連鎖感染、還是兩型混合；從流行曲線也可以辨明疾病的可能潛伏期，和暴露於致病原的時間。點圖可以提供病例的聚集現象是發生在家庭、公司或其他場所；也可以指出可能致病原的所在。人口特徵的描述對於病原散播的途徑、方式、主要侵襲對象等，亦可以提供有利的線索。

根據流行的特徵，即可以辨明高危險群的特質，建立可能的流行發生假說。偵查者可根據假說著手以問卷訪視、環境採樣、檢體採集的方式，利用各種分析方法來檢定和流行發生有關的假說。在分析可能致病原因時，除病例組外，還要蒐集對照組的資料進行比較分析。初步分析的步驟完成後，偵查者應努力發現尚未發現或尚未報告的病例。一般而言，其他病例的尋找方法不外乎疫區公私立醫院診所的普查、病例接觸者的密集調查、病例聚集地區的深入家訪。在找出其他病例後，應立即著手流行發生假設的再檢定，以期確實掌握流行動向，有效予以遏止。

在流行偵查終結時，應對整個流行期間的偵查程序作完整的報告，並評估流行期間各項防疫措施的適切性和時效性，更重要的，是提出如何防範類似流行再發生的有效措施。

現在舉台北市某公司的集體食物中毒實例(陳, 1978)作一說明如下：

某年9月9日台北市中山區某工廠員工發生集體上吐下瀉的現象，當晚住進附近醫院治療的急性食物中毒工人，多達十餘人。次日清晨由兩名醫師對該廠千餘名員工進行調查，結果發現有208名病例。這些病例的共同症狀是腹痛、腹瀉、噁心、發燒、嘔吐，而且感覺渾身乏力。他們的糞便大多數呈稀水狀，有的甚至帶有血液和粘膜。這208名病例的發病時間，如圖 5-2 和表 5-1 所示。從圖 5-2 可以看出流行曲線的陡升陡降且向右偏斜，是共同感染的特徵。在單一暴露狀況下所形成的偏態曲線，可以利用對數轉換，將發病時間改成對數值；如此產生的曲線即接近常態，而可以根據其分布求得潛伏期和暴露時間。表 5-1 中係以9月9日中午12時為計算之零點(起始點)，分別換算不同發病時間距離起始點的時間間距，並將時間間距轉換成對數值。舉例來說，發病時間在9月9日15：00到17：59的病例，其發病時間距離起始點的時間間距即為16：30(15：00～17：59的中點)減去12：00而得 4.5 小時，其對數轉換值即為 0.65。根據時間間隔的對數值畫成的流行曲線即如圖5-3所示，相當近似常態分布。

假定在單一暴露之共同感染下，以發病時隔對數值作橫軸的流行曲線往往接近常態分布，此時即可以根據累積百分比達16%的時間(t_1)，累積百分比達50%的時間(t_0)，以及累積百分比達84%的時間(t_2)來求出潛伏期(x)。設 $a = t_0 - t_1$，而 $b = t_2 - t_0$，則 x 可由下列公式求得：

$$\because \log x - \log(x-a) = \log(x+b) - \log x$$

$$\therefore \quad x / (x-a) = (x+b) / x$$

$$x = ab / (b-a)$$

根據表5-1的資料，我們可以求得t_1、t_0和t_2如下：

$$t_1 = 21 + [(16.0 - 11.1) / (37.5 - 11.1)] \times 3 = 21.56 時$$

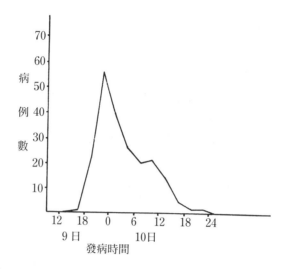

圖5-2　台北市某大工廠208名食物中毒員工之發病時間
（取材自：陳, 1978）

表5-1　台北市某大工廠208名食物中毒員工之發病時間

發病時間		距離9月9日中午12時之時隔	時隔之對數值	病例數	累積病例百分比
9月9日	12:00-14:59	1.5	0.18	0	0.0
	15:00-17:59	4.5	0.65	1	0.5
	18:00-20:59	7.5	0.88	22	11.1
	21:00-23:59	10.5	1.02	55	37.5
9月10日	0:00- 2:59	13.5	1.13	40	56.7
	3:00- 5:59	16.5	1.22	26	69.2
	6:00- 8:59	19.5	1.29	20	78.8
	9:00-11:59	22.5	1.35	21	88.9
	12:00-14:59	25.5	1.41	14	95.7
	15:00-17:59	28.5	1.45	5	98.1
	18:00-20:59	31.5	1.50	2	99.0
	21:00-23:59	34.5	1.54	2	100.0

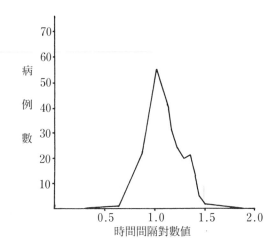

圖5-3 台北市某大工廠208名食物中毒員工之發病時
間距離9月9日下午3時之時間間隔分布

$t_0 = 24 + [(50.0 - 37.5) / (56.7 - 37.5)] \times 3 = 25.95$即凌晨1.95時

$t_2 = 33 + [(84.0 - 78.8) / (88.9 - 78.8)] \times 3 = 34.54$即隔日10.54時

再根據 t_1、t_0 和 t_2，即可以求出潛伏期(x)如下：

∵ $a = 25.95 - 21.56 = 4.39$；$b = 34.54 - 25.95 = 8.59$

∴ $x = (4.39 \times 8.59) / (8.59 - 4.39) = 8.97$小時

據此推算暴露時間為 $t_0 - x = 25.95 - 8.97 = 16.98$時 $= 16$時59分，亦即9月9日下午5時左右。利用16%、50%和84%之累積病例百分比來推算潛伏期與暴露時間，要比利用中數法(即以所有病例發病時間的中數值，以及臆測之可能暴露時間來推算潛伏期)來得正確，也較不受極端值的干擾而造成偏差。

這208名病例，大多數在2~3天即告康復。參照表5-2常見食物中毒的症狀、潛伏期和發病期，即可推測該流行有可能是由腸炎弧菌(*Vibrio parahemolyticus*)所引起。經採集病例糞便送請有關單位檢驗結果，亦證實確屬腸炎弧菌的感染造成的食物中毒。在檢體檢驗結果尚未公布以前，研究者進一步調查曾在工廠餐廳食用自助晚餐的526名員工，以了解他們食用菜餚的種類與發病狀況，結果如表 5-3 所示。食用白菜炒豆皮、炒花枝、竹筍炒肉、炒小卷、蘆筍炒肉和炒香腸的人，比未食用者有較高的侵襲率，亦即其相對危險性大於 1.0。但利用卡方檢定結果，只有白菜炒豆皮、炒花枝和炒小卷三道菜餚引起食物中毒的相對危險性，在統計上達到顯著水平。進一步分析這三道菜餚的結果，如表 5-4 所示。從表中可以很明顯的看到，無論只吃花枝未吃小卷，或是只吃小卷未吃花枝，或是兩者皆吃的人，其食物中毒的侵襲率分別是 89.3%、86.5% 和 93.3%，均相當接近。但是未吃花枝也未吃小卷者，其侵襲率只有 0.7%。由此可知，花枝和小卷都和食物中毒的發生有關，至於白菜炒豆皮，則和食物中毒無關。無論是否吃過白菜炒豆皮，只要吃過花枝或小卷，其侵襲率皆很高；如果未吃過花枝或小卷，則侵襲率就很低。白菜炒豆皮在單項分析時，所以會和食物中毒有關，是因為吃白菜炒豆皮的人當中，有不少人也吃炒花枝或炒小卷的緣故。未吃花枝或小卷而卻發病的人，可能確實吃過卻忘記回答；也可能確實未吃過而是因其他原因而食物中毒，其症狀可能會有不同。從表 5-2 中亦可發現海產食品引起的中毒，確實以腸炎弧菌居多！

　　除了上述單一暴露的共同感染而外，常見的流行類型還包括連鎖感染（propagated infection）。連鎖感染係指傳染病直接或間接地由患病者或帶原者傳染至其他可感染宿主的狀況，除了人對人的傳染病而外，也包含由蟲媒、體液等散播的傳染病。連鎖感染的流行狀況，會受到傳染代隔（generation time）、集團免疫力（herd immunity）、二次侵襲率（secondary attack rate）的影響。

　　傳染代隔係指在連鎖感染的過程中，第一波病例與第二波病例之間的時間間隔。傳染代隔係指宿主得到感染到產生最大感染力的時間。一般說來，傳染代隔約略等於潛伏期（宿主得到感染到發病的時間）。呼吸道傳染病的傳染代隔大多略短於潛伏期，亦即在受感染者發病之前，已達最大之感染力；相反的，腸胃道傳染病的傳染代隔大多略長於潛伏期，亦即在開始發病以後才會達到最大的感染力。傳染代隔是決定傳染動力學的重要因

素：傳染代隔越短，流行發生即來得快且幅度大，流行曲線的升降既快且
陡；相反的，傳染代隔越長，流行曲線也就越趨於慢而緩。

　　集團免疫力係指一個團體或社區成員的整體免疫力。Fox 曾經定義集
團免疫為「團體中的成員大多數具有抵抗感染的免疫力，而使得該團體整
體具有對抗傳染病原侵襲和散播的能力」。假設兩不同族群，其中之一完
全未具免疫力，另一則有一半成員具有免疫力。再假設流行發生時，每名具感染
力的族群，流行過程將會以 1－1－1－……－1^n 的方式傳遞下去，其受感
染者會傳染給兩個人，而且不會有重複傳染出現，則前者的流行趨勢將

表5-2　常見食物中毒的病原、症狀、潛伏期、發病期及其他特徵

病　　　原	症　　　狀	傳染窩藪	傳染途徑	潛伏期	發病期
葡萄球菌 (*Staphylococcus sp*)	嚴重噁心、嘔吐、腹瀉、腹痛、痙攣、體溫微降、虛脫、血壓下降	人或牛	肉類或奶居多	1~6小時 (2~4小時)	1~2天
產氣莢膜桿菌 (*Clostridium perfrigens*)	腹痛、腹瀉、噁心、不嘔吐、體溫正常	土壤、人和動物的消化道	肉類居多	8~22小時 (10~12小時)	1天以內
肉毒桿菌 (*Clostridium botulinum*)	神經性症狀（喉嚨痛、口乾、動眼神經麻痺、視力模糊）、衰弱、嘔吐、腹瀉或便秘	土壤、水、動物(包括魚類)的腸道	罐頭、燻食品居多	12~36小時	3~7天
腸炎弧菌 (*Vibrio parahemolyticus*)	腹瀉、大便似水狀、偶帶血或粘膜、嘔吐、噁心、發燒	海產生物	海產食品多	4~96小時 (12~24小時)	1~7天
沙門氏菌 (*Salmonella sp.*)	腹瀉、嘔吐、噁心、腹痛、發燒、食慾不振、失水	家畜、野生動物和人	肉類、蛋居多	6~72小時 (12~36小時)	數天
厭氣芽胞桿菌 (*Basillus cereus*)	嘔吐、噁心、腹痛、腹瀉	土壤	米、蔬菜多	1~5小時	1天以內

（取材自：Benensen, 1995）

表5-3　526名工廠員工食用自助餐之種類與發病狀況的關係

食品種類	食 用 該 項 食 品 者				未 食 用 該 項 食 品 者				相　對
	病例數 (1)	健康數 (2)	總人數 (3)	侵襲率 (%)(4)*	病例數 (1′)	健康數 (2′)	總人數 (3′)	侵襲率 (%)(4′)	危險性 (5)*
白菜炒豆皮	52	37	89	58.4	156	281	437	35.7	1.63[++]
紅燒麵筋	8	120	128	6.2	200	198	398	50.2	0.12
炒花枝	78	8	86	90.7	130	310	440	29.5	3.07[++]
韭菜炒油豆腐	42	135	177	23.7	162	183	345	47.0	0.50
魯豆腐乾	70	110	180	38.8	138	208	346	39.9	0.97
肉醬拌黃瓜	31	90	121	25.6	177	228	405	43.7	0.59
炒青菜	106	215	321	33.0	102	103	205	49.8	0.66
炸魚片	26	120	146	17.8	182	198	380	47.9	0.37
竹筍炒肉	78	109	187	41.7	130	209	339	38.3	1.09[+]
炒小卷	156	22	178	87.6	52	296	348	15.0	5.84[++]
菠菜牛肉	30	69	99	30.3	178	249	427	41.7	0.73
咖哩雞	39	80	119	32.8	169	238	407	41.5	0.79
蘆筍炒肉	84	123	207	40.6	124	195	319	38.9	1.04[+]
炒雞丁	24	93	117	20.5	184	225	409	45.0	0.46
炒香腸	79	103	182	43.4	129	215	344	29.1	1.49[+]

* (4)＝(1)／(3)；(5)＝(4)／(4′)；[+]：P＞0.05；[++]：P＜0.005

表5-4　三道引起食物中毒之可疑菜餚的分析

炒 小 卷		炒　花　枝			炒小卷或 炒花枝		白 菜 炒 豆 皮		
		有 吃	未 吃	合 計			有 吃	未 吃	合 計
有 吃	發病	28	128	156	有 吃	發病	51	155	206
	健康	2	20	22		健康	15	13	28
	總數	30	148	178		總數	66	168	234
	侵襲率	93.3%	86.5%	87.6%		侵襲率	77.3%	92.3%	88.0%
未 吃	發病	50	2	52	未 吃	發病	1	1	2
	健康	6	290	296		健康	22	268	290
	總數	56	292	348		總數	23	269	292
	侵襲率	89.3%	0.7%	14.9%		侵襲率	4.3%	0.4%	0.7%

會以 1－2－4－8－16－32－……－2^n 的方式演進下去，直到可感染宿主數目減少為止，如圖 5-4 的(甲)所示；相對的，在有半數成員具有免疫所造成的發病趨勢自然降低甚多，如圖 5-4 的(乙)所示，具有免疫力者可以保護團體中未具免疫力的人，使其免受傳染。集團免疫力常被用來說明連鎖感染的流行曲線、週期循環、疫苗接種之重要性。在疫苗尚未問世之前，水痘和麻疹等人對人傳染的疾病，常會有明顯的週期循環變動。圖 5-5 即是台灣地區麻疹每兩年一次週期循環的例子。這種週期循環的產生，係導因於一次流行發生過後，由於多數可感染宿主均因發病而具有免疫力，而使得集團免疫力大為提高，有效接觸率大幅降低，連帶使發病人數減少。後來再因為嬰兒的誕生或遷入，使可感染宿主逐漸增加，集團免疫力下降至限界密度(threshold density)，於是流行即告發生。由於可感染宿主增加的狀況，須經數年才會達到限界密度，所以流行會經數年才發生一次，而呈現規律性的週期循環。然而，由於交通日益便捷、接觸頻繁、學前和學齡教育普及，產生流行的集團免疫力限界密度，因接觸率的提高而上升，因此規律循環的週期也會隨著越來越短。美國的麻疹的流行週期，自本世紀初以來即呈現明顯縮短的現象。台灣地區的德國麻疹，曾經有相

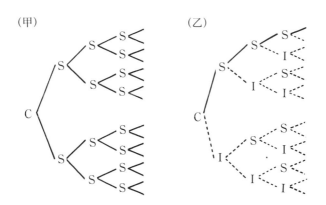

圖5-4　兩假想族群中疾病傳染的過程

C 代表初發病例，S 代表可感染宿主，I 代表具免疫力宿主，
實線代表傳播途徑，虛線代表被中斷之途徑。

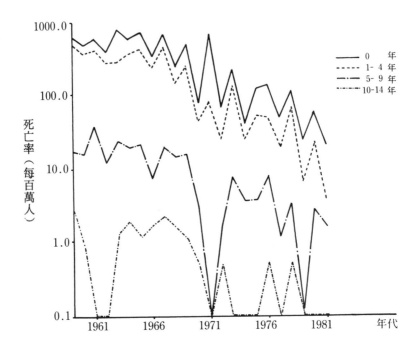

圖5-5　台灣地區麻疹死亡率之週期循環

(取材自：Chen et al., 1984a)

當完全的十年一次大流行的週期循環；但是近年來，由於接觸率的提升，其規律性已不再明顯。

　　一般說來，集團免疫力高的族群，疾病的流行曲線會較平緩且幅度較小；而集團免疫力低的族群，流行曲線則較陡峭且幅度大。要預防流行的發生，集團免疫力應達多高的水平，並無定論。一般要防止流行發生或是控制疾病的蔓延，並不需要百分之百的族群成員都具有免疫力；傳染力高的疾病，需要有較高的集團免疫力才能遏止流行的爆發。Elveback等人利用Reed-Frost公式，推算接種小兒麻痺疫苗干擾克薩奇病毒感染流行的模擬狀況。圖5-6是假定在(1)完全未接受預防接種、(2)100%成員在初發病例出現後完成接種、(3)50%在初發病例出現後完成接種，和(4)50%在第一週內完成接種另有25%在第二週內完成接種的四種假想狀況的流行分布。從圖5-6的(1)當中可以看出，在400名成員完全未接種的條件下，所有可能發生的各種流行狀況當中，有75%的模擬流行，會有119名以上的病例發生。相對的，在100%於兩天內完成接種的條件下，所有可能發生的流行狀況當中，只有25%的模擬流行，會發生136個以上的病例。在比較(2)、(3)、(4)三圖之後，可以發現三種不同接種計畫所造成的流行狀況分布相當近似。這說明了無論是兩天內完成100%注射、兩天內完成50%注射，或是兩週內完成75%注射，其對流行狀況的影響，並無太大不同。以上是在各種的前提假設下所進行的推測。在實際的流行狀況中，流行狀

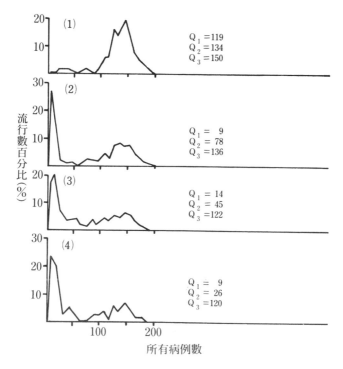

圖5-6　四種虛擬預防接種計畫下，各種摹擬流行狀況之所有病例數分布

(1) 完全未接種，(2) 100% 於兩天內完成接種，(3) 50% 於兩天內完成接種，(4) 50% 於第一週完成接種，另有 25% 於第二週內完成接種。

(取材自：Elveback et al., 1967)

況與預防接種普及率之間的關係，往往受到相當複雜的變項影響，所以摹擬預測的不準度也會隨之產生。

　　除了集團免疫力和傳染代隔而外，二次侵襲率也會影響流行的狀況。在研究連鎖感染的機制時，常將家庭、班級或營區等封閉團體視同一個流行單位來分析。在流行單位中，引起研究人員注意到該單位的病例，通常是第一個病例，稱之爲指標病例（index case）；而二次侵襲率則常被用來說明疾病在流行單位中散播的狀況。二次侵襲率係指在潛伏期間，流行單位的所有可感染宿主，被初發病例接觸後的發病機率，其算法是將所有新發病例數，扣除指標病例以及在發病時間上與指標病例同屬於一個傳染代（generation）的病例數來當作分子，而以所有可感染宿主當分母。一般說來，二次侵襲率越高，流行曲線也越陡峭且幅度大；相反的，二次侵襲率越低，流行曲線也越平緩而幅度小。

　　爲了闡明人對人之連鎖感染的動力學變化，Reed-Frost 乃根據一系列之假設前提，將流行狀況以簡單的公式表示如下：

$$C_{t+1} = S_t \times (1 - q^{c_t})$$

其中 C_t 和 C_{t+1} 係指第 t 代和第 t+1 代的發生病例數，S_t 是第 t 代的可感染宿主數，$q(=1-P)$ 是未被新發生病例有效接觸的機率，而 P 即是有效接觸率。從公式中可以看出第 t+1 傳染代的新發生病例數，係等於第 t 傳染代的可感染宿主數，乘上至少被一名第 t 傳染代的病例感染到的機率（即 $1-q^{c_t}$）。換言之，每一傳染代之新發生病例數係決定於可感染宿主密度（亦即集團免疫缺口）之大小，和有效接觸率（亦即二次侵襲率）之高低。表 5-5 是 $S_1 = 200$，$C_1 = 1$ 和 $P = 0.01$ 的假想狀況下，連鎖感染的流行演變。其中之 $C_2 = S_1 \times (1 - q^{c_1}) = 200 \times (1 - 0.99) = 2$，而 $C_3 = S_2 \times (1 - q^{c_2}) = 198 \times (1 - 0.99^2) = 3.94 \doteqdot 4$，其餘類推。從表中可以明顯的看出，在 t 傳染代不被任何一名病例有效接觸到的機率，在第七代和第八代最低；由於可感染宿主的逐漸減少，發病人數也自第八代以後逐代降低；在流行結束時，尚有39名可感染宿主未發病。將表 5-5 的 C_t、S_t、I_t 和 q^{c_t} 畫成時間曲線，即可得到圖 5-7。從圖中可見，在流行伊始，可感染宿主隨著新病例數的增加

表5-5　某1001人的團體在 $S_1=200$，$C_1=1$ 和 $P=0.01$ 的
假想狀況下連鎖感染的流行變化

t	發病數（C_t）	可感染宿主數（S_t）	免疫宿主數（I_t）	q^{c_t}
1	1	200	800	0.9900
2	2	198	801	0.9801
3	4	194	803	0.9606
4	8	186	807	0.9227
5	14	172	815	0.8687
6	23	149	829	0.7936
7	30	119	852	0.7397
8	31	88	882	0.7323
9	24	64	913	0.7857
10	14	50	937	0.8687
11	7	43	951	0.9321
12	3	40	958	0.9703
13	1	39	961	0.9900
14	0	39	962	

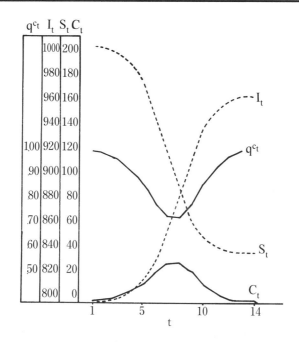

圖5-7　在1001人的團體中，$S_1=200$，$C_1=1$，而 $P=0.01$
的狀況下，S_t、C_t、I_t 和 q^{c_t} 的變動情形

而減少；由於病例數的增加，不被有效接觸的機率也大為下降，使得病例
數的增加一再持續。直到可感染宿主有大部分成為病例後，由於可感染宿
主之減少，有效接觸率也相對降低，而病例數即隨之遞減。

　　從流行伊始的可感染宿主數(S_o)和流行結束時殘存的可感染宿主數
(S_m)，可以求得有效接觸率，其公式如下：

　　　　$\because S_m = S_o \cdot \exp\left[-P \times (S_o - S_m)\right]$

　　　　$\therefore P = \ln(S_m / S_o) / (S_m - S_o)$

　　利用 Reed-Frost 模式，可以摹擬在各種不同狀況下，流行曲線的變
化。圖 5-8 是在 $P = 0.01$，S_o 分別從 125 增加到 225 人的流行曲線，從圖中可
以看出流行伊始可感染宿主的數目越高，則流行曲線越高狹，傳染代數越

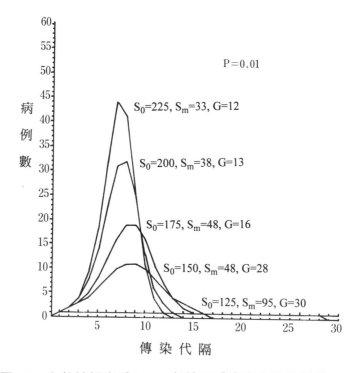

圖5-8　有效接觸率為0.01，起始可感染宿主數分別為125、
　　　　150、175、200、225的連鎖感染流行曲線

G為傳染代數

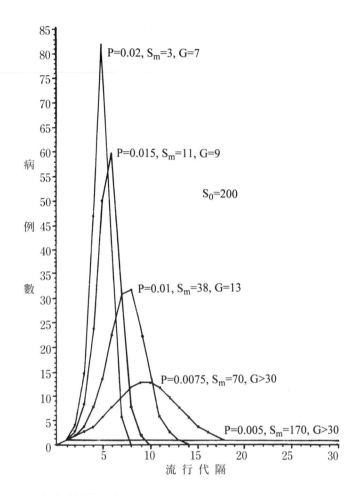

圖5-9 在有效接觸率分別爲0.005、0.0075、0.01、0.015和0.02
而起始可感染宿主數爲200的連鎖感染流行曲線
G爲傳染代數

少，而且殘存可感染宿主數減少。在 $S_o = 125$ 時，只有一名病例發生在各
流行代當中，可知可感染宿主之密度未超過限界密度時，該疾病即無法
流行，而變成了地方性疾病。圖 5-9 是在 $S_o = 200$，而 P 分別從 0.005 增加
到 0.02 的流行曲線。從圖中也可以很明顯的看出有效接觸率越高，則流行

曲線越高狹，傳染代數越少，而且殘存可感染宿主數也越少。在起始可感染宿主固定的狀況下，流行的發生須視有效接觸率是否達到限界值而定。

　　Reed-Frost 模式係一簡化的流行模式，它是在下列前提下才會成立；(1)該疾病僅由發病者經由特定途徑傳染於可感染宿主，別無其他傳染途徑；(2)任何可感染宿主在某傳染代受感染後，會在下一傳染代發病並具傳染能力，但在此傳染代之後即不再具有傳染力；(3)每一個體在每一傳染代和任何個體的有效接觸機率都是固定的；(4)每一個體必須與族群以外的任何人隔離；(5)以上條件在流行期間必須成立。實際上，像慢性帶菌者、流行期間的防疫努力、交通便捷等，常會使得實際流行曲線和理論流行曲線有所出入。但是大體而言，其預測是相當合乎實況的。圖5-10是民國71年台灣地區小兒麻痺流行的實際狀況和根據 Reed-Frost 所推算之理論狀況，兩者間相當吻合，只在流行後期的實際病例數低於期望病例數，

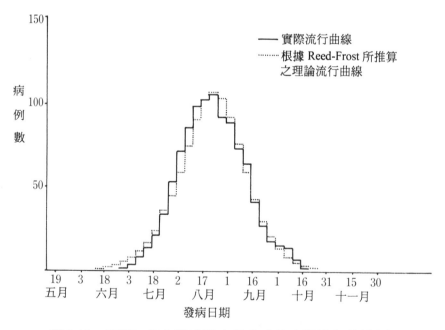

圖5-10　民國71年台灣地區小兒麻痺的實際流行曲線（實線）與理論流行曲線（虛線）之比較

（取材自：Chen et al., 1984b）

這可能是在流行期間，防疫的努力，包括有效接觸率的降低和追加接種的實施，使得流行幅度降低所致。

　　根據當年流行所推算出來的有效接觸率和可感染宿主數，可以推知在五月初至七月底的各星期，展開強化防疫措施的所有病例數之理論預測值（圖5-11）。如果早在第一名麻痺型小兒麻痺於五月初發現時，即積極宣導流行之預警、加強追加接種、提高民眾警覺、降低有效接觸，總病例數只會達106名；但是遲至七月中、下旬才發布流行消息，則流行已達高峰而無法遏止，以至造成了1,057名病例慘遭殘障的悲劇。即使流行消息只是早一星期發布，也可以減少217名病例（1,057－840）的發生。越早公布流行疫

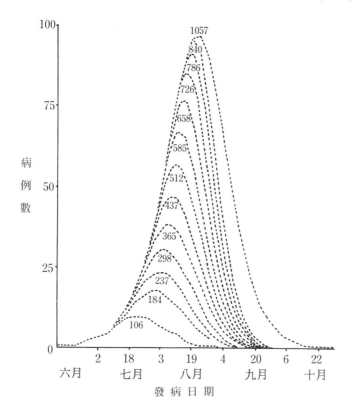

圖5-11　民國71年台灣地區小兒麻痺流行曲線，在各種
　　　　假定條件下的理論流行狀況

情，適時展開防疫措施，即可大量減少新發病例數。防疫應劍及履及的重要性，由此可見。特別在確定診斷必須經培養、分離、判定型別等冗長手續的情況下，只要臨床症狀相當典型，即應週知民眾和衛生醫療單位，以期有效、及時而確實展開防疫工作。這也是傳染病防治條例把疑似個案也列入報告範圍的主要用意。

連鎖感染如僅限於人對人的傳遞，其流行狀況即較接近 Reed-Frost 的條件。如果尚有病媒存在，則流行曲線將更形複雜。該模式曾經被作過各種修正，包括將不顯感染、病例感染期不同、潛伏期不同、免疫期不同等等變因加以考慮和調整。無論如何，Reed-Frost 模式強有力的指出，流行曲線的變化或是大流行的爆發，往往取決於可感染宿主的密度和有效接觸率，而不是傳染性病原的毒性改變所致。這一簡單的模式，確實提供了人對人連鎖感染的有力理論架構。

一般說來，典型的共同感染曲線是在一個傳染代內，速升速降；至於連鎖感染曲線，則往往涵蓋一個以上的傳染代。但是，單單從流行曲線是無法判定流行的類型。共同感染會受到二次病例、傳染源的繼續污染、潛伏期長且變異大等等的影響，而延續相當一段期間。連鎖感染也可能因潛伏期短且傳染力強，而在短期間內速升速降。除了時間分布而外，病例的地理分布也有助於判別流行類型，連鎖感染往往會隨著流行的延續而呈現輻射性分布，而共同感染則在地理分布上較聚集。

實際上，流行的發生可能是合併連鎖感染和共同感染兩種類型。要推斷流行的類型，可以比較實際觀察值，和根據不同流行類型推算之期望值作判定。表 5-6 是家庭內二次感染機率的理論值，在共同感染的情況下，家庭中二次病例數為 0 人、1 人、2 人的機率分別是 q^2、$2pq$、p^2。但是在連鎖感染的情況下，家庭中二次病例數為 0 人、1 人、2 人的機率分別為 q^2、$2pq \cdot q$(即一人在第一代受到感染，而另一人未在第二代受感染)、p^2＋$2pq \cdot p$(即兩人在第一代同受感染，以及一人在第一代受感染而另一人在第二代受感染)。表 5-6 中也指出在共同感染下的感染率等於二次病例總數($n_1 + 2n_2$)除以可感染宿主總數 $2(n_0 + n_1 + n_2)$；而連鎖感染下的感染率是根據 Reed-Frost 模式的流行伊始可感染宿主數(S_o)和流行終結可感染宿主數(S_m)，按 $P = -\ln(S_m／S_o)／(S_o - S_m) = -\ln[(2n_0 + n_1)／2(n_0 + n_1 + n_2)]／(n_1 + 2n_2)$而得。

表5-6　有兩名可感染宿主的家庭內，二次感染機率理論值

家庭內二次病例數	共同感染模式下之理論機率	連鎖感染模式下之理論機率	家庭數
0	q^2	q^2	n_0
1	$2pq$	$2pq \cdot q$	n_1
2	p^2	$p^2 + 2pq \cdot p$	n_2
感染率(p)	$(n_1 + 2n_2)/2(n_0 + n_1 + n_2)$	$-\ln[(2n_0 + n_1)/2(n_0 + n_1 + n_2)]/(n_1 + 2n_2)*$	

＊根據 Reed-Frost 公式推算

　　表 5-7 是在日本東京舊芝區的麻疹調查結果，在家庭中有兩名可感染宿主的家戶中，二次病例數的實際分布，與連鎖感染模式下的期望值較接近。換句話說，無論在流行期或是非流行期，麻疹在家庭內的傳播方式皆屬於連鎖感染。如果是共同感染的話，家中有兩名二次病例的戶數應比連鎖感染的狀況下為少，因為按表 5-7 的理論機率可知 $p^2 + 2pq \cdot p > p^2$。

表5-7　流行期和非流行期的麻疹二次病例分布之
實際觀察值和理論期望值

家庭內二次病例數	流　行　期			非　流　行　期		
	實際值	共同感染期望值	連鎖感染期望值	實際值	共同感染期望值	連鎖感染期望值
0	31	18.23	35.66	19	10.34	19.95
1	46	71.55	37.65	23	40.33	21.11
2	83	70.22	86.69	48	39.33	48.94
感染率	—	0.6625	0.5279	—	0.6611	0.5292

第二節　疾病的例行監視

平時多作防疫準備，疫期減少疾病死亡。理想的流行偵防，應該在平常時期，確實掌握社區疾病型態之變化，隨時提高防疫警覺，則流行自然可以相形減少。監視(surveillance)一詞，傳統上係指對於一個人是否發生傳染病之症狀徵候所作的仔細觀察。這個人可能曾經和傳染病患者或疑似病例接觸，或是曾經在傳染病盛行的地區居住過。目前監視一詞，也被用於對社區疾病發生狀況的監視，在此即是將社區視同一個有機體來看待。世界衛生組織曾因此定義監視為「對於傳染病之分布、散播、相關因素，進行足以有效控制疾病之完整而正確的持續性觀察」。換句話說，例行監視的特性是迅速可行、前後一致、恆久持續，但不一定要完全正確或完整。疾病監視的範圍，也逐漸從傳染病擴展到先天畸形、流產、慢性病、藥物濫用等方面。

例行監視系統根據病例資料的獲得，可以分成主動監視和被動監視兩類。主動監視係由調查者主動去找尋病例，被動監視則由醫護人員報告病例給調查者。不同方法的一致性、正確性、深入性也不相同。無論採用主動或被動監視，其目的不外乎：察覺疾病的發生並評估其對社區的潛在危害，監視社區傳染病發生的變化並評估該趨勢對公共衛生的衝擊，以及明瞭疾病的正確流行病學特性以期發展或改進其防治方法。

疾病的例行監視包括下列四個要件：(1)資料內容、(2)資料來源、(3)資料分析、(4)資料發布。例行監視的資料內容應該簡明扼要。其內容必須要包括姓名、住址、診斷、年齡、性別、發病日期、報告日期、暴露或發病的地點與類型、疾病的嚴重度、其他可能的接觸者等。這些資料可以提供疾病之人、時、地分布的流行病學特徵，以及可能的危險因子。資料的來源雖然經常來自醫護人員、醫院診所、檢診中心、學校、軍隊、其他機構等，但是每一個對於疾病有所認識的人，都應鼓勵其主動報告。世界衛生組織曾指出在疾病監視體系中，相當重要的十個資料來源：死亡登記、疾病報告、流行報告、實驗研究、個案研究、流行田野研究、特殊調查、動物窩藪與媒介分布研究、生物製劑與藥物使用、人口與環境特性。除此之外，例行監視尚有其他資料來源：醫院與醫療照顧統計、群體執業醫師小組、公共衛生實驗報告、工廠或學校之缺席紀錄、電話與家戶調查、報紙和新聞傳播媒介等。不同的資料來源，有不同的時效性、正確性、完整性，在引用時必須特別謹慎。而且不同的疾病，其資料的最佳來源也不相同，最有參考價值的例行監視資料，是長期性累積所得的資料。

　　例行監視的資料分析，往往需要借助於電腦與統計方法的協助。將病例發生數，按照發病時間和地點予以列表或製圖，再與以往之病例發生數進行比較，既可以掌握目前疾病的趨勢，也可發現流行是否可能發生的徵兆。要進行正確的比較，必須對於以往發病狀況作完整的分析；換句話說，必須對於疾病發生數的正常期望值作正確的估算。通常是以前一年或前幾年在相同時段的發病狀況作為期望值的依據。在進行比較分析時，還必須考慮到診斷標準的效度與信度、病例報告的完整性、人口特徵的變遷等，這些因素往往會影響到正常期望值的估計。必要的時候，研究者也利用各種不同的數學模式來作為估計正常期望值的方法。像利用 Fourier 公式來推算季節變動，或合併迴歸分析來同時考慮長期趨勢、週期循環、季節變動，即是很好的例子。迴歸方法曾被利用來分析台灣地區麻疹死亡率的時間變化，結果發現麻疹死亡率有逐年下降、兩年一次週期循環、春末夏初死亡率最高的現象，如圖 5-12 所示；而且實際死亡率和根據迴歸方程式所求得之估算死亡率相當近似。這樣的分析，將可以更正確的預測未來的麻疹死亡率的變化趨勢，而有助於建立更合適的例行監視的正常期望值。

　　例行監視資料的分析，如果能再按年齡、性別、地區、季節、暴露類型、病例接觸狀況等一一細分，將可以提供更佳的參考。至於新藥物的引用、新疫苗的接種、其他防治措施的進行等可能影響疾病發生的資料，也應進行分析。

　　資料發布是例行監視的重要工作。越普遍發布的監視資料，越有助於疾病的防範。除了各級衛生主管機關、公私立醫療院所、大眾傳播媒介而

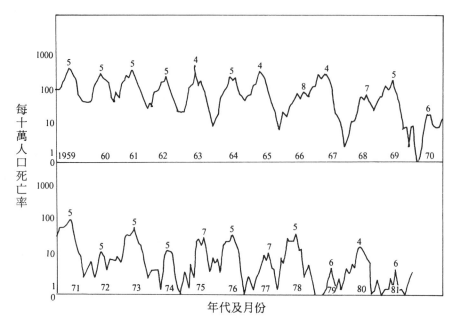

圖5-12　台灣地區麻疹死亡率之長期趨勢、週期循環與季節變動
(取材自：Chen et al., 1984a)

外，提供報告病例的單位或人員，亦應予以回饋。唯有周全的回饋系統，才能提高病例報告者的合作意願，也才能使報告之完整性日益提高。台灣地區早年即由衛生主管機關對傳染病報告病例進行定期性的公布，唯其發布範圍相當有限；自民國74年起，則有《疫情報導》之發行，其發布範圍已有顯著改善。民國84年起，行政院衛生署檢疫總所發行《疫情監視摘要報導》，定期公布地區定點醫師所通報各類疾病的統計數據。普遍性的疾病例行監視通報，可以加強衛生主管機關與衛生醫療院所、醫護人員間的溝通管道，使疫病的防治更加容易推行。國外有關例行資料的發行，以美國疾病管制中心的 MMWR(《疾病與死亡週報》，*Morbidity and Mortality Weekly Report*)及 *Special Surveillance Reports*（《特殊監視報告》)最爲著名。世界衛生組織也爲了全球性防疫的需要，而發行 *Weekly Epidemiological Record*(《流行病學記錄週報》)、*Epidemiological and Vital Statistics*

Report(《流行病學與生命統計月報》)和 *Annual, vol. II: Infectious Diseases Cases, Deaths, Vaccinations*(《傳染病之病例、死亡、接種年報》)。

　　例行疾病監視對於疾病的防治相當重要，但並非所有疾病都應納入監視系統。通常在考慮建立疾病監視時，應該審視下列的條件：疾病的嚴重性、致死性和殘障性，對於個人、家庭和社會經濟的衝擊，疾病的發生率和盛行狀況，疾病的傳染性和傳染方式，現有的疾病管制方法，疾病與暴露相關的複雜性。近年來，疾病監視的對象，已逐漸從傳統的傳染病，擴展到慢性病、急性非傳染病、藥物濫用等。

　　由於相當多的傳染病有不顯感染和輕微病徵的情形，單靠臨床症狀無法有效確保疾病監視的效果，從二十紀初葉，即開始有了血清監視(sero-surveillance)的雛形出現。近三、四十年來，血清庫的普遍建立與大量資料庫的電腦貯存，使得血清監視的推廣更形發達。血清監視除了可以提供公共衛生計畫和預防接種工作的參考資料而外，也可以當作流行病學的工具來探討傳染病的發生與危險因子，或研究不同族群之新舊傳染性病原的特性。一般血清監視的血清來源甚多，像有計畫的血清調查，入伍新兵、機關員工、健康門診對象等的職前或定期檢查，捐血中心的捐血，公共衛生實驗單位之例行監視，以及醫院的血液檢查樣本、傳染病病例、血庫和產前門診孕婦等。利用不同來源的血清樣本進行血清監視時，必須考慮到樣本的代表性和完整性。選樣的偏差往往會使血清監視的正確性減低，基本資料的欠缺則會降低血清監視的可用性。

　　除了監視對象的選樣和蒐集而外，血清檢體的採集、分離、運送、貯存等方法，也相當的重要，必須達到相當一致的標準。血液的採集和分離必須保持在無菌的狀態，往往分別裝填在三至四份冷凍用塑膠小瓶中，以避免重複解凍所帶來的影響。血清通常貯存在攝氏零下二十度，更理想是凍在攝氏零下七十度。必要的時候，也可以將淋巴球分離和低溫冷凍，以供未來測定遺傳標記等使用。通常貯存越久的血清或淋巴球檢體，越有助於探討血清標記長期變化的趨勢；同時在探討致病機制上，也越容易建立其因果時序性。

　　血清監視還需要有合適的檢驗工具。良好的血清檢驗工具應該具有下列特性：簡單性(simplicity)、敏感性(sensitivity)、特異性(specificity)、可靠性(reliability)、可驗性(detectability)、穩定性(stability)、充裕性(availability)、可接受性(acceptability)、安全性(safety)。目前由於生物技術和基因工程的突飛猛進，檢驗工具的發展日新月異，對血清監視的助益很大。

　　傳染性疾病血清監視的主要用途，包括盛行率和發生率的調查、預防接種工作的評估、傳染性病因的探討、健康族群免疫功能的評估等。盛行率的調查是橫斷性的血清監視，但其所估計的並非是點盛行率，而是終生盛行率或期盛行率。如果個體受感染後體內的抗原或抗體是終生可測到的話，則屬於終生盛行率；如果抗原或抗體只持續存在數年，則屬於期盛行率。發生率的調查通常需要取得兩次以上的血清才能判定，即第一次陰性而第二次陽性，始能判定該感染爲新發生的感染。通常第二次抗體價升至第一次的四倍以上，則判定該感染爲再感染(reinfection)。利用 IgG 和 IgM 抗體的有無，也有助於辨明感染是屬於新感染、再感染、以前的感染。

　　血清監視也常被用於預防接種工作的評估，其中包括推行預防接種前的基線資料調查、接種後的效果評估、定期性的監視等。接種前的血清監視，有助於決定需要實施接種的目標族群。接種後的血清監視，不只有助於判定免疫反應的完整性、時效性、保護性而外，也有助於評估疫苗的品質和效價。定期監視則有助於找尋未接種或免疫反應不足的對象。利用血清監視來評估預防接種的效果，遠比利用臨床病例或流行狀況來評估爲佳，因爲後者往往會因診斷不佳或報告不全而受到影響。

　　血清監視對於傳染病病因的探討有很大的幫助。像 EB 病毒和 Burkitt 淋巴瘤、傳染性單核細胞過多症的關係，以及 B 型肝炎病毒和血清性肝炎的關係，都是很好的例證。血清監視在人類 T 細胞病毒的發現上，也扮演相當重要的角色。利用血清監視來探討傳染病原時，常循圖 5-13 的步驟來進行。

　　血清監視也曾用於評估健康族群的免疫機能，其中包括免疫球蛋白的測定、抗體的檢驗、細胞免疫力的分析、免疫複合體(immune complex)的探討等。

　　隨著疾病型態的變遷,血清監視的應用也逐漸由傳染病轉到慢性退化性疾病。像血脂肪的長期監視就是很好的例子,血脂肪的監視不僅闡明了血脂肪與粥狀動脈硬化的相關性,也有助於心臟血管疾病長期趨勢的預測。近年來,分子生物學與遺傳工程學等生物技術的進步,使得血清監視也可應用於癌症。像大分子鍵結物(macromolecule adducts)的酵素免疫分析,即有助於監視環境致癌物質的濃度,以及暴露者所受到之健康危害狀況。腫瘤標記,特別是癌基因產物的分析,也有助於癌症的早期監視。

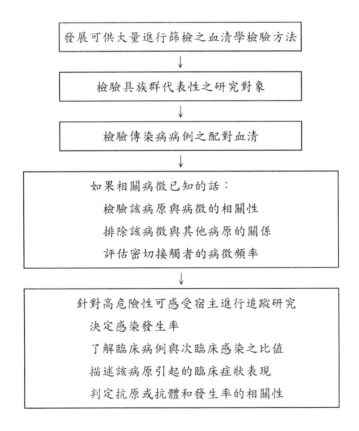

圖5-13　血清監視用於傳染病原探討的流程

第三節　健康調查與疾病篩檢

　　健康調查可以描述社區健康狀況和疾病型態而外，也可以用來作爲計畫、執行、評估衛生保健工作的依據。健康調查的步驟和流程如圖5-14 所示，可大致分成調查社區或族群的選定、調查對象的抽樣、篩檢的實施、診斷的確定、資料的補全、盛行率的估計、繼續進行監視、流行病學的分析等步驟。

　　調查社區或族群的選擇，要考慮到社區或族群的代表性、合適性、可行性。所謂代表性是指調查的結果能否推論到其他族群或社區，特別是進行全國性抽樣調查時，全人口是一參考族群(reference population)，而調查之社區或族群則是一調查族群(survey population)。 在選定調查族群時，必須考慮調查所得結果，可否推論到參考族群。選定族群時，必須在人、時、地、其他相關特性各方面，預作清晰明確的定義。唯有如此，才能判定調查族群的代表性。

　　合適性係指該族群可否達到調查的預定目的。舉個例來說，自願參加者是否合適，係取決於自願參加者和未參加者的差異，是否會造成偏差結果。現住民是否合適，則取決於經常遷徙者和安土重遷者的特性，是否會有所不同而造成調查結果的偏差。電話用戶是否合適，則端視有無電話者對調查結果有無影響。調查的目的不同，族群的合適性也會不同。

　　可行性係指該族群可否提供所需的資料。像民衆的合作意願、族群大小與病例數多寡、戶籍資料的完整性、社區居民的教育水平、族群特質的穩定性等，都應該列入考慮。

　　基於經濟性和準確性的考慮，多數的健康調查都是以族群的隨機抽樣樣本爲調查對象，較少以全族群爲對象。由於抽樣調查的人數遠較全面普查爲少，因此人力經費所需較少，而且調查也較深入而確實。多而粗略的全面普查所得到的資料，還不如少而精緻的抽樣調查。根據統計方法，調查者可以得知，推論抽樣樣本特性到全體族群時的精確度(precision)和信

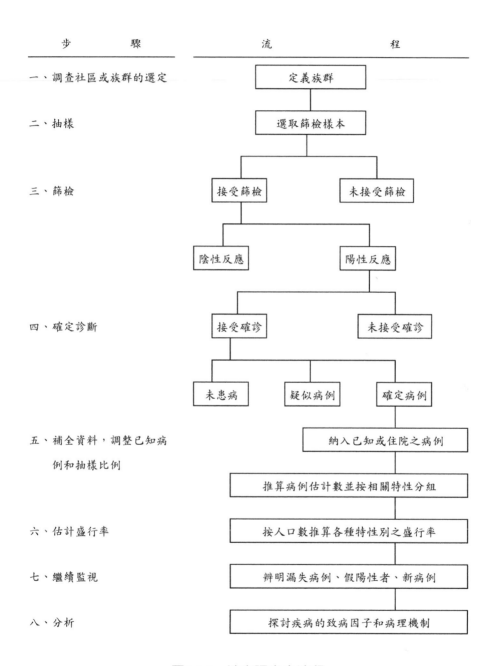

圖5-14　健康調查之流程

賴度（confidence）。

在進行抽樣時，必須考慮樣本的代表性、樣本大小、涵蓋面等。要獲得具有代表性的樣本，必須慎選抽樣方法。隨意選取的樣本很少是具有代表性的。隨意選取的樣本，充其量只能讓研究者對疾病的狀況有初步的「感覺」，在健康調查中毫無用途。立意取樣（purposive selection）係指研究者按照其個人的「信念」，選取自認為典型的樣本來加以調查，像配額抽樣（quota sampling）即是一例。調查者往往事前決定要抽取不同性別、年齡、教育程度或其他相關特性的研究對象各若干名，然後找合適的人選來達到所需樣本。這種方法的主要限制在於選入配額的人，不見得具有族群的代表性，因此其推論容易有偏差。

理想的抽樣方法應屬於機率抽樣（probability sampling），也就是每一抽樣單位（sampling unit），自族群被選取的機率是已知的。因此，可以根據抽樣機率來估計測量值的精確度和信賴區間。常用的機率選樣有四種：隨機抽樣（random sampling）、系統抽樣（systemic sampling）、分層抽樣（stratified sampling）、集束抽樣（cluster sampling）。

在隨機抽樣（又稱簡單隨機抽樣）當中，每一抽樣單位被選入樣本的機會是相同的。隨機抽樣的程序包括三步驟：抽樣架構（sampling frame）的準備、樣本數的估算、利用抽籤或亂數表選取所需之樣本。雖然每一抽樣單位被選取的機率相同，但是隨機抽樣並不保證樣本特性一定會和族群特性完全吻合。換句話說，機會仍會造成族群與樣本間的差異。隨機抽樣又可分成重複抽樣（with replacement）和不重複抽樣（without replacement）兩類。重複抽樣係指抽樣單位一旦被抽中後，再放回抽樣架構，可以被重複選入樣本；不重複抽樣則指抽樣單位被抽中後，即不再放回抽樣架構，因此不會被重複選入樣本中。重複抽樣與不重複抽樣的每一抽樣單位，被選中的機率都是相同的；由於不重複抽樣所選出的樣本測量值（如平均值或比率）涵蓋範圍比重複抽樣為窄，所以測量值的標準差也較小。隨機抽樣雖然簡單、易懂、易行，而且容易計算平均值和變異數；但是它通常不是最有效率的抽樣方法，因為它往往無法在有限經費下，提供最精確的估計值。隨機抽樣又需要事先準備抽樣架構，也造成實際抽樣上的困擾。

　　系統抽樣通常是先準備抽樣架構、決定樣本數、選定抽樣間距（sampling interval）、隨機選定起始抽樣單位、按抽樣間距依次選出各個抽樣單位為樣本。抽樣間距是將樣本所需之抽樣單位數，除以抽樣架構中的抽樣單位數（稱之為抽樣比或抽樣分率），然後取該數最近的整數而得。例如要從5,000人的族群中，選出120人的樣本，則抽樣間距為42。一般而言，系統抽樣有三個主要的優點：調查者並不一定需要事先得知抽樣架構，可以在調查進行期間才予建立；系統抽樣在社區調查中，往往比較容易進行；如果抽樣單位係按所要調查的特性而依次排列，則系統樣本的分布性較均勻，涵蓋面較周全。系統抽樣的缺點有二：如果抽樣單位呈特定週期而循環排列，而抽樣間距又與該週期吻合的話，系統樣本的估計值可能會有極大的偏差；除非系統抽樣之樣本可視同隨機抽樣之樣本，否則單一系統樣本無法估計變異數。如果是選取兩個以上的系統樣本，則變異數即可估計。

　　分層抽樣通常是將調查族群分成數個抽樣層（strata），然後再自各抽樣層中，以隨機抽樣或系統抽樣選取所需的抽樣單位。分層抽樣的優點有二：它可以保證所選取的樣本，將涵蓋抽樣架構中各分層的抽樣單位；如果各分層內的同質性（homogeneity）高於全族群的話，分層樣本所得之估計值將較為精確。亦即分層間異質性（inter-strata heterogeneity）和分層內同質性（intra-strata homogeneity）越高，則分層樣本估計值的精確性越高。分層抽樣可分成等比配額（proportional allocation）和不等比配額。前者係指每一分層中的抽樣比是相同的，亦即較大的分層選取的抽樣單位也較多；後者係指每一分層中的抽樣比並不相同。等比配額的好處，是直接將各分層的資料合併後，即可推算估計值；不等比配額的好處，是可從較小分層中選出足夠的抽樣單位，以減少偏差，但在推算估計值的時候，必須分別以各分層的抽樣比予以加權處理。

　　現在以假想的特例來比較隨機抽樣、系統抽樣和分層抽樣的估計值誤差。假定有一族群包括六個抽樣單位a、b、c、d、e、f，其測量值分別為

1、2、4、6、7、16，則族群之測量值總和為36。如果以隨機抽樣選取三個抽樣單位當作樣本，則可能的樣本共有二十個，各樣本的族群和估計值以及估計誤差，如表5-8所示。由於各樣本均係包含三個抽樣單位，佔族群之抽樣單位的1/2，所以族群和估計值即為樣本各抽樣單位之測量值總和

表5-8　隨機抽樣、分層抽樣、系統抽樣估計誤差值之比較

隨機抽樣			分層抽樣			系統抽樣		
樣本	族群和[1] 估計值	估計[3] 誤差	樣本	族群和[2] 估計值	估計 誤差	樣本	族群和[1] 估計值	估計 誤差
a b c	14	- 22	a b f	23.5	-12.5	a c e	24	- 12
a b d	18	- 18	a c f	28.5	- 7.5	b d f	48	+12
a b e	20	- 16	a d f	33.5	- 2.5			
a b f	38	+ 2	a e f	36.0	0			
a c d	22	- 14	b c f	31.0	- 5.0			
a c e	24	- 12	b d f	36.0	0			
a c f	42	+ 6	b e f	38.5	+2.5			
a d e	28	- 8	c d f	41.0	+5.0			
a d f	46	+10	c e f	43.5	+7.5			
a e f	48	+12	d e f	48.5	-12.5			
b c d	24	-12						
b c e	26	-10						
b c f	44	+ 8						
b d e	30	- 6						
b d f	48	+12						
b e f	50	+14						
c d e	34	- 2						
c d f	52	+16						
c e f	54	+18						
d e f	58	+22						
MSE[4] = 175.2			MSE = 48.75			MSE = 144.0		

1. 族群和估計值＝樣本測量值總和×2
2. 族群和估計值＝第一層樣本測量值總和×5/2＋f值(即16)
3. 估計誤差＝族群和估計值－族群和實際值(即36)
4. MSE(平均平方誤差)＝估計誤差平方值總和／樣本總數

的兩倍。各樣本的估計誤差的絕對值，有的高達22，有的僅為2；各估計誤差的總和為零，至於估計之平均平方誤差（mean square of error）則為175.2。

　　如果把六個抽樣單位的族群分成兩層，第一層包括 a、b、c、d、e 五個抽樣單位，第二層只包括 f 一個抽樣單位。同樣的，自族群選出三個抽樣單位為樣本，則決定自第一層當中抽取兩個抽樣單位，而自第二層抽取一個抽樣單位組成樣本。如此共有十個可能的樣本，各樣本的族群和估計值以及估計誤差，也列於表 5-8。由於各樣本均包含第一層的兩個抽樣單位，佔該層所有抽樣單位的 2/5，以及第二層的唯一一個抽樣單位；所以族群和估計值即為第一層兩個抽樣單位測量值總和乘以 5/2，再加上第二層的一個抽樣單位之測量值而得。由於分層時，係將測量值相近者分成兩組，所以估計誤差的分布範圍，會小於隨機抽樣時的估計誤差分布。此分層抽樣的 MSE 只有 48.75，遠小於隨機抽樣的 MSE。

　　如果按六個抽樣單位測量值的小大依序排列，再以系統抽樣方式選出三個抽樣單位為樣本，結果只會有兩個可能的樣本，其抽樣單位分別是 {a、c、e} 和 {b、d、f}。這兩個樣本的族群和估計值，如同隨機抽樣時一樣，直接將樣本測量值總和乘以 2 即得。按大小順序排列，然後按系統抽樣選出的樣本，其 MSE 也要比隨機抽樣的 MSE 小。

　　從表 5-8 的例子可以看出分層抽樣與系統抽樣在估計誤差上，有可能會比隨機抽樣來得小，也就是較精確。要達到估計精確的目的，分層抽樣應該盡可能增加層間異質性和層內同質性；系統抽樣則應該盡可能按觀察特性之順序來排列抽樣架構。在隨機抽樣、分層抽樣、系統抽樣當中，抽樣的單位和調查的單位是相同的，但在集束抽樣則不相同。

　　通常族群中的個體，會按人、時、地等特性組成許多的小團體，如男性、老人、家戶、班級、村里、月份等。集束抽樣即是以這些小團體，又稱集束（clusters），為抽樣單位，然後以選取之抽樣單位中的個體為調查單位。集束抽樣的好處在於選樣和調查工作都比較容易進行，其缺點在於不易評估估計誤差。一般而言，選取數目較多的小集束，要比選取數目較少的大集束理想。由於集束抽樣比較省時省錢，所以世界衛生組織的擴大預防接種計畫(Expanded Programme on Immunization, EPI)即是採集束抽樣進行社區調查。其步驟如下：首先界定調查的地理區域和年齡組別，自每一地理區域隨機選出30個抽樣地點(即集束)，再從每一個抽樣地點隨機選取抽樣起始點(家戶)，然後再從每一隨機選出的家戶中選出所有年齡範圍合適的個人為調查對象，一直到抽樣個體數為7人截止。如果最後一戶年齡合適的人數，會使樣本數超過7人，仍列入為研究調查之對象。

除了上述四種基本抽樣方法而外，在大規模的健康調查當中，常常會應用到兩段抽樣(two-stage sampling)或多段抽樣(multi-stage sampling)。在兩段抽樣當中，首先將族群分成一組第一階段抽樣單位(primary sampling units, PSU)，再按簡單隨機、分層、或系統抽樣方法，選出PSU的樣本。然後再利用任何一種抽樣方法，自每一PSU當中選取調查個體。通常第一階段抽樣單位是班級、學校、家戶、里鄰、星期、月份等集合性單位，而第二階段抽樣單位則是受調查之個體。兩段抽樣和集束抽樣不相同之處，是前者仍以抽樣方式選取第二抽樣單位(即調查個體)，而後者則以第一抽樣單位中的所有符合條件的第二抽樣單位為樣本個體。兩段抽樣之族群特性估計值比較不易估計，如果在抽樣過程當中，讓每一個體被選入樣本的機會保持固定，則估計值就不難推知。

多段抽樣的方法與兩段抽樣相似，只是抽樣的階段大於兩段。換句話說，在抽出第一段抽樣單位後，再選取第二段抽樣單位，然後繼續抽出第三段抽樣單位，……。多段抽樣常用於大規模的健康調查，以便利抽樣之進行和調查之展開。

在健康調查中，除了選定抽樣方法而外，也要決定樣本數的大小。樣本數的大小視調查特性的分布，和調查所需的準確度而定。一般而言，所需的準確度越高(即標準誤越小)，則樣本數越大。若調查的特性是屬於連續性變數，而統計值為平均數，則所需的樣本數可按下列公式求得：

$$n = Z_\alpha^2 \cdot \sigma^2 / L^2$$

其中Z_α值是調查所定的信賴區間的標準值，一般定為1.96，亦即95%信賴

區間的 Z_α 值，σ 是指族群之標準差，而 L 則為調查所需的誤差界限。舉個例來說，如果族群某特性之標準差為 20，而調查者希望抽樣調查的結果，該特性之估計精確度必須為 5，亦即該特性之 95% 信賴區間為平均值 ± 5 的話；則所需的樣本數應為 $(1.96 \times 1.96) \cdot (20 \times 20) / (5 \times 5) = 51.5 \doteqdot 52$ 人。

若調查的特性是屬於定性變數（計數變數），而統計值為比率，則所需的樣本數可按下列公式求得：

$$n = Z_\alpha^2 \cdot P \cdot (1-P) / L^2$$

其中 Z_α 值是調查所定的信賴區間的標準值，P 是指族群的期望疾病率，L 是調查所需的誤差界限。假定族群疾病率預定為 50%，而調查者希望抽樣調查的精確度在 $\pm 5\%$ 範圍內，則所需的樣本數應為 $(1.96 \times 1.96) \times (0.50) \times (0.50) / (0.05 \times 0.05) = 384.16 \doteqdot 385$ 人。

在調查樣本數的計算時，必須先假定族群之測量值的標準差或計數值的百分率，而且也必須先決定估計的精確範圍。這可以參考以往研究的結果作假定；也可設定各種不同的標準差或百分率和各種不同的精確範圍，來進行不同樣本數的估計，然後再決定最合適的樣本數。表 5-9 是按疾病率的高低（自 1% 至 50%）以及精確度的大小（自疾病率的 2% 至疾病率的20%），推算得到的樣本數。如果調查者預估的疾病率為 20%，而精確度為疾病率的 20%，亦即 4% 的話，則所需的樣本數應為 385 人。表中所指的精確度係以疾病率的多少百分比來表示。

表5-9 不同疾病率和精確度所需之健康調查樣本數

精確度*	疾		病		率			
(%)	0.01	0.02	0.05	0.10	0.20	0.30	0.40	0.50
2.0	950,976	470,596	182,476	86,436	38,416	22,410	14,406	9,604
5.0	152,128	75,296	29,197	13,830	6,147	3,586	2,305	1,537
10.0	38,032	18,824	7,300	3,458	1,537	897	577	385
20.0	9,508	4,706	1,825	865	385	224	145	96

*精確度係指佔疾病率的多少百分比

　　以上的樣本數估計係根據隨機抽樣的原理來估計，至於分層抽樣、系統抽樣、集束抽樣、多段抽樣等，其樣本數的估計更為複雜，必須參考抽樣方法的專門書籍或委託統計專家協助。如果健康調查的目的在於了解不同人口組成，如不同年齡和性別組別的疾病率，則所需的樣本數必須依各組之預期疾病率，和所需精確度分別予以估計。

　　抽樣方法與樣本大小決定之後，必須定義所欲調查的疾病，並設定判定標準。一般而言，臨床醫師係依據其個人對疾病的「概念」來診斷病人，並未設立嚴謹的判定準則。換句話說，一般的診斷係屬「概念型」定義而非「操作型」定義，因此常常會有診斷結果不一致的困擾。在健康調查當中，一定要對疾病作一妥善的操作型定義，否則調查結果將無從相互比較，也無法進行重複調查予以驗證。像世界衛生組織發行的國際疾病分類，即嘗試以較客觀的標準來判定疾病之有無，並且予以分門別類；又如英國醫學研究委員會對慢性支氣管炎作了詳盡的問診問卷和判定標準。

　　疾病的操作型定義，即在於設定疾病的診斷準則，此準則可分成「表徵標準」和「病因標準」。表徵標準係指身體之症狀、徵候、病程、用藥反應、儀器檢查等種種屬於臨床的或實驗的診斷依據。病因標準係指疾病發生前的暴露經驗，如鉛中毒、鎘中毒、機動車肇禍等。各種疾病的定義，有的採表徵標準，有的採病因標準，也有併用兩種標準。有些疾病的診斷標準很明確，如肺癌、肝癌等，大都以病理切片作為確定診斷的依據；但也有些疾病的診斷標準，係按一系列的症狀、徵候來組成，端視研究者的需要而定。有的疾病必須所有的條件都滿足，有的疾病只要滿足數個特定的條件即可。無論採用何種準則，都必須一一條列清楚，特別是根據生理測量值來判定的疾病，更需要明確的界定判定有無疾病的測量值標準。

　　從預防醫學的立場而言，早期發現是有效治療的必要條件。多數退行性的慢性疾病，常在出現臨床症狀時，其病變已無法復原。由於很多的疾病在早期均無明顯的症狀，而無法確定的診斷，因此在健康調查，特別是慢性病的盛行率調查，往往需要利用篩檢來作為第一步的病例找尋工作。

篩檢(screening)的定義是：「利用檢驗、測驗、或其他方法，很快地從看似健康的人當中，分辨出可能有病和可能沒病的人。」由於受檢對象並無任何健康問題，因此篩檢的主要目的即在於找出早期的次臨床徵兆，以發現潛伏的疾病或傷害。篩檢陽性的個案，必須再經由進一步的診斷以確定患病與否。篩檢並無法取代醫師的專業診斷。由於篩檢是早期發現疾病的利器，因此它是慢性病次段預防的重點工作。目前在醫學上常用的幾種篩檢方法，如表 5-10 所示。在不同的年齡階段，應該接受的健康篩檢項目也不相同。隨著醫學科技的進步，篩檢工具的發展也日新月異。未來的醫療趨勢將逐漸由病人發現自己有症狀後才去就醫診療，轉變由早期篩檢發現可疑症狀即著手診療。如此將可大幅度提高根治疾病的效果。

表5-10　目前常用的健康篩檢方法

期　　　間	篩　　檢　　項　　目
妊娠期(孕婦)	Rh血型、貧血、糖尿病、毒血症等
妊娠期(胎兒)	染色體異常、細胞酵素異常、發育遲滯、嚴重畸型、孟氏遺傳疾病等
新生兒期	先天代謝障礙、畸型、發育遲滯、血紅素異常等
嬰兒及學齡前期	發育遲滯、斜視、聽力障礙、語言障礙、社會關係及心智障礙、齲齒及齒列缺陷等
學齡期	發育遲滯、弱視與近視、聽力與語言障礙、社會關係及心智障礙、貧血、糖尿病、齒疾、肥胖等
青年期	發育遲滯、近視、貧血、糖尿病、齒疾、肥胖、高血壓等
成人期	運動障礙、青光眼、聽力障礙、酗酒毒癮、貧血、糖尿病、齒疾、肥胖、高血壓、高膽固醇血症、高血脂症、慢性呼吸道疾病、各種癌症等
老年期	運動障礙、白內障、夜盲、黃斑變性、聽力障礙、情緒障礙、貧血、糖尿病、齒疾、肥胖、高血壓、高膽固醇血症、高血脂症、慢性呼吸道疾病、各種癌症等

篩檢係用來作大規模的健康調查，因此必須無侵襲性、迅速、價廉、簡便易行而外，還必須考慮篩檢的效度(validity)、信度(reliability)、成效

(yielding)，亦即可預測性(predictability)。

效度係指篩檢結果與實際有病狀況相吻合的程度。效度可由敏感度(sensitivity)和特異度(specificity)來表示。如表5-11所示，敏感度係指實際上患病的病例當中，有多少人呈現陽性；特異度係指實際上未患病的個案當中，有多少人呈現陰性反應；假陰性率(false negativity)係指實際患病的病例當中，有多少呈現陰性反應；而假陽性率(false positivity)則指實際未患病的個案當中，有多少人呈現陽性反應。假陽性率和假陰性率分別表示篩檢工具的誤差比例。最理想的篩檢工具是敏感度和特異度均達百分之百，也就是假陰性率和假陽性率為零，但是實際上的狀況卻無法如此理想。正如圖5-15所示，一般篩檢工具的測定值，往往是實際患病者的分布曲線，和實際未患病者的分布曲線有重疊的部分存在。如果將判斷標準測定值定為C，則測定值大於C的受檢對象，即判定呈陽性；測定值小於C者，即判定呈陰性。因此敏感度係指測定值為C到D(最大值)的病例數占所有病例數的百分比；而特異度則指測定值為E(最小值)到C的未患病個案數佔所有未患病個案數的百分比。如果將判斷標準設定為A，則敏感度會達到百分之百，但特異度即相對地降低；相反的，將判斷標準設定為B，則特異度會達到百分之百，但敏感度卻相對地降低。從圖中可以明白看到，判斷標準越往右移，則敏感度越低、特異度越高；若越往左移，則特異度越高、敏感度越低。要決定判斷標準的測定值，必須考慮到陽性者

表5-11　篩檢的敏感度、特異度、假陰性率及假陽性率

篩 檢結 果	患病狀況				
	有	無	敏感度 $= \dfrac{\text{實際患病且篩檢陽性人數}}{\text{實際患病病例數}} = \dfrac{a}{a+c}$		
陽 性	a	b	特異度 $= \dfrac{\text{實際未患病且篩檢陰性人數}}{\text{實際未患病病例數}} = \dfrac{d}{b+d}$		
			假陰性率 $= \dfrac{\text{實際患病但篩檢陰性人數}}{\text{實際患病病例數}} = \dfrac{c}{a+c}$		
陰 性	c	d	假陽性率 $= \dfrac{\text{實際未患病但篩檢陽性人數}}{\text{實際未患病病例數}} = \dfrac{b}{b+d}$		

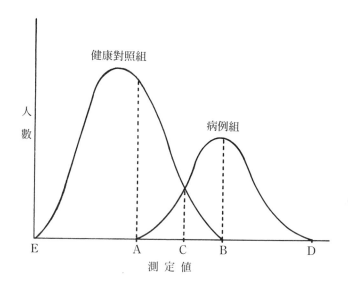

圖5-15　篩檢的判斷標準與效度指標間的關係

確定診斷所需的費用、假陽性可能造成的不必要恐慌、假陰性可能造成病例漏失的嚴重性、定期篩檢的頻數、疾病的盛行率等等。

　　要同時提高敏感度和特異度，可以從改進篩檢工具本身來著手。像糖尿病的篩檢，若以尿糖為篩檢成分，則敏感度和特異度都不高；若以血糖為篩檢成分，則會提高其敏感度和特異度；若以葡萄糖耐力測試為篩檢工具，則敏感度和特異度即會相當理想。

　　除了篩檢工具而外，受檢者的特性，像疾病的嚴重度、病程、併發疾病等，也會影響篩檢的效度。若以STS檢定早期梅毒或第三期梅毒，往往會有假陰性反應出現；而瘧疾、麻瘋、全身性紅斑狼瘡等，往往會造成梅毒檢驗的假陽性反應。選擇篩檢工具時，必須考慮到成本。通常效度越高的工具，其成本也越大。像B型肝炎表面抗原的檢定，RPHA、EIA和RIA等不同方法的成本也大不相同。有時為了提高篩檢的敏感度或特異度，也常同時採用兩種篩檢方法來進行檢定。合用兩種以上工具的篩檢法，可分成兩大類，一是系列檢定(tests in series)，另一是平行檢定(tests in parallel)。所謂系列檢定係指在每一篩檢方法下均呈陽性時，始判定為「陽性個案」；換句話說，在該系列方法中的任何一項呈現陰性，則認定為「陰性個案」。相反的，平行檢定係指在任何一種篩檢方法下呈現陽性，即判定為「陽性個案」，唯有所有篩檢方法均呈陰性，始認定為「陰性個案」。表5-12係以假想的狀況來說明系列檢定有助於提高特異度，而平行檢定則有助於提高敏感度。在系列檢定中，總和敏感度是兩次篩檢之敏感度的乘積，而總和特異度則為1減去兩次篩檢之假陽性率的乘積；在平行檢定中，總和敏感度是1減去兩次篩檢之假陰性率的乘積，而總和特異度則為兩次篩檢之特異度的乘積。

表5-12　系列檢定與平行檢定之總和敏感度與特異度

篩檢方法	效　度	系列檢定		平行檢定	
第一次	敏感度＝90% 特異度＝80%		有病　沒病 陽性　900　200 陰性　100　800 　　　1000　1000		有病　沒病 陽性　900　200 陰性　100　800 　　　1000　1000
第二次	敏感度＝95% 特異度＝95%		有病　沒病 陽性　855　10 陰性　45　190 　　　900　200		有病　沒病 陽性　95　40 陰性　5　760 　　　100　800

總和敏感度：特別　　855 / 1000 = 85.5%　　　　(900 + 95) / 1000 = 99.5%

　　　　　　通式　　$sen_1 \times sen_2 = 0.90 \times 0.95$　　$1 - [(1 - sen_1) \times (1 - sen_2)]$

　　　　　　　　　　$= 85.5\%$　　　　　　　　　$= 1 - [(1 - 0.90) \times (1 - 0.95)]$

　　　　　　　　　　　　　　　　　　　　　　　$= 99.5\%$

總和特異度：特別　　(800 + 190) / 1000 = 99.0%　760 / 1000 = 76.0%

　　　　　　通式　　$1 - [(1 - spe_1) \times (1 - spe_2)]$　$spe_1 \times spe_2 = 0.80 \times 0.95$

　　　　　　　　　　$= 1 - [(1 - 0.80) \times (1 - 0.95)]$　$= 76.0\%$

　　　　　　　　　　$= 99.0\%$

　　通常在決定某一篩檢工具的效度時，往往選取確定診斷的病例若干名，以及確定未患病的健康者若干名，然後來測試該篩檢工具的敏感度和特異度。此時患病與否的診斷依據，即所謂的「黃金標準」（gold standard）。在測知該篩檢工具的效度以後，利用該工具來篩檢調查族群或社區的疾病盛行率時，即可以根據下列公式來調整盛行率觀察值而得到實際值：

$$實際盛行率 = \frac{觀察盛行率 + 特異度 - 1}{敏感度 + 特異度 - 1}$$

　　除了效度而外，信度也是在推廣篩檢方法時必須注意的特性。信度，也稱可靠性，它是指利用相同的篩檢方法，對相同對象進行兩次以上檢定，所得結果的一致程度。影響檢定結果是否一致的因素，包括檢定方法的穩定性（stability）或稱可重複性（repeatability），和受檢對象本身的個體內變異性（intra-individual variability）。篩檢方法的穩定性，受到下列因素的影響：檢驗試劑的純度、期限、保存狀況、批號等；檢體採集的狀況、貯存、運輸、解凍次數等；檢驗機器的精確性、保養、耗損更新、自動化程度等；以及篩檢操作者本人與彼此間的變異性（intra- and inter-observer variation）。在展開篩檢計畫之前，應慎重設計篩檢的詳細程序，以確保該篩檢的穩定性。為了使每次檢驗的品質都能得到控制和保證（quality control and quality assurance），常常在檢驗檢體樣本時，加入陰性對照和陽性對照檢體，以便時時刻刻監視檢驗方法的穩定性。同時為減少篩檢操作者的變異，常常以隨機配組和盲目程序等方式來進行篩檢工作。亦即不讓操作者對於檢體特性有事先的認識，以避免人為錯誤，並提高其謹慎和警覺，減少系統偏差。

　　無論是生理或心理健康狀況的異常，都會呈現個體內變異。像血壓測量值，即會因晝夜、活動狀況、測量姿勢、氣溫、服藥狀況而異，因此世界衛生組織的《心臟血管疾病調查法》（Cardiovascular Survey Method）一書（Rose et al., 1982），即對血壓值的測定有逐步的詳細說明，而且對個體內變異的來源予以細述。表5-10中所列舉的多項篩檢內容，也常會有個體內變異性，必須在測量時特別謹慎小心。利用量表來測定健康信念、態度與行為、智商、記憶障礙時，往往會受到測試情境、維護隱私的焦慮、知識程度的高低等的影響，所以個體內變異性大，而再測信度(test-retest reliability)低。有些研究為了避免時地變異性所帶來的困擾，乃以多次測量的均數來表示其測定值，例如不用隨時尿液(spot urine)而以24小時尿液，來測定尿鈉排泄量，以作為鈉鹽攝取量的測量值。

應用篩檢於盛行率調查時，還必須考慮成效的問題。篩檢成效的高低，決定於陽性預測值(positive predictive value)和陰性預測值(negative predictive value)。所謂陽性預測值係指在調查的族群或社區當中，篩檢呈陽性反應者，有多少百分比是真正有病的人；而陰性預測值則指篩檢呈陰性反應者，有多少百分比是真正沒病的人。由於在測試篩檢工具的敏感度和特異度時，研究者往往以一比一或一比二的比例，選取病例和健康者為測試對象，如此的樣本並不適合用來估計陽性預測值或陰性預測值。換句話說，篩檢的成效只在對社區或族群實施盛行率調查時，才得以估計。

篩檢的成效決定於篩檢工具的效度、受檢對象的選擇性、定期調查的頻率和疾病的盛行率。篩檢工具的敏感度和特異度越高，則陽性預測值和陰性預測值也越高；疾病的盛行率越高，則陽性預測值越高，陰性預測值越低。預測值與篩檢工具效度的關係如表 5-13 所示。當疾病盛行率為10%，而敏感度與特異度均為 0.95 時，陽性預測值和陰性預測值分別為68% 和 99%；至於敏感度和特異度均為 0.75 時，陽性預測值和陰性預測值則分別為 25% 和 96%。盛行率和預測值的關係，如表 5-14 所示。盛行率越高則陽性預測值也越高，但陰性預測值則越低。但是陽性預測值的變化幅度，遠大於陰性預測值。

篩檢的成效也會受到例行篩檢頻率、民眾接受率等的影響。如果該族群和社區經常舉辦篩檢調查，則新個案的發現人數即會相對減少，陽性預測值自然會減低；如果接受篩檢的民眾都是有患病傾向的高危險群，則陽性預測值會因自我選擇的偏差而上升。因此在評估篩檢的成效時，必須十分小心樣本的選擇偏差。在民眾就醫率低、健康警覺差、從未進行全面篩檢的地區，第一次篩檢的成效往往會比往後各次的篩檢爲高。

表5-13 篩檢預測值與效度的關係（盛行率爲10%）

敏感度	預測值	特 異 度					
		0.95	0.90	0.85	0.80	0.75	0.70
0.95	陽性預測值	0.68	0.51	0.41	0.35	0.30	0.26
	陰性預測值	0.99	0.99	0.99	0.99	0.99	0.99
0.90	陽性預測值	0.67	0.50	0.40	0.33	0.29	0.25
	陰性預測值	0.99	0.99	0.99	0.99	0.99	0.98
0.85	陽性預測值	0.65	0.49	0.39	0.32	0.27	0.24
	陰性預測值	0.98	0.98	0.98	0.98	0.98	0.98
0.80	陽性預測值	0.64	0.47	0.37	0.31	0.26	0.23
	陰性預測值	0.98	0.98	0.97	0.97	0.97	0.97
0.75	陽性預測值	0.63	0.45	0.36	0.29	0.25	0.22
	陰性預測值	0.97	0.97	0.97	0.97	0.96	0.96

表5-14 疾病盛行率與篩檢預測值的關係（敏感度和特異度均相同）

疾病盛行率	預測值	敏 感 度 和 特 異 度				
		0.95	0.90	0.85	0.80	0.75
0.001	陽性預測值	0.019	0.009	0.006	0.004	0.003
	陰性預測值	1.000	1.000	1.000	1.000	1.000
0.01	陽性預測值	0.161	0.083	0.054	0.039	0.029
	陰性預測值	0.999	0.999	0.998	0.997	0.997
0.1	陽性預測值	0.679	0.500	0.386	0.308	0.250
	陰性預測值	0.994	0.988	0.981	0.973	0.964
0.5	陽性預測值	0.950	0.900	0.850	0.800	0.750
	陰性預測值	0.950	0.900	0.850	0.800	0.750

　　除了成效而外，在推行篩檢調查時，還必須考慮到先導期（lead time）的問題。先導期是指實施篩檢比未實施篩檢，所能提早發現疾病的時間。如圖5-16所示，B'和B之間的時間間隔即爲先導期。圖中的橫軸係疾病自然史的時間軸，A是指疾病病變開始的時間點，A'是疾病可透過篩檢予以

早期發現的最早時間點，B'是疾病經由篩檢而被發現的時間點，B是疾病因症狀就醫被診斷發現的時間點，C是疾病已達到危險期的時間點，至於D則是因該病而致死的時間點。

就篩檢的立場而言，B'(實際篩檢時間點)能夠越推進到A'(最早可篩檢時間點)，則該篩檢方法的時效性即越好。但是篩檢工具是否真的有助於疾病危害的減少，則視C點而定。C點是指疾病的病理變化過程當中，最晚的可治癒時間點，如果發現疾病的時間已超過C點，即表示疾病已無法治癒。如果C點遠在A'點之前，即表示以目前的篩檢技術，並無法使疾病因篩檢的早期發現而治癒，而代表死亡的D點也未能因篩檢而延後。如果A'點如圖所示在C之前，也就是篩檢技術已能夠提早發現疾病，而使得疾病得以治癒，這樣的篩檢方法才真正有價值。否則篩檢只不過是讓患病者提早得知自己罹患絕症，完全無助於疾病的防治。

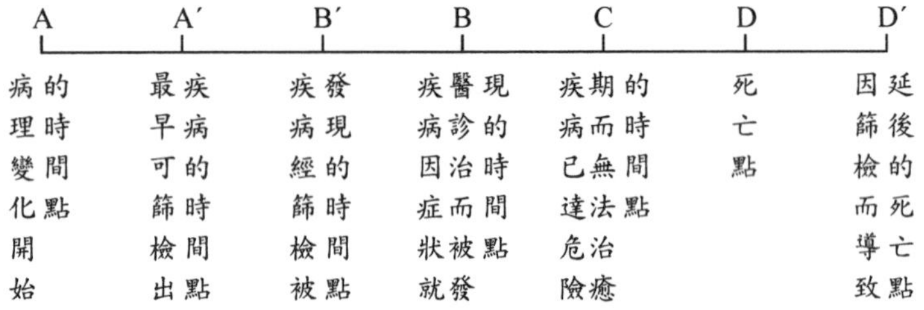

A	A′	B′	B	C	D	D′
病理變化點開始	最早可篩檢時間點出	疾病經篩檢被發現時間點	疾病因症狀就診而被醫診發現時間點	疾病已無法治癒的危險期時間點達	死亡點	因篩檢而導致延後的死亡點

圖5-16 疾病自然史與篩檢的時間關係

以肺癌、肝癌、胰癌等致死率很高而存活率很低的疾病為例，通常B點都是在C點之後，也就是因症狀就醫而被診斷出患有癌症時，往往已經過了有效治療的危險期，因此預後都很不理想。目前醫藥科技的努力，即著眼於研究發展出能在C點以前篩檢出疾病，亦即使A'點能在C點之前。但是在發展出理想的篩檢方法之後，仍有賴衛生教育的推廣，使一般民眾，特別是高危險群，願意接受篩檢，使B'點也能移到C點之前。否則即使A'點在C點之前，B'點卻落在C點之後的話，篩檢工作依然是徒勞無功的。所以篩檢的推廣，提高民眾接受性也很重要。

　　換句話說，要提高篩檢的有效性(effectiveness)，必須兼顧到篩檢工作能否檢出可預防或可介入的早期病變(preventability or intervenability)，該項篩檢工作是否能為民眾踴躍接受(acceptability)，以及推廣篩檢的計畫是否可行(feasibility or applicability)。唯有能早期發現還來得及進行預防介入，不具侵襲性而民眾樂於接受，並且可以在社區中順利推展的篩檢，才可稱之為有效的篩檢。可預防性與可介入性，除取決於篩檢工具的信度、效度而外，也受到醫藥科技發展的影響。可接受性，則會因為篩檢是否會造成生理或心理的侵襲(invasiveness)、受檢方式是否簡單方便、個人隱私是否受到保障、民眾疾病知識是否充實、受檢配合度是否積極等，而有很大的不同。至於篩檢計畫的可行性就是要考慮人力、經費、時間是否允許，檢體採集、處理、運送、貯存是否可以確保品質，篩檢工作可否按時完成並寄發檢查結果報告，陽性個案可否轉介確診與治療，以及成效可否達到預期的目標等等問題。圖 5-17 是一項國人常見癌症篩檢的工作流程圖，其中每一步驟都必須詳細考慮，並以文字說明且整理成工作手冊。唯有一套周密完整的篩檢工作手冊，配合權責明確的工作流程，才可使篩檢計畫順利進展，而提高其有效性。

　　有效果的篩檢計畫，不一定是有效益的。要評論篩檢的效益(cost-benefit)，就是要衡量篩檢工作所投資的人力經費，相對於防治的疾病成效，是否值得。由於生命存亡與生活品質的價值很難以評估，篩檢的效益也不容易衡量。最常見的效益評估方式，是將成本與效益都以等值的金錢來估算。成本方面包括篩檢計畫所應用的工作人力(以工資計算)和材料、民眾受檢花費的交通支出與工時損失等；效益方面包括早期發現所節省的總開支、所挽回的工作人時等。舉個簡單的例子來說：若篩檢婦女子宮頸癌的費用是每次 200 元，而每千名受檢婦癌症及其早期病兆的檢出率為五名，假設平均檢出年齡是 40 歲，而檢出後即可因治療(費用五萬元)而痊癒。我們可以簡單的比較成本效益如下：每一千人的篩檢，總共要花費 $200 \times 1,000 + 50,000 \times 5 = 450,000$ 元；如果每名婦女因檢出治癒，可繼續

工作至65歲才退休，則篩檢所獲得的效益，單單以工作人年計算，即可獲
得總共（65－40）×5＝125人年的工時；若以每年每人的工作所得為30萬
計算，則獲益相當於375萬元。兩者相較，其效益顯而易見。如果再考慮
婦女對於家庭的重要性和教養子女的貢獻，則其效益更大。當然，要更詳
細評估篩檢效益時，還要考慮假陽性與假陰性所造成的損失、不同病程檢
出的治癒率與醫療支出、疾病患者及其家屬的心理負擔等等。近年來，遺
傳篩檢科技的發展，使得多種遺傳疾病可以經由分子與細胞生物學的方法

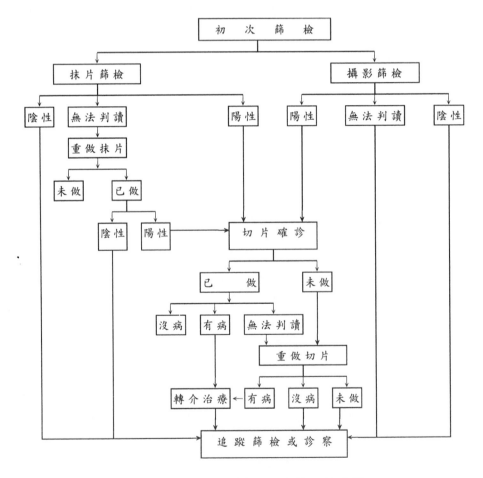

圖5-17　子宮頸癌篩檢計畫的工作流程
（取材自：陳等，1995a）

加以篩檢，但在評估成本效益時，卻引發了人權保障、隱私維護、保險給付、醫療糾紛、非法墮胎等道德倫理、社會規範，與法律制定的問題。

　　篩檢計畫的評估是相當困難的工作，因此在預防醫學與公共衛生的立場上，如何從次段預防的早期發現適切治療，進一步推進到初段預防的健康促進與特殊保護，將是未來的一大挑戰；這也說明了流行病學與衛生決策之密切關係，圖5-18是衛生決策的流行病學模式，其中說明了在分析衛生政策時，宜從人類生物學、環境生態學、行為科學，以及醫療保健體系等各層面來考慮；而流行病學的方法及其所提供的資訊，則有助於設計並評估具體可行的決策與執行。

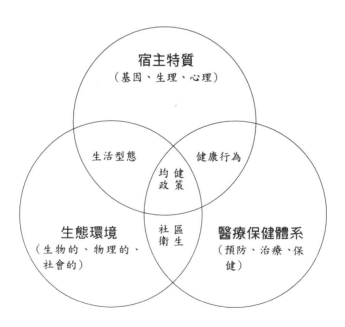

圖5-18　衛生決策的流行病學考量

一般參考讀物

陳建仁

1983 《流行病學》，二版(臺北市：伙伴出版社)。

1988 《流行病學原理與方法》〔陳拱北預防醫學基金會，公共衛生學〕(臺北市：巨流出版社)。

Abramson J. H.

1979 *Survey Methods in Community Medicine: An Introduction to Epidemiological and Evaluative Studies*, 2 nd ed (Edinburgh: Churchill Livingstone).

Alderson M.

1976 *An Introduction to Epidemiology* (London: MacMillan Press Ltd.).

Benensen A. S. (ed.)

1995 *Control of Communicable Diseases Manual*, 16nd ed (Washington DC: American Public Health Association).

Last M. J. (ed.)

1986 *Maxcy-Rosenau Public Health and Preventive Medicine*, 12 nd ed (Norwalk CT: Appleton-Century-Crofts).

1988 *A Dictionary of Epidemiology*, 2 nd ed (New York: Oxford University Press).

Lilienfeld D. E., Stolley P. D.

1994 *Foundations of Epidemiology*, 3rd ed (New York: Oxford University Press).

MacMahon B., Pugh T. F.

1970 *Epidemiology: Princoples and Methods* (Boston: Little, Brown and Company).

Mausner J. M., Kramer S.

1985 *Mausner & Bahn Epidemiology: An Introductory Text*, 2 nd ed (Philadelphia: W. B. Saunders).

Miettinen O. S.

1985 *Theoretical Epidemiology* (New York, Wiley).

Morrison A. S.

1985 *Screening in Chronic Disease* (New York: Oxford University Press).

Page R. M., Cole G. E., Timmreck T. C.

1995 *Basic Epidemiological Methods and Biostatistics: A Practical Guidebook* (Boston: Jones & Bartlett Publishers).

Rothman K. J.

　　1986　*Modern Epidemiology*（Boston: Little, Brown and Company）.

Sackett D. L., Haynes R. B., Tugwell P.

　　1985　*Clinical Epidemiology: A Basic Science for Clinical Medicine*（Boston: Little, Brown and Company）.

第六章
描述流行病學——團體層次的相關研究

　　藉著高危險群的辨明和致病因子的探討，流行病學提供了病、傷、殘、亡預防的基礎。要闡明危險因子與疾病之間的相關，可從兩種不同層次的研究著手，一是團體層次的相關研究，一是個體層次的相關研究。描述流行病學除了估計疾病發生狀況而外，更進一步比較不同團體間發生率的差異，來初探疾病的危險因子。純粹只著眼於傷、病、殘、亡發生率估計的流行病學研究很少，因為再進一步按不同人、事、時、地、物來比較發生率的不同，即可以了解傷、病、殘、亡如何防治的可能方向與措施。描述流行病學與分析流行病學的主要差別，在於前者係以團體作為研究的單位，其所蒐集與分析的是團體屬性的相關性；後者係以個體作為研究的單位，其所蒐集與分析的是個體屬性的相關性。舉例來說，描述流行病學是研究分析鄉鎮之肝癌發生率與其 B 型肝炎帶原率的相關性，而分析流行病學是研究分析個人有無罹患肝癌與其是否 B 型肝炎帶原者的相關性。

　　病、傷、殘、亡發生率的描述，必須從人、時、地三方面來進行，也就是要說明何人於何時、何地發生何病？藉著比較不同人群在不同地區、不同時間的發生率，有助於推敲疾病可能的危險因子。擬定致病的假說、提供個體研究的線索。描述流行病學的資料來源及其分析方法，已詳述於本書第四章，本章中將著重於描述資料的闡釋，以及推測致病假說的方法。

第一節　人：宿主特性、生活習慣與風俗文化

任何疾病、傷害、殘障、死亡的發生，都緣自於人和環境互動。宿主的生理、心理、社會人口學特徵、生活飲食習慣、風俗文化等，都和疾病的發生息息相關。任何流行病學研究，都需要考慮到年齡、性別、種族、教育程度、職業、婚姻狀況、社會經濟地位、飲食攝取、活動量、家庭因素等等的影響。有的是著重在直接分析這些因素對疾病的影響，有的則在間接控制這些因素，再分析危險因子與疾病相關性的可能干擾。

年齡對於健康事件的發生，可以說是影響最大。幾乎任何一種疾病、傷害、殘障、死亡的發生都和年齡有關。比較年齡別發生率的差異，有助於探討致病因子的特性；在研究其他因素和疾病的關係時，更是應該考慮年齡可能造成的干擾而予以標準化。

年齡對不同疾病發生的影響並不相同。圖6-1是1995年台灣地區年齡別全死因、癌症、腦中風、事故傷害死亡率。從圖中很明顯的可以看出，全死因係呈丁字型曲線，亦即嬰幼兒期死亡率高，逐漸降至5~14歲的最低點，再漸升至40歲，然後呈幾何級數增加。癌症與腦中風的年齡別死亡率曲線都是隨年齡增加而增加，但事故傷害則在青年期和老年期呈現雙高峰曲線。由於年齡不僅會影響疾病的發生，也會影響疾病的嚴重度、就醫率、痊癒率、殘障率和致死率。因此在解釋年齡差異時，必須考慮所分析的健康指標是如何受到年齡的影響。譬如死亡率的年齡差異，可能來自發生率的不同；但也可能是嚴重度與就醫狀況不同，以至致死率有所差異；也有可能是致死率和發生率都一樣，只是不同年齡層的死亡診斷與死因歸類迥異所致。圖6-2是台灣地區子宮頸癌的發生率與死亡率的年齡別曲線，兩者有很大的差異，發生率與死亡率的年齡高峰不同，這可能導因於不同年齡層子宮頸癌的致死率不同，也就是說中年婦女發生率高，但致死率低；而老年婦女發生率稍低，但致死率卻甚高，以至死亡率反而以高齡婦女較高；

但也有可能是在中年發生的子宮頸癌患者，經治療後存活到老年，又再復發不治而死。傳染病的血清流行病學研究，也必須注意到盛行率會因抗體類型不同而異。IgG抗體的陽性率係反映累積感染率的指標；而IgM抗體的陽性率則是最近六個月到一年的新感染率。台灣地區的巨細胞病毒與EB病毒之年齡別IgG抗體陽性率，隨年齡增加而增加；但IgM陽性率，卻隨年齡增加而減少（Chen et al., 1991b），這表示大多數的巨細胞病毒與EB病毒的感染，都是發生在嬰幼年時期。

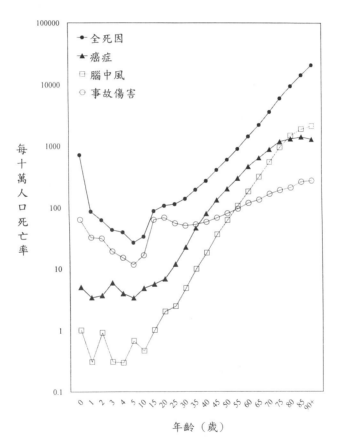

圖6-1　台灣地區1995年之全死因、癌症、腦中風、
　　　　事故傷害年齡別死亡率

（取材自：衛生署, 1996）

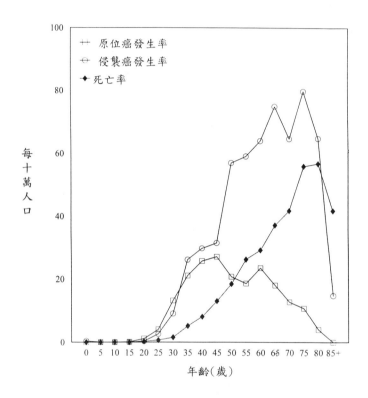

圖6-2　台灣地區1994年女性子宮頸癌年齡別死亡率和發生率
（取材自：衛生署, 1997）

　　傳染病發生率的年齡差異，除了因受到自然感染或接受疫苗接種所產生的免疫力，使得不同年齡的感受性與發病率不同而外；也可能因為不同年齡的疾病嚴重度不同，以致發病率不一樣。尤其是幼兒與老人，往往對致病微生物較敏感，因此有較高的肺炎球菌、沙門氏桿菌、金黃色葡萄球菌等疾病的發生率。雖然他們受到致病微生物感染的機會，和其他年齡群可能相同，但是發病的狀況卻有很大的差異。疾病嚴重度也影響到就醫率的不同，而造成年齡別報告疾病發生率的差異。疾病診斷的正確性，也會因年齡而異，特別是幼兒與老人的死因診斷往往比較草率，如老邁、心肺衰竭、惡體質、猝死等意義含糊的死因，較易被使用於這些人的死因診斷書上。由於老年死者經常同時併發多項疾病，因此在填寫死亡診斷書時，往往較其他年齡層容易產生錯誤歸類。為了避免高年齡死因不正確的影響，研究者也常在計算死因別累積死亡率或年齡標準化死亡率時，只計算到74歲，甚至於69歲。

　　疾病的年齡別發生率呈現雙高峰的現象，是相當值得重視的。這種現象可能是該疾病本體、實際上包括了兩種全然不同的疾病，因此雖然在臨床表徵上極為相像，也必須小心探討；也可能是相同的致病原，但其發生的病灶並不相同，例如台灣地區的結核病死亡率呈現0~4歲和70歲以上兩個年齡高峰，實際上0~4歲的死因是結核性腦膜炎和粟粒性結核病，而70歲以上的死因是肺結核居多，隨年代的增加雙高峰曲線的0~4歲高峰已經消失；雙高峰曲線也可能是兩種不同病因引起相同的疾病所致，像白血病的發生率雙高峰曲線，可能說明兒童期的高峰以遺傳性或感染性的病因為主，而成年期的高峰與環境或職業暴露有關。視網膜胚細胞瘤的家族性與散發性病例之年齡發生率差異，早由Knudson(1971)提出所謂的雙擊模式(two-hit model)來解釋，如今已確知視網膜胚細胞瘤的基因是抑癌基因(tumor supressor gene)，這是經由年齡別發生率曲線的研究，引發致癌機轉的重要發現的範例。

　　退化性疾病(degenerative disease)的年齡別發生率曲線，常常隨著年齡的增加而上升。這種現象可能是隨著年齡的增加，危險因子的暴露累積量也隨之增加；也可能是變性疾病的誘導期(induction period)甚長，所以在暴露於危險因子之後，需要經過長時間的病理變化而發病於中老年；也可能是由於老化過程中的生理機能障礙隨年齡而增加，而導致變性疾病的發生。這需要配合流行病學的發現，從事基礎生物醫學的研究，才可以完全了解。就不同癌症的年齡別死亡率曲線來看，不同癌症的年齡曲線差異，如圖6-3所示，這現象顯示不同癌症之最初暴露於致癌物的時間可能不同，也顯示不同癌症之誘導期長短有別。值得注意的是我國南方居民好發的癌症，像肝癌、鼻咽癌和子宮頸癌的死亡率年齡曲線，和肺癌、胃癌、結腸癌比較起來，有偏早發生的情形。

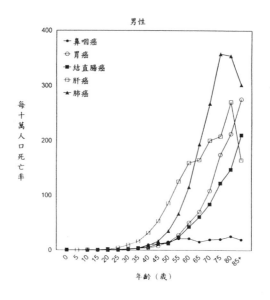

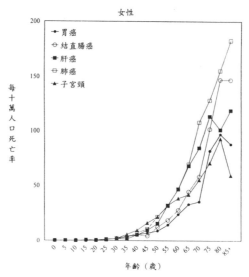

圖6-3　台灣地區1994年男女性之肝癌、鼻咽癌、子宮頸癌、
　　　　肺癌、胃癌、結腸癌之年齡別死亡率
（取材自：衛生署,1997）

　　性別也是疾病、傷害、殘障、死亡的重要危險之一。一般說來，女性的死亡率低於男性，但疾病率卻高於男性。這可能是因為女性比較自覺有病而勤於就醫，所以能夠早期診斷、適切治療而不易致死；而男性常常延誤就醫，以致死亡率高。表6-1是台灣地區不同死因之性別死亡率，從表中可以看出，大多數的死因都是男高於女。若就不同部位癌症的死亡率來比較，男女性比例偏高的癌症包括口腔癌、食道癌、鼻咽癌、肝癌和肺癌，詳如表6-2所示。

　　疾病的性別差異，不外乎來自下列四個原因：性聯遺傳、內分泌差異、環境暴露不同，和生活習慣不同。像血友病、色盲、G-6-PD缺乏症等X-聯鎖的遺傳病，都是男性發生率高於女性。內分泌的差異，可能造成男女缺血性心臟病發生率的不同，似乎雌性素會保護停經前的婦女較不易罹患缺血性心臟病。男女性B型肝炎帶原者的肝細胞癌發生率的差異，除了可以內分泌的不同加以解釋而外，男性自工作環境或生活習慣中，暴露於較多的致癌物，亦是很可能的原因。至於男性之食道癌、喉癌和口腔癌遠高於女性的原因，很可能和抽菸、喝酒、嚼檳榔等習慣有關（Hung et al., 1997）。但是，值得注意的是，台灣地區肺癌年齡標準化死亡

表6-1 台灣地區1995年重要死因之男女性死亡率

死　因	死亡率（每十萬人口）		性比例
	男　性	女　性	
惡性贅瘤	152.1	89.0	1.7
腦血管疾病	75.9	56.4	1.3
事故傷害	88.6	31.8	2.8
心臟疾病	60.2	45.2	1.3
糖尿病	30.2	38.0	0.8
慢性肝病及肝硬化	30.3	11.0	2.8
高血壓性疾病	12.3	12.3	1.0
結核病	11.8	3.0	3.9

（取材自：衛生署, 1996）

表6-2　台灣地區1994年重要癌症年齡標準化死亡率之性比例

| 癌症部位 | 年齡標準化死亡率（每十萬人口） | | 性比例 |
	男性	女性	
口腔	6.42	0.91	7.7
鼻咽	5.54	1.99	3.0
食道	5.68	0.59	10.1
胃	13.29	6.60	2.1
結、直腸	11.37	8.52	1.4
肝	36.19	11.20	3.6
胰	3.51	2.59	1.5
肺	28.93	12.90	3.1
膀胱	3.10	1.23	2.6
白血病	3.35	2.46	1.5

（取材自：衛生署, 1997）

率之性比例，僅只2.0，遠低於歐美國家的性比例。雖然台灣地區男性的抽菸率和歐美各國男性相近，台灣地區女性的抽菸率卻遠低於歐美各國女性。這種矛盾的現象，暗示台灣女性的肺癌致病因子，可能相當特殊，值得探討。就病理發現而言，台灣女性肺癌係以腺癌居多，而歐美女性之肺癌卻以類上皮細胞癌較多，或許腺癌與類上皮細胞癌的危險因子不盡相同，才導致台灣地區的肺癌性比例偏低。烏腳病盛行地區居民的癌症累積死亡率(cumulative mortality)，無論是肺癌、肝癌、膀胱癌或腎臟癌，都是男性遠高於女性，如圖6-4所示。但是若以台灣地區全人口為標準人口，來估計烏腳病盛行地區各癌症之年齡(間接)標準化死亡比(standardized mortality ratio, SMR)，卻是女性高於男性。這可能是台灣地區全人口，亦即標準人口的肺癌等之死亡率均是男性遠較女性為高，因此一旦用SMR來分析烏腳病盛行地區居民的死亡率時，男性之SMR即可能因此而低於女性。

　　利用台灣地區各癌症死亡率為基準，先推算烏腳病盛行地區居民各癌症之多餘死亡率(excess mortality)，再以Armitage-Doll的多階段模式來估計砷的終生危險性時，卻發現無機砷引起的肺癌、肝癌、膀胱癌或腎癌的終生危險性，是男女相當近似的(表6-3)。因此在選擇危險性指標時，必須考慮到不同指標的可能限制，必須小心闡釋。

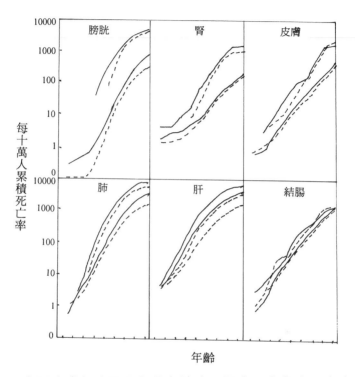

圖6-4　烏腳病盛行地區及台灣之肺癌、肝癌、皮膚癌、膀胱癌、
腎癌和結腸癌之累積死亡率

（取材自：Chen et al., 1985）

表6-3　每天每公斤體重食入 10μg 無機砷引起肺癌、肝癌、
膀胱癌和腎癌的終生危險性

癌 症 部 位	男性危險性	女性危險性
肺　癌	1.2×10^{-3}	1.3×10^{-3}
肝　癌	0.3×10^{-3}	0.4×10^{-3}
膀胱癌	1.2×10^{-3}	1.7×10^{-3}
腎　癌	0.4×10^{-3}	0.5×10^{-3}

（取材自：Chen et al., 1988）

　　特別的性經驗也會造成男女性在疾病率上的差異，像後天免疫失全症候群（AIDS），即較好發於男性之同性戀者。性病發生率的男女差異，也可能導因於接受和利用醫療服務的差異，如果男性和女性的就醫率不同，則被診斷出罹患性病的發生率也不一樣。有些性病的臨床表徵，使得男性比女性容易被診斷出來。由於不同性別的疾病嚴重程度和發病期間也可能並不相同，因此以盛行率而不用發生率來比較性別的疾病率差異時，要注意男女性的發病期間，亦即痊癒率和致死率，要相近才行。

　　由於大多數的族群，女性老年人口數遠較男性爲多，因此在進行性別疾病率或死亡率比較時，必須先進行年齡標準化。但是有些疾病，例如高血壓等的盛行率，卻在50歲以前是男性高於女性，50歲以後是女性高於男性，這種交叉現象即不適用標準化盛行率來作比較，否則會使人忽略不同性別之高血壓盛行率，隨年齡增加而增加的斜率並不相同，如圖6-5所示。

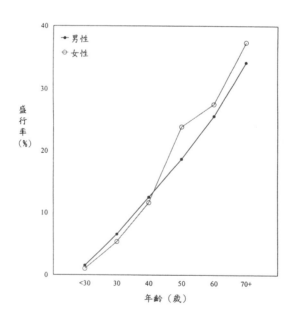

圖6-5　台灣地區六鄉鎮區男女居民之年齡別高血壓盛行率
（取材自：Chen et al., 1988）

　　民族團體(ethnic group)係指有共同血統、籍貫、風俗習慣、宗教信仰的一群人，這包括種族、同鄉、宗教聚落和民族部落等。種族一向是流行病學研究的重要主題。就癌症的年齡標準發生率而言，有的癌症有明顯的種族差異，有的則否。以台灣地區而言，山地鄉的胃癌死亡率，即較平地鄉鎮偏高(陳等,1996)。這固然有部分可歸因於診斷與治療的延誤，導致致死率較高；但也可能與山地鄉居民的酗酒或飲食習慣有密切相關；至於是否和種族遺傳基因的差異有關，則尚待探討。以居住在舊金山的各種族癌症發生率來看，華人有顯著高於黑人、白人和日本人的肝癌和鼻咽癌發生率，日本人則有顯著高於其他種族的胃癌發生率。華人之子宮頸癌發生率高於其他種族，而華人之乳癌及前列腺癌發生率則低於其他種族。菲律賓人之白血病發生率則高於其他種族。同樣的，這些種族差異究竟是歸因於遺傳基因或風俗習慣的不同，仍須要進一步研究(表6-4)。

　　同樣的，在比較種族疾病率或死亡率的差異時，必須考慮不同種族同年齡與性別的分布是否相同，必要時要加以標準化。此外，諸如就醫率的

表6-4　美國舊金山灣區1978-1982年不同種族之各種癌症年齡標準化每十萬人口死亡率

癌症部位	性別	白人	黑人	華人	菲律賓人	日本人
鼻咽癌	男	0.2	0.3	6.6	2.2	0.6
	女	0.1	0.2	4.0	0.8	0.0
胃癌	男	3.3	4.9	4.0	2.5	12.9
	女	1.6	2.4	2.7	1.8	6.1
肝癌	男	0.9	1.7	8.4	5.6	4.7
	女	0.4	0.8	1.9	1.4	1.5
結腸癌	男	9.8	7.4	11.0	8.4	15.8
	女	8.0	11.1	9.1	5.6	11.8
乳癌	女	29.5	26.6	22.1	26.9	27.7
子宮頸癌	女	3.0	5.7	6.1	5.5	3.4
前列腺癌	男	16.0	21.2	6.6	17.9	8.7
白血病	男	3.0	2.2	2.5	3.6	2.3
	女	2.1	2.6	1.5	3.4	1.6

(取材自：IARC., 1987)

差別、診斷正確性與治療及時性的不同、報告完整性的差異等因素，也常會造成種族間健康事件發生率的不同。這些其他干擾因素所可能帶來的觀察誤差，在闡釋種族差異時，需要一一加以檢視。舉個例來說，山地鄉的就醫率、疾病診療品質、疾病報告率等，可能要比平地鄉鎮偏低。黑人的皮膚發疹，要遠比白人不易診斷。

種族差異的原因，大致上可分為遺傳基因、生理特質、心理行為和生活習慣等幾類。客家人的溶血性貧血發病率偏高，係由於其G-6-PD缺乏症的缺陷基因頻率較高；黑人的鐮形血球貧血較常見，即是其致病基因頻率較高所致。一般說來，如果致病基因屬於體染色體顯性或是X染色體基因，而且症狀很明顯的話，要辨明種族差異是緣自於遺傳基因的不同，並不困難。但若致病基因為隱性，或是疾病症狀不明確，則很難斷定遺傳基因的影響。在某些狀況下，遺傳基因並不直接導致疾病率的種族差異，而是間接造成的。例如膚色可能會造成種族間皮膚癌發生率的不同，亦即有色人種的皮膚癌較白人偏低，很可能係皮膚黑色素會減少紫外線對上皮細胞的侵害所致。這些生理特質的探討，有助於找尋有效的疾病預防措施，而不必由困難的基因改變來著手。像避免過度日曬，或塗防曬油以阻絕紫外線，即可減少白人的皮膚癌。

種族之發病率差異，有些係導因於遺傳和環境的互動，像中國人好發鼻咽癌，很可能是由於遺傳因素和幼年期環境暴露的共同作用所造成。最近的假說指出鼻咽癌的易感性基因，可能位於人類第六染色體上的HLA基因附近；在幼年期食用廣東鹹魚或醱酵豆類食品，也會增加鼻咽癌的危險性(Chen et al., 1988d)；至於EB病毒潛伏感染(latent infection)的再激活，也可能和鼻咽癌的發生有密切相關。華人好發肝細胞癌的原因，也很相似於鼻咽癌，亦即除了肝炎病毒感染，特別B型肝炎病毒表面抗原帶原狀況而外；黃麴毒素的不慎攝食、抽菸酗酒的長期習慣，甚至於遺傳基因都有可能是華人肝細胞癌發生率偏高的危險因子(Chen et al., 1997)。

傳染病發生率的種族差異，有時和遺傳或體質並無重要相關，而是導因於感染年齡因社會經濟地位和生活環境不同而異。在小兒麻痺疫苗問世

以前，黑人罹患麻痺型小兒麻痺的發生率，顯著低於白人。這是因為黑人
往往因生活環境較差，而較白人更容易在年紀很小的時候即受到感染；而
小兒麻痺往往在年紀越大時受到感染，越容易出現麻痺型症狀。EB病毒的
感染，會造成黑人的Burkitt's淋巴瘤、華人的鼻咽癌和白人的傳染性單核細
胞過多症（infectious mononucleosis）。這種種族間臨床表現的差異性，也很
可能和不同種族感染EB病毒的年齡有關。由於種族差異的成因相當複雜，
任何疾病一旦呈現出明顯的種族差異時，研究者應從各方面來探討其可能
的解釋，以免失之武斷。

　　籍貫與疾病間的關係，也常是流行病學家常研究的主題。籍貫既可分
析幼年生活環境與特殊風俗習慣對疾病的影響，也有助於闡明遺傳基因的
可能作用。舉個例來說，台北市公保聯合門診中心健康檢查個案的B型肝炎
表面抗原帶原率的研究發現，不同籍貫的健檢個案，其帶原率有相當的差
異，如圖6-6所示，不同籍貫的帶原率與該地區的肝癌死亡率呈明顯的相
關。國內外研究一致發現多數帶原者皆是在幼年期，亦即研究對象尚未離
開出生地以前，即感染到B型肝炎病毒，所以籍貫別帶原率，可以反映出出
生地的B型肝炎病毒盛行狀況。

　　台灣地區的人口統計資料皆未按籍貫別加以列表分析；按年齡性別分
組統計的籍貫別人口資料，僅見於人口普查報告等少數統計文獻，因此在
研究上相當不方便。至於在台灣地區出生的居民，除了可按父親籍貫設籍
之外，也可按出生地設籍。未來的籍貫研究，必須就父母親籍貫去詳細查
詢，較能得到正確之結果。特別是像B型肝炎帶原狀態等垂直感染的疾病，
母親的籍貫甚至比父親的籍貫有更密切的相關。

　　氏族部落是和籍貫很近似的特性。不同氏族的傳染病或慢性病的盛行
率或發生率，常常不相同。B型肝炎表面抗原的帶原率，在台灣本島一向是
以山地鄉為最高，閩南、客家次之，而其他省籍最低（Chen et al., 1990d）。
但在蘭嶼地區的帶原率則相當低，而且和曾經到過台灣本島的經驗有密切
關係（You et al., 1990）。比較不同山地氏族部落的疾病率，有助於了解疾病
的發生是緣自於地理環境、生活習慣或遺傳基因的影響。由於氏族部落的

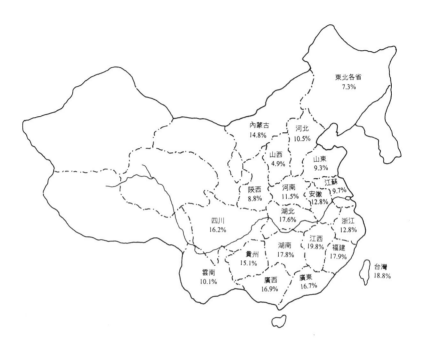

圖6-6 台北市公保健康檢查個案的籍貫別B型肝炎表面抗原帶原率
（取材自：Beasley et al., 1982）

生活環境比較均質穩定，而且因族內通婚而致基因頻率保持相當的固定性，因此遠比籍貫更適於進行病因探討的推論。目前對氏族部落的研究，較不受重視的原因，不外乎其人口數太小，疾病率變化大而不穩定；醫療資源缺乏，疾病診斷較不正確；語言文化迥異，田野調查進行不易。台灣地區胃癌死亡率相當一致地在各山地鄉偏高，其受遺傳基因、自然環境、飲食攝取與生活習慣的影響，孰重孰輕尚待研究。至於Kuru症的研究，則是相當有趣而重要的典型研究，透過流行病學的調查以及基礎醫學的研究，發現這種和吃人習俗有關的疾病，實際上是傳染性病原引起的慢性神經病變(Gajdusek, 1977)。B型肝炎表面抗原的發現，也緣自於對澳洲土著所進行的一項研究，在當年的血清免疫學研究中，稱其為「澳洲抗原」(Blumberg et al., 1965)。後來的研究才證實它是引發肝炎的病毒之外套抗原。Gajdusek和Blumberg兩人也因此得到諾貝爾獎。

　　宗教和文化背景以及種族有十分密切的相關，也常被用來作為畫分民族團體的指標。像美國的愛爾蘭、義大利與南美的移民大都信奉天主教，而英國與北歐的移民大都信奉基督教，但是天主教與基督教信徒的疾病發生狀況的差異，已逐漸減少。猶太教與安息日教會的信徒，則有較不同的疾病分布。像猶太婦女的子宮頸癌發生率顯著偏低、安息日教會信徒多種癌症以及心臟血管疾病發生率皆偏低，都是很著名的例子。前者被懷疑可能和猶太教的割禮有關，後者則與安息日教會之查禁用菸酒及飲食偏重蔬果的習慣有關。

　　宗教與疾病的關係，除了因教義的約束，導致生活飲食習慣不同而外；因教內通婚頻率之提高，也導致遺傳基因的均質穩定。此外，宗教信仰也會導致死亡原因診斷上的偏差，在自殺被視為禁忌的宗教地區，其自殺率有可能會被人為低估。總而言之，若研究結果發現氏族團體的疾病率差異，必須從研究資料的正確性，不同氏族團體在干擾因素上的可比較性，氏族團體內的均質性加以辨別，然後再探討其成因是地理環境、風俗習慣或遺傳基因的單獨或共同作用。

　　社會經濟地位常被用來畫分不同的社會階層。要決定一個人的社會經濟地位，往往要從職業、教育、居住區、收入等因素一併考慮。由於社會經濟地位是整個生活面的總和，它常常會在流行病學研究中加以探討。不同的社會經濟地位，會有不同的疾病發生率和死亡率。社會經濟地位越低，多種傳染病之發生和死亡率也往往越高。這可能和其生活環境擁擠、營養攝取不足、醫療資源欠缺有關。但社會經濟地位與疾病的因果時序性，並不完全是如此容易辨明的。精神病的盛行率往往會隨社會經濟地位越高而越低，有兩種不同的假說被用來解釋這種現象：一是孕育說，也就是認為社會經濟地位偏低的生活狀況，會孕育精神病的發生（Faris & Dunham, 1939）；一是變遷說，也就是認為精神病或是其發病傾向皆可能會導致失業，而使得社會經濟地位向下變遷（Goldberg & Morrison, 1963）。追蹤研究要比斷代研究更適於辨明疾病與社會經濟地位的因果時序性，但如果兩者間係呈相因相成的因果循環，則很不容易下定論。事實上，精神病與社會經濟地位很可能彼此間互成因果，導源於遺傳基因和環境因素的互動。值得注意的是，社會經濟地位的差異，也會造成精神病就醫求診上的不同，因此只根據醫院診所的病人資料來比較不同社會經濟地位的精神病發生率，往往會有嚴重的偏差。

由於不同研究對於社會經濟地位的定義與測量並不一致，所以在分析社會經濟地位與疾病之關係時，常常受到限制。因為社會經濟地位是屬於多項特性組成的綜合指標，所以要闡釋其引發疾病的真正機轉相當困難，當然更不容易針對它而設計任何有效的疾病預防措施。換言之，改變社會經濟地位要比防治疾病更困難。舉個例來說，要改進貧民區的社會經濟，比對貧民幼童實施全民預防接種還要艱辛。

職業除了經常作為社會經濟地位的指標而外，職業上的特殊暴露，如生物性、化學物理性、甚至社會性病因的暴露，往往會導致特定疾病的發生。諸如暴露於砷的鍊銅礦工人，會有較高的肺癌發生率（Chen et al., 1997d）；阿尼林染料接觸工人，會有較高的膀胱癌發生率；長期暴露於二氧化矽的工人，常會罹患矽肺症；工作壓力偏高的航管員，往往有較高的高血壓和消化性潰瘍發生率；農民較易罹患炭疽病等人畜共通疾病等。一旦能夠發現職業中的何種暴露與疾病發生有關，則很容易藉著減少或避免暴露而預防疾病的發生。

一般說來，職業團體是探討致病因子的理想研究對象。因為職業工人暴露於致病因子的劑量往往千百倍於一般人口，所以很容易辨明有害的致病因子。但是由於各類職業工人所佔全人口比例甚低，所以整體而言，職業對全人口疾病發生的重要性，反而低於抽菸酗酒和飲食攝取等日常生活的危險暴露。以歐美國家人民的癌症為例，只有低於5%的癌症係導因於職業暴露，但卻有高於30%的癌症係導因於抽菸（Doll & Peto, 1981）。

雖然職業暴露與疾病發生的相關性有時相當明確，如石綿與間皮細胞瘤的相關性。但有時卻會面臨所暴露的危險因子相當複雜的困擾。舉例來說，煉焦廠工人除暴露於各種多環烴類以外，也暴露於懸浮微粒、硫氧化物和氮氧化物等；台灣地區之農藥廠工人也經常會暴露於各式各樣的農藥，較少只暴露於單劑農藥。因此要判定何類特定化學成分與疾病發生有關時，即相當困難。

除此之外，在解釋職業與疾病的相關時，必須考慮「健康工人效應」（healthy worker effect），也就是一個人的健康狀況會影響他本人的職業選擇，理想的職業往往是健康良好的人才能爭取到，也唯有健康良好的人會長期地從事該職業。因此只根據工廠現有員工進行疾病的調查，必須考慮是否有病者較會離職，或是較健康者才會被任用，必要時也追蹤調查留職的員工之健康狀況。許多職業與疾病間的相關，有時並不是導因於特殊的工作環境暴露，而是從事該職業者的生活習慣；有時則是環境暴露與生活習慣兩者的交互作用所造成，像石綿與抽菸引起肺癌的協同作用。此外，不同職業工人的就醫率不同，也有可能造成偏差，必須小心。

婚姻狀況的資料既容易獲得，分類也相當明確，因此經常當作流行病學研究的主題。大多數的死亡率都會依下列的次序而遞增：已婚→單身→喪偶→離婚。這種婚姻狀況別的死亡率差異，有三種可能的解釋：結婚和職業一樣，是有相當高的自我選擇性，有可能健康狀況較差或有次臨床症狀的人，比較少結婚；也可能是生活狀況較危險或經常暴露於危險因子的人，較常保持單身；也有可能是婚姻狀況不同的人，生活方式不一樣，以致疾病發生狀況也不相同。所以在解釋婚姻狀況與疾病的相關性時，必須深入探討。

舉例來說，已婚者之精神病住院率低於離婚、鰥寡和單身者，很可能是已婚的精神病患會有配偶在家照顧，而單身、離婚和鰥寡的精神病患者比較容易被送醫住院治療；也可能有精神疾病傾向的人，比較會保持單身或是與其配偶離婚；離婚或鰥寡的壓力也可能會導致精神病的發生。

婚姻狀況的資料，也常被用來共同生活的環境對於夫婦兩人的健康影響。夫妻兩人共同罹患同樣疾病，包括傳染病和慢性病的機會，往往比期望值為高。夫妻罹患相同疾病的原因，既可能緣自於共同生活環境的影響，也有可能體質或個性較接近的男女雙方，比較容易結婚匹配所致。夫妻間性傳染病的一致，很明顯由於接觸傳染所致。子宮頸癌較好發於已婚婦女，而少見於未婚婦女，特別是修女，可能和性經驗的有無有關；至於乳癌則常見於單身婦女，而少見於已婚婦女，這可能是內分泌的平衡有關。

由於結婚生育的緣故，婦女們也會因懷孕和分娩而罹病，諸如流產及其併發症、子宮外孕或早期剝離、妊娠毒血症、出血過多、血栓栓塞等。懷孕常會使潛伏的疾病(如糖尿病)發作，或使既有疾病(如高血壓)惡化。

許多小兒的疾病，常常會因家庭人數的多寡、胎次、母親年齡而有不同的發病狀況。胎次可能和新生兒分娩時間、懷孕與分娩併發症、出生後的新生兒照顧等有關；而分娩時間的長短、併發症的有無、新生兒照顧的良窳等，都有可能影響幼兒發病率的高低。

家族聚集的傾向，既可能導因於家庭環境內共同生活的暴露經驗，也可能緣自於家族內遺傳基因的相似性。要辨明家族聚集的真正成因，必須從各方面加以探討。如果疾病的發生率在短短的二、三十年內即有明顯的改變，則該疾病由遺傳因子扮演重要角色的可能性較低；如果疾病的發生率會因胎次或雙親而有明顯差異，則該疾病受遺傳因素的作用也較小。因為一般而言，族群的基因頻率在沒有顯著的演化動力——亦即突變、淘汰、遷移和漂變——時，會保持相當穩定的平衡狀態，而不會有明顯的升降。由於雙親的基因是隨機而獨立分配到各胎次的子女身上，因此其所生子女的遺傳基因型應與胎次無關；同樣的，雙親年齡也與基因的隨機獨立分配無關。遺傳性疾病若呈現顯著的胎次差異，有可能導因於：(1)該遺傳病的發病年齡偏高，以致胎次高(出生較晚)的子女，即使帶有疾病基因，也因尚未達發病年齡，而尚未被發現有病；(2)該遺傳病之胎兒，受到子宮內淘汰(intrauterine selection)的機率因胎次不同而異，以致不同胎次的發病率會有所差異；(3)一旦低胎次子女發現有遺傳病時，即不再繼續生育，而子女未患遺傳病會繼續生育，以致整個族群高胎次之遺傳病發生率偏低。若雙親年齡也和遺傳病有相關性存在，有可能雙親年齡與胎次有明顯相關，以致上述影響胎次別遺傳病發生率的因素，也會影響到雙親年齡別的遺傳病發生率。

　　要分析胎次與疾病的相關性，有兩種不同的方法，一是傳統的病例對照研究，亦即按病例組與對照組本人的胎次當作危險因子，以評估胎次與疾病的相關性。這種分析方法並未考慮研究對象的兄弟姊妹數的多寡，如果疾病率和家庭子女數有相關的話，利用病例對照研究法於胎次與疾病相關性分析時，即會產生偏差。另一種分析胎次與疾病相關性的方法，是直接分析家庭中所有兄弟姊妹的胎次與疾病有無的關係，因此不會受到兄弟姊妹數多寡的影響。但是這種方法必須要有完整的兄弟姊妹發病狀況，而且父母也不再生育子女時，才能適用；否則往往會高估高胎次的發病率。

　　如果疾病和胎次有關的話，必須小心解釋該相關。首先要辨明該相關不是導因於疾病和兄弟姊妹數、雙親年齡、社會經濟地位、種族、宗教信仰的相關。由於這些社會人口學的因素往往和胎次以及疾病都有關，也會因此造成胎次與疾病間的假相關。如果在考慮上述因素後，胎次與疾病確實仍有相關存在，則可能有下列三類環境因素可以用來解釋此現象：(1)產前環境、(2)周產期環境，與(3)產後環境。新生兒的出生體重以及Rh血型不合引起的死產率，都隨胎次的增加而增加，這兩者均和產前環境有關。胎次的增加會使母體供應胎兒營養的機轉更健全；但胎次的增加卻使Rh陰性的母體產生Rh的抗體價提高。周產期環境的影響，以第一胎最重要，這是因為第一胎分娩不易、產程較長、併發症較多所致，第一胎的動脈導管閉鎖不全症偏高，即可能因分娩時時間較長、缺氧狀況較久，以致影響動脈導管的閉鎖。產後環境是影響不同胎次之健康狀況有異的重要原因。胎次不同，雙親的育兒心態和教育方法、家庭經濟、傳染機會，也會不一樣。胎次和性格的關係，即可以產後環境的影響來解釋。

　　一般而言，胎次越高的子女，其出生時的雙親年齡也越大。母親年齡或父親年齡與疾病的相關，也常常用病例對照研究法來分析。要辨明到底是胎次或母親年齡對疾病的影響孰重孰輕，可以按胎次別母親年齡別的發病率來分析。不同母親年齡層的唐氏症盛行率，並未隨胎次增加而增加；但是不同胎次層的盛行率，卻隨母親年齡的增加而增加，標準化盛行率也顯示疾病和母親年齡較有相關，而和胎次無關。在唐氏症或類似的染色體異常疾病研究中，必須小心染色體異常的胎兒，可能只有一小部分會活產下來，而相當多的畸胎往往會流產或死產。因此任何危險因子與此等染色體異常疾病的相關，必須辨明該危險因子係導致染色體異常，抑或僅僅導致畸胎容易活產而已。

染色體的異常，可能來自環境危險因子暴露所造成；也可能是染色體有遺傳上的易感性，而較容易有自發缺陷產生；更可能是環境與遺傳的互動所造成。像這類的疾病，很難說是遺傳病或環境病，也就是不易辨明是先天或後天(nature vs. nurture)的影響。遺傳因子是影響疾病發生的重要宿主特性，要辨明遺傳因子是否在疾病的致病機轉扮演角色，有下列多種流行病學方法可以採用：(1)種族差異、(2)移民比較、(3)家族聚集分析、(4)疾病與遺傳病或遺傳標記的相關性分析、(5)分離分析、(6)雙胞胎研究、(7)血緣親子與收養親子相似性比較、(8)細胞與分子生物標記之連鎖分析。

如果不同種族間的發病率有明顯的差異，而此等差異又不是自然環境或風俗習慣所造成；各地的移民，無論居住在何種環境下，均有相當一致的發病率；病患的家族之疾病發生率，遠大於一般族群；該疾病與遺傳疾病或遺傳標記有顯著相關；分離分析也符合孟氏遺傳特性，或是根據多因子遺傳模式所估計的遺傳度(heritability)達顯著意義；同卵雙胞胎的一致性(concordance)或相似度(similarity)遠高於異卵雙胞胎；血緣親子間的一致性或相似度，遠大於領養親子；特定DNA或mRNA或基因產物確實與疾病有相關，而且連鎖分析發現其位於特定染色體的特定基因座；則該疾病是遺傳病的可能性即大大增加。

一般而言，退行性疾病，像癌症和心臟血管疾病，都需要經過長期而多階段的致病過程，而每一過程都可能會受到環境或遺傳因子的交互作用影響。在此種多因子致病機轉下，是很難斷言遺傳與基因的作用孰重孰輕。更合適的說法，應該是環境與遺傳相輔相成。

除了遺傳基因而外，宿主的生活習慣，也是和疾病的發生有密切關係。像飽和脂肪的攝取與缺血性心臟病、抽菸酗酒與癌症、運動量與肥胖症等的相關，都是很好的例證。由於生活習慣的資料往往必須進行個案訪視才能獲得，而現有的人口與健康統計公報，少有關於個人生活習慣的資料，所以在描述性流行病學研究中較少被探討。

性格和行為特質也是影響疾病發生的重要宿主特性。A型行為類型（behavior type A）的人，有較高的缺血性心臟病發生率，即是一例。特殊的性格或行為特質，常常會和特殊的生活習慣有密切的相關。因此在闡釋性格或行為特質與疾病的相關時，必須要考慮該相關係導因於其他生活習慣因素的二次相關，或是兩者間確實有因果相關存在。

第二節　地：國際比較、城鄉差異與地區叢聚

了解疾病的地理分布，不僅有助於設計並推動因地制宜之衛生保健措施，也有利於疾病致病因子的探討。描述疾病地理分布的研究，可從政府例行收集之人口與生命統計報告，或是特定調查資料來著手。政府統計資料雖然容易獲得，但在應用與分析時，必須注意資料的完整性和正確性是否會因地而異，並且要考慮行政區域是否和自然地緣的畫分一致。特別是比較國際間或城鄉間的疾病發生率異同時，必須要特別注意資料完整性與正確性的可比較性（comparability），以辨明疾病率的不同並不是資料偏差所造成。

一般說來，在分析疾病危險因子時，以自然地緣來分區要比行政分區更合適；在設計衛生保健工作時，則以行政分區較方便。以自然地緣畫分的區域，往往具有特殊的自然環境特徵，例如氣候、溫度、溼度、高度、緯度、土質、地形、植被和水源等。這些因素往往會影響疾病的發生率。再者，毗鄰地區的天然屏障往往會導致種族間的隔離，而使得兩地區居民

的遺傳基因、風俗民情、經濟活動、醫護設施或污染狀況迥異。舉例來說，長江自古為我國的天險，它對疾病的分布自然有所影響。B型肝炎病毒外套抗原亞型的地理分布，長江以北的外省籍同胞是以adr亞型較高(78%)，台灣本省籍同胞則以adw較多(91%)，而長江以南的外省籍同胞，則介於兩者之間(Sung & Chen, 1977)。

如果行政區域包括各個自然環境或經濟發展狀況不同的分區，在描述研究時，必須按照各分區來分析資料較合適。如果多個行政區域係屬於相同自然環境或經濟發展狀況，則在分析時可以合併為一。換句話說，各比較地區間應異質性越高越好，而地區內應均質性越高越好。

國家是地理流行病學研究的最重要行政單位。幾乎每個國家都例行收集出生、死亡等生命統計資料，以作為施政之參考。國際間死亡率或發生率的比較，不僅常被用來評估各國衛生保健工作之良窳，也常被用來研究疾病的危險因子與致病機轉。一般而言，傳染性疾病的大流行，往往會在不同時間蔓延至不同國家，因此很容易找出最初感染源，以及散布途徑。像世界性的流行性感冒大流行即是很好的例子；但是慢性疾病的國際差異就不會如此明顯。如就研究觀點而言，正由於大多數的慢性病病因並不明確，國際間的比較恰好可用來探討致病因子之作用。

圖6-7是全癌症、肝癌、鼻咽癌、肺癌、胃癌、結腸癌發生率之國際比較。從圖中可以看出不同癌症的發生率有不同的國際變異。華人以肝癌、鼻咽癌較其他國家遍高甚多，日本人則是胃癌發生率高居各國之冠。雖然男性華人的肺癌發生率偏低，但是女性華人的肺癌發生率卻居各國之中間偏高。肺癌之男女性比例在華人最低的事實，值得進一步加以研究。

就全球B型肝炎病毒外套抗原(HBsAg)陽性率與原發性肝癌高發生率的分布來看，兩者相當一致(Szmuness, 1978)。撒哈拉沙漠以南的非洲和東南亞的HBsAg陽性率最高，而北美與西歐最低；而肝癌發生率也是以中、南非洲和東南亞最高，而美國與中、西歐最低。由此流行病學資料，顯示B型肝炎和原發性肝癌有密切相關。

全癌症

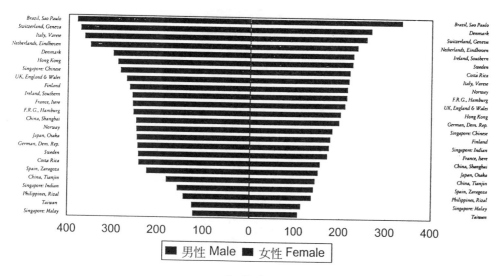

鼻咽癌

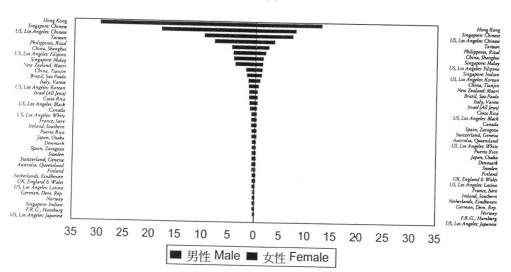

圖6-7 全癌症、鼻咽癌、胃癌、結腸癌、肝癌、肺癌
之年齡標準化每十萬人口發生率之國際比較

（取材自：陳等，1996）

胃癌

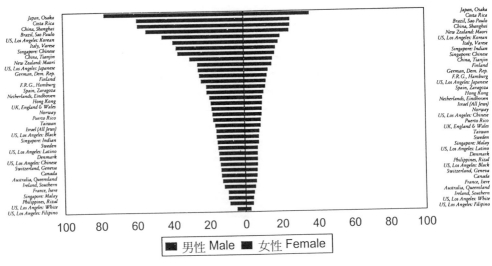

結腸癌

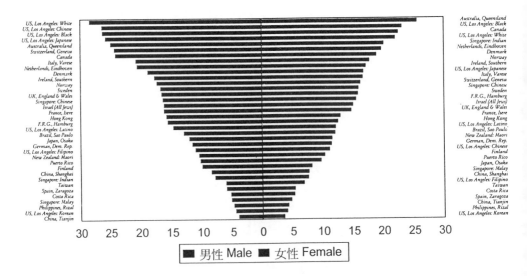

圖6-7　全癌症、鼻咽癌、胃癌、結腸癌、肝癌、肺癌之
年齡標準化每十萬人口發生率之國際比較（續）

（取材自：陳等, 1996）

肝癌

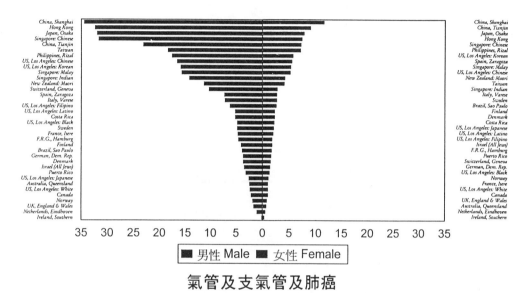

氣管及支氣管及肺癌

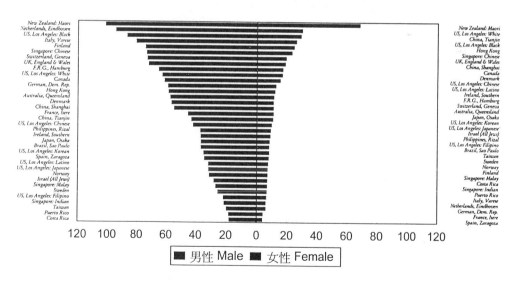

**圖6-7 全癌症、鼻咽癌、胃癌、結腸癌、肝癌、肺癌之
年齡標準化每十萬人口發生率之國際比較（續）**

（取材自：陳等，1996）

　　乳癌和子宮頸癌的國際比較也很有助於病因的探討。從圖6-8可以看到很明顯的對比，亦即乳癌的發生率在歐美國家較高，而子宮頸癌的發生率則以亞洲及南美國家較高，兩者的國際分布正好相反。歐美各國乳癌發生率的偏高，可能和其動物性脂肪攝食過量有關；而亞洲及南美子宮頸癌發生率的偏高，可能和人類乳突病毒的感染率偏高有關。

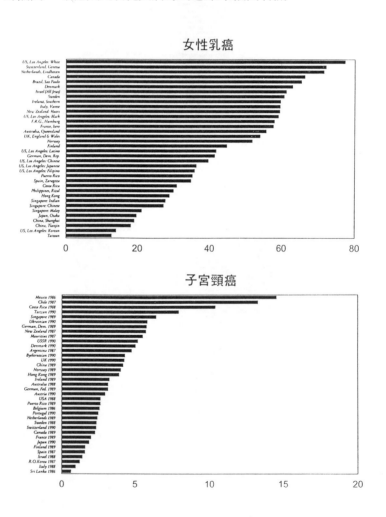

圖6-8　乳癌和子宮頸癌年齡標準化每十萬人口發生率之國際比較

（取材自：陳等, 1996）

　　除了癌症外，心臟血管疾病的國際比較，也提供了很多重要的資料，促進對缺血性心臟病危險因子的了解，像血膽固醇濃度與缺血性心臟病的相關即是一例。在此類的生態相關研究中，依變項通常是疾病或死亡的年齡標準化發生率，而獨立變項則是從研究地區選取相當數目的居民，以其生理測量值之平均值作爲全族群的代表值。此等獨立變數的適用性，需視研究對象是否足以代表該地區的居民群體而定。圖6-9是台灣地區八鄉鎮之肝癌與HBsAg盛行率之生態相關研究，從圖中可以看出HBsAg帶原狀況只能解釋一部分肝癌死亡率的地理變異（$r^2 = 0.51$），在 HBsAg 帶原率相近（20%）的地區，肝癌死亡率卻有相當差距。其他環境因素，像黃麴毒素暴露、酗酒、抽菸等之盛行狀況，都值得深入探討。

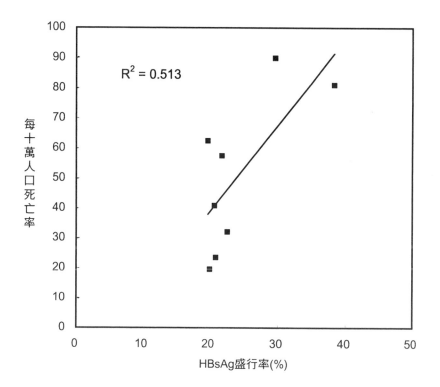

圖6-9　台灣地區八鄉鎮之肝癌死亡率與HBsAg盛行率之生態相關研究
（取材自：Chen et al., 1997b）

利用現有資料來比較同一國家內不同地區的疾病發生率，也可以促進疾病危險因子的探討。研究地區的畫分原則，應是區間越異質而區內越同質越好。一般說來，畫分越細，越能顯示疾病率的差異；但也不可以細分到各地區的發生率因人口數太小而有很大的變異。中國大陸的癌症死亡率地圖，係以縣市作爲單位製作而成。從該地圖中可以很明顯地看到肝癌高死亡率地區，均聚集在浙江、江蘇、福建、廣東、廣西、海南和台灣等東南省份的沿海縣市，這些地區均有溫暖潮溼的地理環境。雖然中國大陸的HBsAg陽性率，以長江以南省份高於長江以北省份，但該陽性率之差異，並無法完全解釋肝癌在中國大陸的明顯地理差異（Beasley et al., 1982）。

台灣地區的癌症死亡率地圖，則是以鄉鎮區爲單位製作而成（陳等，1996）。從該地圖中，也可以明顯地看到肝癌高死亡率地區，分別聚集在東北角的北宜交界各鄉鎮、山地鄉、西部沿海、烏腳病盛行鄉鎮和澎湖。各鄉鎮區的HBsAg陽性率差異，並無法完全解釋這種死亡率的變異。除了在烏腳病盛行地區的高肝癌死亡率，已知和飲水含砷有關而外；山地鄉的高死亡率可能和酗酒有關，西部沿海沙岸鄉鎮與澎湖的高死亡率可能和黃麴毒素暴露有關（圖6-10）。

烏腳病盛行地區居民，除了前述的肝癌死亡率偏高而外，其膀胱癌、皮膚癌、腎臟癌、肺癌和結腸癌的死亡率也顯著地高於全台灣地區人口，而且年齡標準化死亡比（SMR）均遠大於150（圖6-11）。在進一步的研究當中，分析了314個鄉鎮區的飲水含砷量和癌症死亡率的生態相關（ecological correlation），結果發現飲水含砷量與膀胱癌、腎臟癌、肝癌、肺癌、皮膚癌和前列腺癌有顯著相關，如表6-5所示。爲了調整都市化和工業化程度可能帶來的干擾，再進一步利用複迴歸分析，同時將飲水含砷量、工業化指標和都市化指標列入迴歸方程式中，如下所示：

$$Y = \beta_0 + \beta_1 \cdot X_1 + \beta_2 \cdot X_2 + \beta_3 \cdot X_3$$

其中Y是各鄉鎮之年齡標準化癌症死亡率，X_1是井水含砷濃度（ppm），X_2是都市化指標，而X_3則是工業化指標。在估計迴歸係數時，由於各鄉鎮區的觀察人年數多寡相差甚大，所以利用加權最小平方法（weighted least square）來進行迴歸係數的估算。從表6-6可以看出，在調整都市化與工業化指標之井水含砷量仍然與膀胱、鼻腔、肝、肺、腎、皮膚、前列腺等之癌症的發生有顯著的相關。

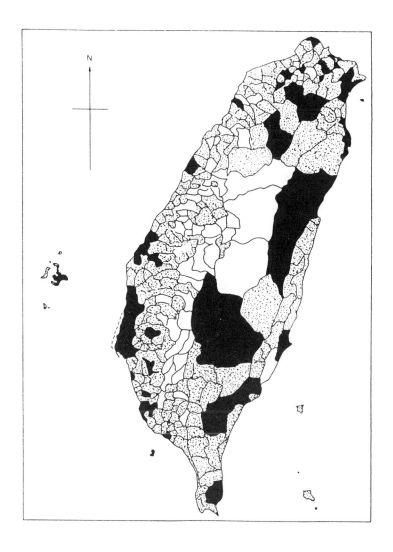

圖6-10　台灣地區鄉鎮區別肝癌年齡標準化死亡率

（取材自：Lin et al., 1986）

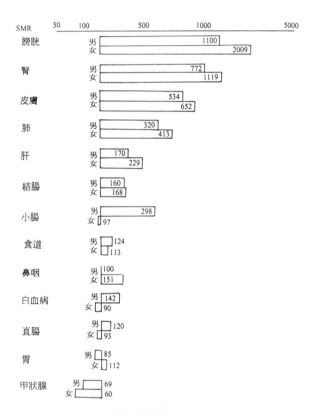

圖6-11　烏腳病盛行地區居民各種癌症之年齡標準化死亡比
（以全台灣人口為標準人口）
（取材自：Chen et al., 1985）

表6-5　台灣地區314鄉鎮區之飲水含砷量與各癌症
年齡標準化死亡率之生態相關係數

癌症部位	生 態 相 關 係 數	
	男	女
肝	0.28	0.21
鼻腔	0.22	0.20
肺	0.20	0.31
皮膚	0.25	0.28
膀胱	0.41	0.43
腎	0.34	0.42

（取材自：Chen et al., 1990）

表6-6　台灣地區314鄉鎮區之各癌症年齡標準化死亡率之複迴歸分析[+]

癌症部位	迴　歸　係　數 * （標　準　誤）	
	男	女
肝	6.8(1.3)	2.0(0.5)
鼻腔	0.7(0.2)	0.4(0.1)
肺	5.3(0.9)	5.3(0.7)
皮膚	0.9(0.2)	1.0(0.2)
膀胱	3.9(0.5)	4.2(0.5)
腎	1.1(0.2)	1.7(0.2)
前列腺	0.5(0.2)	—

* 井水含砷量每增加0.1ppm所相對增加的年齡標準化每十萬人口死亡率。
　（取材自：Chen et al., 1990）
[+] 調整工業化指標與都市化指標。

　　城鄉差異的比較，也常被用來分析自然環境或社會經濟發展對於疾病的影響。直接接觸或呼吸傳染的疾病，往往比較不易在鄉村散播；相反的，人畜共通傳染病，則以鄉村較常見。近年來，由於交通便捷、工商發達、市區拓展，城鄉疾病發生狀況的差距逐漸縮小。台灣地區的肺癌、胃癌、肝癌、胰臟癌等死亡率都呈現明顯的城鄉差異。城鄉的差異，有的導因於醫療服務品質與疾病診斷技術的良窳不同，有的源自於都市化與工業化造成的環境污染的程度有別，有的可歸之於城鄉居民生活飲食習慣的差異。在判定城鄉疾病率差異的原因時，一定要考慮各相關因素是否具有可比較性，以免因偏差而下錯結論。如表6-7所示的城鄉差異，肺癌可能與工業化與都市化污染較有關，胃癌、肝癌則與抽菸、酗酒及飲食習慣較有關，胰癌則與診斷好壞相關較高。

　　地區聚集也是地理流行病學的主題，傳染病的點圖法（spot map）分析即是一例。流行病學之父的 John Snow 在1854年所進行的霍亂研究，即利用點圖法來分析霍亂病例的聚集狀況，從圖6-12可以看到多數病例均聚集在水栓A附近，而其他水栓附近的居民則很少發病。而且B、C水栓附近的病例，大多均到A水栓取水飲用，Snow即因此而推論霍亂的發生與飲水有關。該水栓之把柄被拆除以禁止民眾繼續飲用後，霍亂病例數即大形減少。

表6-7　台灣地區1982-1991年男性各種癌症年齡標準化
每十萬人口死亡率之城鄉比較

癌症部位	院轄市	省轄市	市　鎮	平地鄉	山地鄉
全癌症	133.5	129.5	127.3	122.9	139.0
鼻咽	4.8	5.4	5.7	5.4	11.0
胃	17.6	16.0	16.8	15.8	34.9
結腸	6.6	6.3	5.9	5.5	3.0
肝	32.2	32.5	30.2	30.4	34.5
胰	3.9	3.4	3.2	2.5	2.4
肺	27.6	26.6	25.2	23.1	16.1
前列腺	2.7	2.2	2.1	1.8	1.0
膀胱	2.9	2.9	2.9	2.7	1.9
腎	1.7	1.5	1.3	1.1	0.7

（取材自：陳等, 1996）

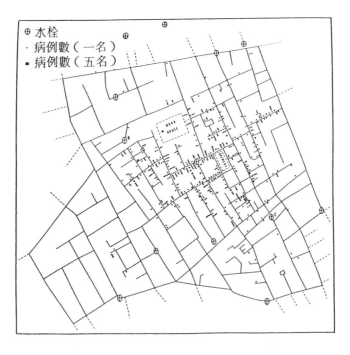

圖6-12　倫敦黃金廣場在1854年8月至9月間的霍亂病例分布狀況

（取材自：Snow, 1936）

減少。後世的流行病學家，常以 "Handle has been removed" 來說明疫病之蔓延已受到遏止，傳染的關鍵途徑已被中斷，以紀念這段佳話。雖然點圖法是研究小地區疾病爆發的可行方法，但在使用這方法時，必須注意地圖中的人口分布要相當平均才行，也就是點圖中所看到的病例聚集，不應只是該聚集地區人口密度較高而已。

　　除了傳染性疾病會因共同傳染源或傳染途徑而呈現地區聚集而外，慢性疾病也會因環境或風俗的特殊性而造成地區聚集。像台灣地區全面推廣食鹽加碘以前，常見有地方性甲狀腺腫大的小地區流行，如竹東鎮即是盛行的地區。烏腳病的地理分布，更顯示出地區聚集的特性。圖6-13是北門、學甲、布袋、義竹等四個鄉鎮的烏腳病盛行率分布，烏腳病高盛行率的村里，均聚集在沿海上升海岸。高盛行村里的居民，都使用深井水，或是併用深井水和淺井水。圖6-14是飲用不同水源之村里的每千人口烏腳病盛行率。其中以只用深井水的村里盛行率最高，併用深井水和淺井水的村里次之，只使用淺井水的村里則無任何烏腳病病例發生；而且北門、學甲、布袋和義竹的盛行率，也有依次遞減的趨勢。進一步的研究發現深井水的含砷量相當高，而且如表6-8所示，井水含砷量與烏腳病盛行率之間，呈現明顯的劑量效應關係。無論男性或女性，都有相同的結果，而且在不同的年齡層也有劑量效應關係。但是為什麼飲用深井水的人當中，每千人最多只有80人發病？是否深井水中除了含砷量偏高而外，尚有其他物質是致病因子？這些物質的濃度是否也與烏腳病發生率呈現劑量效應關係？都值得再深入探討。有關烏腳病的病例對照研究將於第七章詳述，以說明在個人層次的砷與烏腳病的關係。

　　以地區作為研究單位的生態相關研究，往往會遇到生態誤謬（Susser, 1973）的困擾，亦即在大地區觀察到的危險因子與疾病間的相關，不見得在小地區或個人層次觀察到同樣的相關性。如果在不同的地理分區層次都看到一致的相關，即可加強危險因子與疾病之間的因果性。例如，烏腳病和多種癌症都和飲水含砷量呈現顯著相關，無論在縣市層次、鄉鎮層次或村里層次都相當一致（Tseng, 1977; Chen et al., 1985），甚至在個人層次也有劑量效應關係存在(Chen et al., 1986; Chen et al., 1988b)。因此就流行病學的觀點而言，砷的致癌性和致動脈硬化性是相當確鑿的。但無論是癌症或動脈硬化的病理變化和致病機制都是多階段多因子(multistage and multifactorial)的，因此除了砷以外，很可能也會存在有其他的危險因子。幾乎所有的慢性病，都很少像傳染病一樣，只有單一或少數主要危險因子存在。

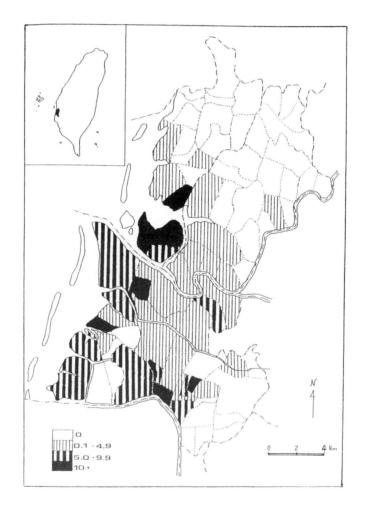

圖6-13 北門、學甲、布袋、義竹四鄉鎮之村里別每千人口烏腳病盛行率
(取材自：陳, 1996)

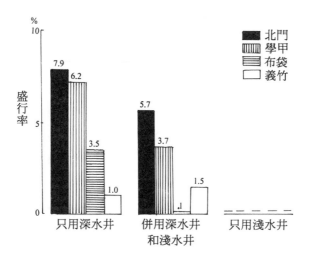

圖6-14　北門、學甲、布袋、義竹四鄉鎮之飲用不同水源村里
的每千人口烏腳病盛行率

（取材自：Chen et al., 1996）

表6-8　飲水含砷量與烏腳病盛行率（每千人口）之劑量效應關係

性別	年齡	飲　水　含　砷　量　（ppm）		
		＜0.30	0.30-0.59	≧0.60
男	20-39	4.6	16.9	14.2
	40-59	10.1	33.0	70.7
	60+	43.8	47.4	80.6
女	20-39	4.6	10.7	14.1
	40-59	10.8	31.1	15.8
	60+	14.1	22.1	38.9

（取材自：Tseng, 1977）

　　家庭是流行病學研究上最小的地理單位。由於家庭成員擁有相近的遺
傳基因與生活環境，以及親密的群居生活，因此不少的傳染病和慢性病都
呈現明顯的家族聚集的現象。要判斷某一疾病是否有家族聚集的狀況，可
利用發病率和二項式分布公式來檢定。表6-9是6,323戶家庭中的結核病病
例數，其中有653戶家中人口數只有一人，952戶有兩人，1,450戶有三人，

1,624戶有四人，而1,644戶有五人；若以家中得病人數來看，有4,838戶無人得病，1,323戶一人得病，147戶兩人得病，14戶三人得病，而只有1戶四人得病。總共觀察的21,623人當中，共有1,663名得到結核病，由此可推算出疾病率 p 等於0.077，亦即1,663除以21,623得來。至於不得病的機率 q 為0.923(1－0.077)。根據p、q值，可以按二項式分布來推算不同得病人數的期望家庭數。以家庭中有四名成員的1,624戶為例，其中沒有人、一人、兩人、三人、或四人得結核病的家庭數，應如下式所列的1,178.7、393.3、49.2、2.7和0.1：

$$N \times (p+q)^n = N \times (p^n + np^{n-1}q + \frac{n \cdot (n-1)}{1 \cdot 2} p^{n-2} q^2$$

$$+ \cdots\cdots + \frac{n \cdot (n-1)}{1 \cdot 2} p^2 q^{n-2} + npq^{n-1} + q^n)$$

$$= 1624(0.923 + 0.077)^4$$

$$= 1178.7 + 393.3 + 49.2 + 2.7 + 0.1$$

表6-9　6323戶五口以下的家庭中結核病發生狀況

家庭中的結核病例數	家庭中的人口數					計	結核病病例總數
	1	2	3	4	5		
0	588 (602.7)*	756 (811.0)	1,110 (1,140.2)	1,179 (1,178.7)	1,205 (1,101.2)	4,838 (4,833.8)	0
1	65 (50.3)	187 (135.3)	311 (285.3)	374 (393.3)	386 (459.3)	1,323 (1,323.5)	1,323
2		9 (5.7)	28 (23.8)	63 (49.2)	47 (76.5)	147 (155.2)	294***
3			1 (0.7)	8 (2.7)	5 (6.7)	14 (10.1)	42
4				0 (0.0)	1 (0.3)	1 (0.4)	4
5					0 (0.0)	0 (0.0)	
計	653	952	1,450	1,624	1,644	6,323	1,663
家庭人口總數	653	1,904**	4,350	6,494	8,220	21,623	

*　括弧內的數值為期望值，其計算方法見文章說明。
**　1904＝952×2，餘類推。
***　294＝147×2，餘類推。

　　按照上述的方法，可以推算出各類成員數家庭中，不同得病人數的期望家庭數，如表6-9中的括弧內的數字所示。在6,323家庭中，沒有人、一人、二人、三人、四人或五人得病的期望家庭數分別爲4,833.8、1,323.5、155.2、10.1、0.4和0.0。進一步利用卡方檢定，可得知期望家庭數與觀察家庭數之間並無顯著差異，如表6-10所示。易言之，結核病在此例子中，並無家族聚集的現象。如果疾病呈現明顯家族聚集的現象，則家中得病人數較多的家庭數會遠超過其期望值。

　　除了傳染病而外，像癌症與心臟血管疾病等常見的慢性病，也會有家族聚集的現象。中國人好發的鼻咽癌，即有明顯的家族聚集現象。表6-11是347對鼻咽癌病例及其配對社區健康對照之一等親的鼻咽癌發生率比較，從表中可以看到病例組的2,436名一等親當中，有20人得到鼻咽癌，其發病率爲每千人口8.2人；而對照組的2,337名一等親當中，只有1人得到鼻咽癌，發病率僅爲每千人口0.4人，兩者間的相對危險性高達19.2。

表6-10　結核病家族聚集之卡方檢定

家庭內結核病例數	實際家庭數(O)	期望家庭數(E)	$(O-E)^2/E$
0	4,338	4,833.8	0.00
1	1,323	1,323.5	0.00
2	147	155.2	0.43
3	14 }15	10.1 }10.5	1.93
4	1	0.4	
合　計	5,823	6,323	2.36

　　自由度＝3，卡方值＝2.36，0.5＞P＞0.3。

表6-11　347對鼻咽癌病例及其配對社區健康對照之一等親的鼻咽癌發病率

組　別	一等親人數	鼻咽癌病例數	發病率	相對危險性
病例數	2,436	20	8.2	19.2
對照組	2,337	1	0.4	1.0

　　（取材自：Chen et al., 1990b）

家族聚集的現象，可能緣自於家庭內共同分享的環境暴露或遺傳基因，或是兩者的交互作用。要辨明家族聚集是否可能由環境因素所造成，可以觀察家族中疾病患者的發病時間是否有聚集現象。如果該疾病的家族患者大多集中在一段時間內發生，而其發病年齡相差甚大，則該疾病由環境因素，如傳染性病原，引起的可能性較大。即使家族性疾病的分離分析結果，發現符合單一孟氏基因的遺傳模式，並不一定表示該疾病係由遺傳基因所引起，特別是發病率極高的疾病，其因環境因子所造成的家族聚集現象，往往有可能符合孟氏遺傳模式。但是反過來說，遺傳因子所引起的疾病，則一定會呈現明顯的家族聚集；而且該疾病在各親等的發病率，不會隨著年代的不同而異。

流行病學家和遺傳學家一樣，在調查家族的疾病狀況時，喜歡比較病例之各親等的疾病率，父系與母系親屬的疾病率差異，以及男女比例等問題。孟氏遺傳的疾病率，在各親等間的發病率，係隨親等增加而呈等比例的遞減；但有些疾病在各親等的發病率，則呈不等比例的遞減，這些疾病大多數屬於多因子遺傳疾病(multifactorial inherited disease)。孟氏遺傳疾病與多因子遺傳疾病病患之兄弟姊妹，罹患該疾病之相對危險性，如表6-12所示。多因子遺傳疾病係屬於環境與遺傳兩因子共同作用的疾病，其發病的傾向(liability)呈現常態分布，而該傾向值大於特定閾值時才會引起疾病。

表6-12　孟氏遺傳疾病與多因子遺傳疾病患者之兄弟姊妹
發病之相對危險性

族群疾病發生率 (g)	兄弟姊妹發病之相對危險性		
	體染色體顯性疾病 ($1/2g$)	體染色體隱性疾病 ($1/4g$)	多因子遺傳疾病 ($1/\sqrt{g}$)
0.100	5.0	2.5	3.2
0.050	10.0	5.0	4.5
0.010	50.0	25.0	10.0
0.005	100.0	50.0	14.1
0.001	500.0	250.0	31.6

（取材自：Emery, 1976）

利用病例家族各親等的疾病率與族群一般人口的疾病率，可以推算該疾病的遺傳度(heritability)。遺傳度係指疾病發生狀況的變異當中，有多少百分比可歸因於遺傳因子，遺傳度的數值介於1和0之間。如果遺傳因子可以完全解釋疾病變異，則遺傳度爲1；如果遺傳因子無法解釋任何疾病變異，則遺傳度爲0。上述鼻咽癌的家族聚集現象，經推算得知其遺傳度爲0.55。

　　疾病的發生如果有地理上的差異，可能歸因於當地居民的特殊風俗習慣、宗教信仰、社會經濟狀況、遺傳基因或種族團體等，在本章第一節當中已經討論過這些人文特徵和疾病的可能相關。疾病分布的地理差異，也可能是自然環境所引起。要判斷地理環境是否會引起疾病的發生，可按下列條件來檢視(McMahon & Pugh, 1970)：(1)居住在該區域的任何居民的疾病發生率都偏高，(2)居住在其他地區但特性相近的居民的疾病發生率都偏低，(3)健康的外來者一進入該地區即與該地區居民有相同的疾病發生率，(4)離開該地區的原住居民的疾病發生率立即降低，(5)該地區的動物也有相同的症狀。一種疾病能滿足的條件越多，越可能是由地理環境導致疾病的發生。但是無法滿足上述的條件，也不表示該疾病不受地理環境影響。如果該疾病的潛伏期很長，則第四項條件就不切實際。如果該疾病不是人畜共通疾病，第五項條件就不能視爲必要。

　　決定疾病發生的自然環境，可能是生物性、化學性或物理性的環境。生物環境往往影響生物性病原的生存、中間宿主及媒介生物的繁殖、以及傳染窩藪的種類。化學環境往往透過空氣、水和土壤的污染來影響疾病的發生，例如鎘污染與痛痛病，汞污染與水俁病、砷污染與癌症等。物理環境的致病作用，則來自溫度、氣壓與輻射線等。像氧分壓較低的高山地區，較容易發生動脈導管閉鎖不全症；氡氣與肺癌的發生有密切相關；原子彈爆炸造成的輻射危害，會增加白血病的危險性。值得注意的是，要辨明環境中那些化學、物理或生物病原是疾病發生的主要因素，並不容易。因爲一般環境中，常常會有各式各樣的污染，這些因素對疾病的作用可能是互相獨立、拮抗或協同；而且由於氣候和地形的影響，各污染物質在環境的流動與分佈也不盡相同。近年來，環境流行病學的發達，引用相當嶄新的科技於環境監測與危害評估，相信將更有助於疾病地理分布差異的原因探討。

第三節　時：長期趨勢、週期循環與時間聚集

　　時間是描述任何流行病學數據的必備要素，也是探討疾病危險因子的主要內容。在描述流行病學的研究中，常常會注意到疾病發生率或死亡率，是否會隨著年代而增加、減少或不變？如果疾病的發生狀況，在很短的時間內有明顯的改變，往往比較有利於病因的探討，像thalidomide引起的特殊畸形兒的急劇增加，很容易讓研究者去探討在短期內暴露甚為普及的危險因子。同樣的中毒休克症候群或是愛滋病在短短的數個月或一、兩年間即大量增加，對於危險因子的探討和高危險群的辨識都很有幫助。有些疾病的長期趨勢，則呈現緩慢變化的情形，這時要分析造成變遷的成因，就必須考慮在長時期間，人口結構、診斷技術、疾病分類、報告統計、醫藥科技、社會經濟，甚至自然環境可能會有改變。

　　人口結構的改變，一般而言，較易自人口統計報告中發覺，也可以經由標準化加以調整。疾病分類與報告統計的改變，往往會使疾病率在很短的期間，呈現大幅度的增減。但是診斷技術的影響卻相當難以評估，因為這類的改變往往是漸進的。雖然我們可以確知目前的診斷技術，要比20年前來得完善；但是我們卻不容易評估到底診斷技術進步的程度有多大，而這種進步又可以解釋多少疾病變的變化。同樣的，醫藥科技、社經發展與環境變遷的影響，也相當難以估算。

　　台灣、日本和美國的呼吸系結核病的年齡標準化死亡率長期趨勢，都有明顯的下降；但台灣1974年的死亡率相當於日本1960年的死亡率，兩者相差將近15年，而日本1974的死亡率相當於美國1955年的死亡率，相差約20年。由於年齡已予標準化，所以死亡率的下降，並非人口年齡結構不同所致。台灣地區結核病死亡率的下降，有多少百分比是因卡介苗接種和藥物治療的貢獻呢？表6-13是台灣地區90年來的年齡別結核病死亡率變遷情形，從表中可以明顯看到，15歲以上的各年齡層死亡率，大多數從1906年

表6-13　台灣地區1906-1974年結核病之年代與年齡別每十萬人口死亡率

年代 年齡	1906- 1909	1910- 1914	1915- 1919	1920- 1924	1925- 1929	1930- 1934	1935- 1939
0-4	52.8	<u>29.7</u>	36.7	26.0	27.8	36.5	45.9
5-9	13.5	6.4	<u>6.8</u>	8.0	6.8	7.7	8.3
10-14	8.5	6.5	11.1	<u>9.2</u>	9.1	9.1	9.7
15-19	31.7	25.8	35.6	39.5	<u>40.2</u>	42.5	40.1
20-24	77.8	72.0	86.3	93.0	91.1	<u>95.6</u>	81.6
25-29	132.8	121.5	105.4	137.0	112.3	133.5	<u>117.4</u>
30-34	177.5	163.4	207.9	198.3	170.8	162.7	135.0
35-39	244.1	227.7	274.5	279.3	236.8	194.6	158.8
40-44	287.7	262.9	406.7	356.1	324.5	268.3	188.4
45-49	331.6	282.2	371.4	421.6	339.7	355.4	250.6
50-54	376.1	348.6	441.1	433.0	476.4	422.5	329.2
55-59	352.2	350.6	525.1	246.5	493.4	487.5	376.3
60-64	344.9	326.2	490.2	673.0	526.8	535.0	448.3
65-70	314.4	237.3	507.8	595.5	587.7	538.2	494.2
70+	308.2	241.7	369.6	473.3	490.1	564.0	363.5

年代 年齡	1940- 1942*	1943- 1951	1952- 1954	1955- 1959	1960- 1964	1965- 1969	1970- 1974
0-4	25.9		25.7	15.6	5.9	4.2	1.1
5-9	5.6		8.2	3.3	1.7	1.2	0.4
10-14	5.4		6.8	3.3	1.8	1.3	0.7
15-19	36.4		18.3	9.4	4.1	3.4	1.6
20-24	71.5		44.6	23.5	12.4	8.4	3.0
25-29	—		63.1	40.1	21.5	14.4	6.1
30-34	<u>102.5</u>		75.9	50.5	33.2	24.3	10.6
35-39	120.1		101.6	69.5	44.1	35.2	15.9
40-44	139.4		<u>118.7</u>	114.6	65.0	45.9	23.1
45-49	179.3		145.5	<u>120.6</u>	87.9	70.6	33.0
50-54	180.8		189.7	140.5	<u>126.8</u>	106.5	52.2
55-59	220.7		251.9	215.9	168.3	<u>153.5</u>	84.2
60-64	217.5		298.8	297.5	236.9	208.2	<u>132.1</u>
65-70	231.7		317.6	370.3	299.0	290.0	186.3
70+	182.0		385.8	345.9	296.2	334.9	233.6

* 1943-1951年的資料因二次世界大戰而無記載，表中以1940-1942和1952-1954年的
　資料，分別代表1940-1944年和1950-1954年的死亡率。1940-1942年25-29歲的人
　口數不正確，故未計算死亡率。
（取材自：陳，1978）

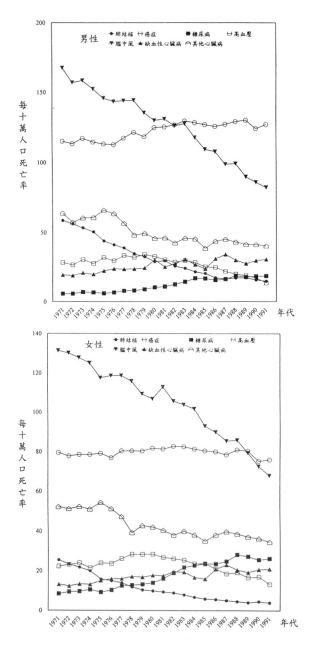

圖6-15　台灣地區1971-1991年男女性重要死因年齡標準化
死亡率的長期趨勢
（取材自：陳等, 1996）

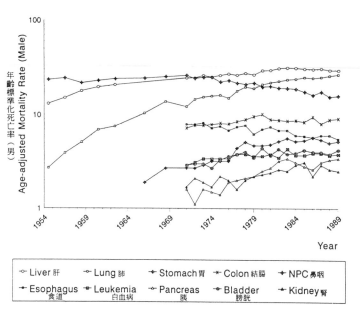

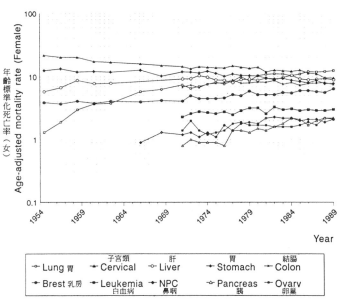

圖6-16　台灣地區1954-1989年男女性各部位癌症之年齡標準化
每十萬人口死亡率的長期趨勢
（取材自：陳, 1992）

起漸增至1920年代，然後逐漸下降。換句話說，遠在卡介苗接種和藥物療法全面推廣以前，15歲以上年齡層的死亡率已在下降。死亡率的下降可能代表發生率的減少、致死率的降低、或是兩者共同造成。但是0-14歲的結核病死亡率，雖然較低且起伏不定，但明顯的下降趨勢，則是自1950年代初期才開始。

　　台灣地區重要死因的長期趨勢，如圖6-15所示，肺結核死亡率有顯著的下降；慢性病則呈顯著的上升，癌症就是很明顯的例子。但是並非各部位癌症都有類似的長期趨勢。如圖6-16所示，台灣地區男性癌症的年齡標準化死亡率，以肝癌和肺癌上升最明顯，而胃癌和食道癌則呈下降趨勢。至於女性癌症的年齡標準化死亡率，是以肺癌、肝癌上升最明顯，而以子宮癌下降最突出，而胃癌也有明顯的下降。癌症死亡率的長期變化，可能是人口結構的變遷、診斷技術的進步、疾病分類的更新、危險因子暴露的變化、就醫率的提高、報告完整性的改善、醫療科技的進步（致死率下降）等。

　　由於台灣地區的人口統計資料相當完備，因此人口結構的變遷所帶來的影響，很容易利用標準化的方法加以調整。疾病分類的更新所造成的影響，是短期內癌症死亡率的急劇升降，這也不難查覺；而死亡診斷書的報告完整性在台灣地區也是相當理想的。診斷技術與就醫比例的變化就相當難以評估，因為這兩因素的變化是漸進的。醫事人員採用新的診斷方法，會受到在職訓練、診斷儀器價格及操作難易的影響；民眾就醫比例，則會受到健康信念與行為、經濟狀況、醫療設施普及率等的影響。診斷技術對癌症死亡率長期趨勢的影響，可以利用下列方法加以推估：(1)比較該癌症與其他癌症的長期趨勢。如果診斷技術確實會造成癌症死亡率的增加，則不同癌症的診斷技術必然相當不一樣，才會使台灣地區肺癌和肝癌的上升趨勢，遠高於其他癌症。至於台灣地區胃癌、食道癌和子宮頸癌死亡率的下降，是無法以診斷進步來解釋的。(2)比較屍體解剖發現的疾病率之長期變化。對於致死率很低的疾病來說，屍體解剖時所得到的疾病率，較接近於盛行率；至於致死率很高的疾病，屍體解剖所得之疾病率，較接近於發生率。但無論是何類疾病，在進行屍體解剖疾病率的評估時，應該採用大部分死者皆進行解剖的醫院之資料，以避免針對極少數死者接受解剖檢查所造成之選擇偏差。(3)檢視該癌症可能會被誤診成的其他疾病之長期趨勢。如果肺癌有可能被誤診為其他呼吸道疾病，即可以檢視其他呼吸道疾病死亡率的長期變化，來判定肺癌的增加是否因誤診減少所致。這種相對消長的狀況，值得加以審慎觀察。(4)比較不同年齡、性別、社會經濟地位或種族的長期變化是否一致。如果疾病率只在特殊團體才有變化存在，則很可能另有其他因素造成此長期趨勢；但是仍必須小心，不同社會階層或經濟狀況的人，可能會接受到不同水準的診斷。(5)比較不同時期的疾病增加速率，並與診斷新技術啟用之時間加以比對。如果疾病率增加最快速的年代與新技術引用之年代相距甚遠，則此變化顯然不是診斷技術改變所致。

圖6-17是世界各國肝癌的年齡標準化發生率之長期趨勢。從圖中可以看到日本大阪的肝癌發生率增加最為明顯，這和C型肝炎病毒的蔓延有關。

疾病的長期趨勢，如果趨近於線性關係時，常可以迴歸方程式來表示如下：

$$\log Y_i = a + bX_i \text{ 或 } Y_i = a + bX_i$$

其中 Y_i 是第 i 年的疾病年齡標準化發生率或死亡率；X_i 是第 i 年代；a、b 是迴歸係數，a 表示 $X_i = 0$ 時的 $\log Y_i$ 或 Y_i 值，b 則表示年代每增加一年，年齡標準化發生率或死亡率的變化量。$b > 0$ 表示是上升趨勢，而 $b < 0$ 表示是下降趨勢。為了檢定長期趨勢是否顯著異於零，亦即 $b \neq 0$，則可以利用迴歸係數顯著性檢定來判斷。

如果疾病的長期趨勢呈現週期性循環，例如德國麻疹每十年一次的大流行，或是麻疹兩年循環起伏的現象，也可以用下列迴歸方程式來表示：

$$\log Y_i = a' + cZ_i \text{ 或 } Y_i = a' + cZ_i$$

其中 Y_i 是指第 i 年的年齡標準化疾病發生率或死亡率；Z_i 是高峰年代，如果疾病是每 n 年有一次高峰，則 n 的倍數年代之 $Z_i = 1$，其餘非 n 的倍數年之 $Z_i = 0$；a' 表示非高峰年代之 $\log Y_i$ 或 Y_i 值；c 則表示高峰年代比非高峰所高

出的 $\log Y_i$ 或 Y_i 值。

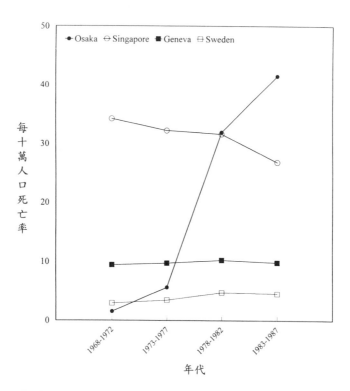

圖6-17　世界各國男性肝癌年齡標準化每十萬人口死亡率的長期趨勢
（取材自：Chen et al., 1997a）

　　如果疾病既呈長期線性趨勢，也顯現週期循環，則可以將疾病率表示如下：

$$\log Y_i = a + bX_i + cZ_i \text{ 或 } Y_i = a + bX_i + cZ_i$$

其中 X_i、Y_i、Z_i、a 和 b 的代表含意同上所示。利用此公式分析如圖5-12所示的台灣地區1959年至1981年的麻疹死亡率結果，顯示該死亡率有明顯的下降趨勢、兩年一次的高低循環、下降趨勢與週期循環的交互作用。其迴歸方程式如下：

$$\log Y_i = 183.47 - 0.0925 \cdot X_i - 53.9357 \cdot Z_i + 0.0276(X_i \cdot Z_i)$$

其中Y_i是i年代的麻疹死亡率；X_i是西元年代；Z_i是奇數年（等於0）和偶數年（等於1）；$X_i \cdot Z_i$則是兩變數之交互作用。表6-14是此複迴歸的變異數分析，從表中可以看到麻疹死亡率的變異量，有94%可以用年代、奇偶數年，和兩者之交互作用來解釋，其中以年代解釋82%最高，奇偶數年解釋10%次之，而交互作用解釋2%最低。此三變數之影響，均達統計上顯著的意義。

表6-14　台灣地區1959-1981年麻疹死亡率長期趨勢與週期循環
　　　　複迴歸之變異數分析

變異來源	自由度	平方和	均　方	F	r^2變化量
迴歸	3	7.319	2.439	105.65	0.94
年代	1	6.368	6.368	276.24	0.82
奇偶數年	1	0.759	0.759	32.93	0.10
交互作用	1	0.192	0.192	8.33	0.02
誤差	19	0.439	0.023		
合計	22	7.758	0.353		

（取材自：Chen et al., 1984a）

　　週期循環的現象，是流行病學家感興趣的主題，像上述台灣地區的麻疹死亡率的兩年一次起伏的週期循環即是一例。至於美國的麻疹死亡率的循環週期，則有自30年、20年、10年逐漸減少到2年一次高峰的循環間距縮短現象（Hedrich, 1933）。此種週期循環的現象，決定於宿主的集團免疫力、病原的感染力和毒性，以及環境衛生的良窳。在有效接觸率低、未實施預防接種、病原特性穩定的狀況下，週期循環會較規則而且間距較長；相反的，在普遍實施預防接種、接觸來往頻繁、或病原特性經常改變的狀況下，循環常不規則而週期也不一致。這種週期循環的現象，常出現於人對人傳染的疾病，較少見於人畜共通疾病。此現象利用Reed-Frost模式來解釋相當合適。

　　季節變動也是一種週期循環的現象，它是每年都有相近的疾病高峰月份。如圖 5-12 所示，台灣地區的麻疹死亡率，自1959年至1981年，每年的高峰大都發生在四到六月間，尤以五月爲主。小兒麻痺死亡率在台灣地區的季節變動，則顯示以八到十月爲高峰。傳染病的季節變動，可能導因於宿主、病原和環境的互動。像日本腦炎大都集中在蚊蟲活動繁殖最盛的夏末秋初，而人對人傳染的麻疹、水痘、腮腺炎，則集中在初春新學期開學之際；但是經由口糞傳染的小兒麻痺，則在夏末秋初的季節較高。傳染病季節變動的規則性，會受到緯度、氣候、都市化、就學率、預防接種率、病原特性變化等因素之影響。越往熱帶地區，季節變動越不明顯；兒童就學率高，季節變動越會受到學校活動，如開學或假期之影響；病毒特性的改變，會使得季節高峰提前、延後、加長或減短。

除了傳染病而外，慢性病也會有季節性的疾病率變動。像腦中風的猝發，較常見於冬季，很明顯的是因爲溫度之冷熱不定所使然。先天畸形的發生，也常呈現季節變動的現象。表6-15是台灣地區先天性心臟病與裂唇裂顎的出生月份別人數分布狀況，所有先天性心臟病以十月份最高，而裂唇／裂顎則以十二月份最高。如果將先天性心臟病細分爲心室中隔缺損、

表6-15　台灣地區先天性心臟病與裂唇裂顎之出生月份別人數分布狀況

疾　病	合計	1月	2月	3月	4月	5月	6月	7月	8月	9月	10月	11月	12月
先天性心臟病	2332	185	168	188	169	164	147	198	217	236	245*	219	196
心室中隔缺損	740	55	50	61	57	50	39	68	73	74	81*	68	64
心房中隔缺損	133	16	14	16	3	7	6	12	11	14	17*	12	5
開放動脈導管	281	20	13	18	26	24	24	28	22	28	29*	28	21
法洛四重畸形	473	37	41	34	28	33	33	30	49	63*	44	47	34
肺動脈狹窄	144	9	7	14	10	7	10	12	12	13	23	14	13
裂唇／裂顎	1479	144	116	136	102	109	106	99	134	109	125	145	154*
單純裂唇	252	24	25	32	14	18	11	16	24	21	16	25	26
單純裂顎	309	35*	27	29	18	28	23	20	27	21	30	23	28
合併裂唇裂顎	918	85	64	75	70	63	72	63	83	67	79	97	100*

＊ 高峰月份
（取材自：蕭, 1985; 蔡, 1985）

心房中隔缺損、開放性動脈導管、法洛氏四重畸形和肺動脈狹窄來看，除法洛氏四重畸形在九月份達高峰而外，其餘都是以十月份為高峰。裂唇／裂顎細分為單純裂唇、單純裂顎和合併裂唇裂顎來看，則單純裂唇的高峰在三月份、單純裂顎在一月份，而合併裂唇裂顎則在十二月份。但是這種粗略的單月比較，並未考慮到前後月份的發生狀況，容易有誤。

　　季節變動有許多不同的分析方法，其中包括卡方檢定（χ^2 test）、Edward（1961）法、正弦平方法（Sandahl, 1977）和 Fourier 法。卡方檢定，是比較每月期望病例數與觀察病例數是否相近，其公式如下所示：

$$\chi^2 = \sum_{i=1}^{12}\left[(O_i - E_i)^2 / E_i\right], \quad E_i = \sum_{i=1}^{12} O_i \times \frac{P_i}{\sum_{i=1}^{12} P_i}$$

其中 O_i 是第 i 個月的實際觀察病例數，E_i 是第 i 個月的期望病例數，P_i 是第 i 個月的可感染宿主人數，卡方值的自由度為 11。如果卡方值大於 19.7，表示至少有一個月的病例觀察數顯著地高於期望數。由於卡方檢定並未考慮相鄰月份間的異同，而視各月份的病例數為互相獨立，因此並不是檢定季節變動的最佳方法。卡方檢定只有在月份差異甚大的情況下，才會達到統計上的顯著水平。

　　Edward 法是將一年十二個月的病例分布以圓圖表示，如果疾病的發生狀況沒有任何季節變動，亦即各月份均相同，則其重心會落在圓心上；如果有季節變動，則重心會偏離圓心，變動越明顯則偏離圓心越遠。該重心離圓心之距離 d，以及順時針離開 12 點鐘位置的角度 θ，可由以下之公式求得：

$$x = \frac{\sum_{i=1}^{12}\left(\sqrt{N_i}\sin\theta_i\right)}{K}, \quad y = \frac{\sum_{i=1}^{12}\left(\sqrt{N_i}\cos\theta_i\right)}{K}$$

$$\theta = \tan^{-1}\left(\frac{x}{y}\right), \quad d = \sqrt{x^2 + y^2}, \quad \text{d. f.} = 2$$

其中 N_i 是第 i 個月的病例數；θ_i 是第 i 個月所在之角度，每月相隔 30 度，一月份為 0 度，二月份為 30 度，餘類推；K 是指月份數，一月份為 1，二月份爲 2，餘類推。Edward 法的優點在於它可以檢定季節的連續性變動，而以正弦曲線來解釋疾病率。但它只可用來描述單高峰對稱性的變動。

　　爲描述並非對稱或非單高峰的季節變動曲線，可以利用正弦平方法來分析，其方法如下：

$$Y_i = 2\sqrt{N_i} = \alpha \bullet \sin\theta_i + \beta \bullet \sin^2\theta_i$$

其中 N_i 是第 i 個月的病例數；θ_i 是第 i 個月所在之角度，每月相隔30度，一月份爲0度、二月份爲30度，餘類推。按上述之公式，可以解得：

$$\alpha = \frac{1}{6}\sum_{i=1}^{12}(Y_i \times \sin\theta_i) \, , \quad \beta = \frac{2}{9}\sum_{i=1}^{12}(Y_i \times \sin^2\theta_i)$$

爲評估病例月份分布之季節變動的總變異量，有多少百分比可由正弦平方迴歸方程式所解釋，則可以變異數分析進行。

　　如果要進行更適合的季節變異分析，則可以用 Fourier 法來進行，其設立之複迴歸方程式如下：

$$Y_i = 2\sqrt{N_i} = \alpha \bullet \sin\theta_i + \beta \bullet \cos\theta_i + \gamma \bullet \sin^2\theta_i + \delta \bullet \cos^2\theta_i$$

其中 Y_i 和 θ_i 的意義如同正弦平方法。迴歸係數 α、β、γ 和 δ 則以最小平方法(least square method)求得。Fourier法的優點在於更適於多變化的曲線；但因爲它以四個參數來檢定季節變動，而正弦平方法只用兩個參數，所以前者較後者不容易達到統計上的顯著意義。

　　利用Edward法來分析表6-15之台灣地區先天性心臟病與裂唇／裂顎之結果，如圖6-18所示。從圖中可以明顯的看到，先天性心臟病的重心，以肺動脈狹窄、心房中隔缺損與法洛四重畸形偏離圓心較遠，而除開放動脈導管之高峰在十一月而外，其餘先天畸形的高峰均在十月份。而裂唇／裂顎的季節變動，均以十一或十二月份爲高峰，而裂唇的重心離圓心較裂顎或合併裂唇裂顎爲遠。由於這些先天畸形並非完全屬於單高峰對稱曲線，所以Edward法並不完全合適用來分析台灣地區的上述先天畸形。進一步利用正弦平方法和Fourier法分析結果顯示，心室中隔缺損、開放動脈導管、與法洛四重畸形等先天性心臟病，以及合併裂唇裂顎的月份別病例數，均

吻合正弦平方法或Fourier法的季節變動曲線所求得之期望病例數，亦即說
明了除主高峰以外，該等先天畸形之發生，仍有次高峰存在。

　　先天畸形的顯明季節變動，顯示其致病因子的暴露狀況會隨季節而
異，就大多數先天畸形均在十至十二月出生看來，多數的畸形兒均係在冬
季或初春受孕。至於那些母親懷孕時的暴露會引起先天畸形的發生，究竟
是生物性環境，如病毒感染；社會性環境，如生活習慣、飲食攝取、職業
暴露；或是物理化學性環境，如致畸胎物之暴露所引起，仍有待進一步的
探討。由於部分先天畸形兒會有早產的現象，因此在推算母親暴露於致畸
胎危險因子的季節時，應該將懷孕週數列入考慮較好。

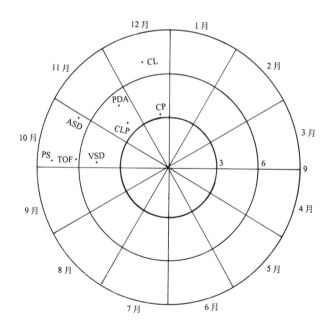

圖6-18　利用Edward法分析台灣地區各類先天性心臟病和 唇顎裂的季節變動

ASD：心房中隔缺損，PDA：開放性動脈導管，PS：肺動脈狹窄，TOF：法洛氏
四重畸形，VSD：心室中隔缺損，CL：裂唇，CLP：合併裂唇裂顎，CP：裂顎
（取材自：蕭，1985; 蔡，1985）

在最近的研究中，利用複迴歸方程式同時分析台灣地區麻疹與小兒麻痺死亡率的長期趨勢、週期循環和季節變動的結果，發現下列的迴歸方程式：

$$\log Y_{ij} = b_0 + b_1 \cdot X_i + b_2 \cdot Z_i + b_3 \cdot \sin\theta_j + b_4 \cdot \cos\theta_j$$
$$+ b_5 \cdot \text{in}^2\theta_j + b_6 \cdot \cos^2\theta_j + b_7 \cdot Z_i \cdot \sin\theta_j$$
$$+ b_8 \cdot Z_i \cdot \cos\theta_j + b_9 \cdot Z_i \cdot \sin^2\theta_j + b_{10} \cdot Z_i \cdot \cos^2\theta_j$$

其中Y_{ij}是第i年第j月的麻疹死亡率，X_i是第i年的西元年代，Z_i是西年奇數年或偶數年，θ_j是第j月所在之角度，皆如所述，所有的迴歸係數 bk 係以最小平方法求得。此分析結果發現86%的歷年來各月份麻疹死亡率變異量，可以由長期趨勢(X_i)、奇偶數年(Z_i)、月份(θ_j)，以及奇偶數年和月份的交互作用所解釋。其中以長期趨勢之解釋量(62%)最高、季節變動(13%)次之、季節變動與奇偶數年的交互作用(8%)居第三，而奇偶數年最低(3%)，此四項特性都達到統計上顯著意義。

時間聚集也是描述流行學之時間分析的重要主題。時間聚集係指病例發生數有特別集中在某一時段的現象，這一時段可以是指疾病發生的時間，如某年、某月、某日、某時；也可以指距離某一特定事件的時間間隔，如暴露於危險因子之後的幾年、幾月、幾日、幾時。若屬發病時間的聚集，即一般所謂的點流行(point epidemic)，比較容易探討病因，如食物中毒即是一例。由於在很短的時間內，發生了很多的病例，因此很可能是一群人同時受到危險因子暴露所造成。這危險因子可能是生物性、物理化學性，或社會性的致病因子。點流行的時間聚集現象，在潛伏期或誘導期相當短的疾病，很容易觀察或警覺到；但若潛伏期或誘導期很長，則聚集現象往往不甚明顯，較難發現。點流行的調查方法，已詳述於本書第五章第一節。至於暴露至發病時隔的聚集，要比較發病時間的聚集，難以辨明及評估。圖3-3的黃疸病例之發病時間的標準差，反倒比接種黃熱病疫苗到發病之時間間隔的標準差為大，說明接種疫苗可能是黃疸發生的危險因子。最近的追蹤研究顯示，該次黃疸係B型肝炎病毒之傳染所造成。

第四節　移民比較研究：遺傳與環境的互動

比較相同地區內，不同種族的疾病率，可以了解人文因素對於疾病的影響；比較相同種族在不同地區的疾病率，則可以了解地理因素對於疾病的作用。理論上，移民的研究，則可以辨別人文和地理因素對於疾病的個別與共同作用。但實際上，要從移民團體的研究，得到流行病學的證據，並不容易。其理由有三：(1)移民團體的疾病資料往往並不齊全，(2)移民研究的結果，相當複雜而難以解釋，(3)移民是相當特殊的一群，他們與原住地人民的特性，並不完全相同，亦即有高度自我選擇而欠缺代表性。即便如此，移民研究仍具有相當的價值。

舉個例來說，猶太人散居世界各國已有好幾百年的歷史，因此各地猶太人的生活環境，多多少少會受到僑居地的影響，也會有所不同。如果世界各地的猶太人，罹患某病的發生率都一致地偏高的話，則該病要不是和猶太人的遺傳基因有關，即可能和猶太人的傳統習慣有關。例如 Tay-Sachs 症在猶太人發生率甚高，即是由遺傳基因所使然；而猶太婦女子宮頸癌發生率偏低，則被懷疑和男嬰割禮的猶太宗教儀式有關。

相反的，僑居地的生活環境也會影響移民的疾病發生率。諸如空氣、水和土壤污染、傳染性病原、飲食攝取類型、生活步調與工作壓力等，都有可能導致移民的疾病型態，逐漸與僑居地的住民相近似。環境污染與傳染病原的影響，遠比飲食生活習慣的影響來得急速。這是因爲從原住地所養成的傳統習慣，要改變成僑居地風尚，往往是長期漸進的，這也是移民研究當中，常會比較第一代、第二代甚至第三代移民的緣故。

我國自明朝以來，往海外移民的風氣很盛，特別是廣東、福建沿海居民，除了移民至東南亞而外，移民歐美也很多。比較中國移民以及僑居地各種族的癌症發生率，可以促進國人常見癌症危險因子的了解。圖6-19至圖6-22是台北、香港、新加坡、夏威夷、洛杉磯和舊金山之中國人與其他種族之年齡標準化肝癌、鼻咽癌、子宮頸癌和乳癌發生率。從圖6-19可以看出無論在那一城市，中國人的肝癌發生率均遠高於各地的其他種族；而且在亞洲的中國人之肝癌發生率遠比在美國的中國人高；並且男性肝癌發生率在任何地區之任何種族，均比女性爲高。中國人肝癌死亡率的偏高，可能導因於B型肝炎表面抗原帶原率偏高，或中國人特有的飲食類型、生活習慣，或遺傳基因。但從不同地區的中國人的肝癌發生率看來，環境因素可能也扮演相當重要的角色。

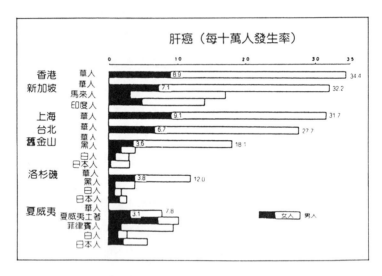

圖6-19　台北、香港、新加坡、夏威夷、洛杉磯和舊金山之中國人與其他種族的性別年齡標準化每十萬人口肝癌發生率
(取材自：陳, 1992)

圖6-20的鼻咽癌發生率，顯示很明顯的種族與地理差異。中國人無論男女，都有遠遠高於其他種族的鼻咽癌發生率。這可能和中國人的傳統飲食習慣或遺傳基因有關。近年來在香港的研究，發現斷奶期食用廣東鹹魚者，其發生鼻咽癌的相對危險性，是未食廣東鹹魚者的38倍(Yu et al., 1986)！在廣西和台灣的研究，則發現醱酵豆類及醬製食物，和鼻咽癌的發生有密切相關(Yu et al., 1988; Chen et al., 1988d)。在台灣與廣西的研究，都一致指出鼻咽癌有明顯的家族聚集現象(Chen et al., 1988d)；台灣與新加坡

的研究則發現鼻咽癌與HLA-A$_2$型基因有相關(Wu et al., 1989);近年在中國大陸的研究,則懷疑鼻咽癌的感受性基因和HLA基因座的位置相當接近,屬於緊密連鎖(close linkage)。究竟中國人好發鼻咽癌的原因為何,仍有待更深入的探討。從圖中可以發現在亞洲的中國人,除上海的中國人而外,鼻咽癌發生率均高於在美國的中國人。這可能是夏威夷、洛杉磯和舊金山之中國移民大都來自高鼻咽癌發生率的福建、廣東、廣西、海南所致。就中國大陸的癌症死亡率輿圖來看,鼻咽癌好發地區是聚集在南部溫暖潮溼之省份,在上海的發生率並不高。

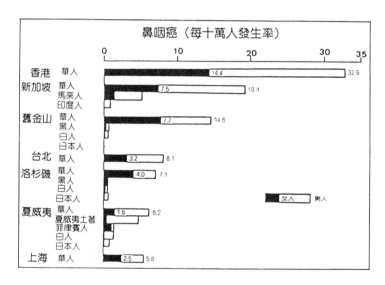

圖6-20　台北、香港、新加坡、夏威夷、洛杉磯和舊金山之中國人與其他種族的性別年齡標準化每十萬人口鼻咽癌發生率
(取材自:陳, 1992)

圖6-21和圖6-22的子宮頸癌和乳癌的發生率,形成很有趣的對比。在亞洲地區的華人,其子宮頸癌發生率的遠高於美國的華人;而乳癌的發生率,則以美國華人遠高於亞洲地區華人。這種現象,在相同地區的種族別發生率比較中,也可以看到,華人和其他種族也有不同的子宮頸癌和乳癌的發生率。

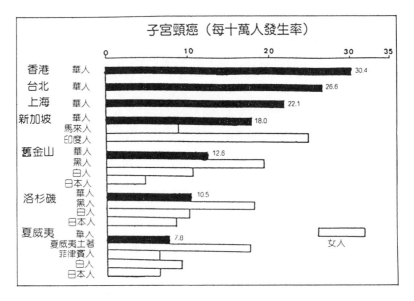

圖6-21　台北、香港、新加坡、夏威夷、洛杉磯和舊金山之中國人與其他種族的年齡標準化每十萬人口子宮頸癌發生率

（取材自：陳, 1992）

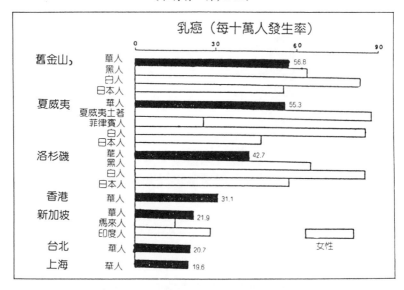

圖6-22　台北、香港、新加坡、夏威夷、洛杉磯和舊金山之中國人與其他種族的年齡標準化每十萬人口乳癌發生率

（取材自：陳, 1992）

　　有名的日本移民研究，簡稱NiHonSan研究，係對於在日本(Nippon)、
檀香山(Honolulu)和舊金山(San Francisco)的日人進行疾病率的比較研
究。表6-16是日本人在美國第一代和第二代日僑、和美國白人的死因別標
準死亡比。從表中的子宮頸癌之死亡比來看，日本人和美國日僑的死亡比
相差甚大，而美國日僑反而較接近美國白人，這說明了環境因素在兩疾病
發生中，扮演著相當重要的角色。再就胃癌和大腸癌來看，美國日僑的死
亡比，正好介於日本人和美國白人之間，這顯示西方化的生活環境會減少
胃癌而增加大腸癌的發生率，而美國日僑似乎也保留了原有的生活飲食習
慣，並未完全西化。特別是胃癌死亡比，隨著移民代數越高，死亡比越接
近美國白人，更說明了飲食習慣的重要。就乳癌的死亡比來看，美國日僑
的發生率略高於日本人，卻遠低於美國白人；這可能和遺傳基因的差異有
關，但環境因素也扮演了相當程度的角色。

表6-16　日本人、美國日僑和美國白人的疾病標準化死亡比

死亡原因	性　別	日本人	美國日僑		美國白人
			第一代	第二代	
胃癌	男	100	72	38	17
	女	100	55	48	18
大腸癌	男	100	374	288	489
	女	100	218	209	483
乳癌	女	100	166	136	591
子宮頸癌	女	100	52	33	48
腦血管疾病	男	100	32	24	37
	女	100	40	43	48
動脈硬化心臟病	男	100	226	165	481
	女	100	196	138	348

（取材自：Haenszel & Kurihara, 1968）

　　除癌症外，心臟血管的疾病也呈現明顯的移民差異。像腦血管疾病的
標準化死亡比，以日本人高於美國日僑和美國白人；而動脈硬化心臟病則
以日本人低於美國日僑，而以美國白人最高。由第一、二代美國日僑的腦

血管疾病死亡比和美國白人相近，顯示環境因子，例如高血壓的檢查與治療，扮演很重要角色，而且一旦移民後，死亡率即很快下降。動脈硬化心臟病死亡比，在第一、二代美國日僑雖高於日本人，卻仍甚低於美國白人，顯示可能遺傳基因和環境因子都相當重要。

前面曾經提及移民研究的結果，並不容易解釋。移民的代表性問題，常被提出討論。移民在遺傳與環境因子方面，是否足以代表原住國的人民？在一個國家當中，不同種族、社會經濟地位、婚姻狀況、職業、教育程度、健康狀況、生活習慣、性格特徵的人，其移民的願望和機會也大不相同。因此單獨比較移民和本國人民的差異，可能並不適當。舉例來說，在留美蔚為風氣之後，第二代美國華僑的智力和學業成績，遠比美國白人和黑人為佳，很可能是第一代美國華僑大都是人才外流下的佼佼者所致。他們可能原本智力較高，或是較注重兒女的教育。隨著移民政策的開放，也許未來第二代美國華僑並不會如此出色。為了避免代表性所帶來的偏差困擾，可以比較移民和其在原住地之兄弟姊妹的疾病發生率，如此可以控制部分來自於遺傳基因或社會經濟地位的干擾作用。舉個例來說，我們要比較腦血管疾病和動脈硬化心臟病的移民差異，可以比較旅居他國之華人的疾病發生率，和其居住祖國之兄弟姊妹的疾病發生率；並且可以進一步分析他們在血壓、血脂肪、肥胖、性格特性、行為類型的差異。此外，移民時的年齡、移民前的危險因子暴露經驗、疾病的潛伏期或誘導期、祖國與移民國的疾病診斷、醫學用語和疾病分類、移民本身所面臨的文化震撼與適應壓力等，也必須在闡釋移民差異時，一一加以考慮。

第五節　世代效應分析：年齡與年代的互動

在描述流行病學的研究當中，世代效應也是常被探討的主題。前面提到時間特性的分析時，均是以發生健康事件當時的年代和年齡來加以描述，此類的年齡別疾病率或死亡率的曲線，稱之為當代年齡曲線（current age curve）。此外，尚有一類的年齡別疾病發生率或死亡率曲線，係以研究對象出生年代和其健康事件發生的年齡作成，稱之爲世代年齡曲線（cohort age curve）。所謂出生世代（birth cohort）是指一群在相同年代出生的人，他們可能在出生前後，會在相同的年齡時共同受到當時環境危險因子的暴露。

以表6-13台灣地區的年齡別結核病死亡率來說明，如果以各年代各年齡層的死亡率作成圖6-23的年齡曲線，即爲當代年齡曲線；如果以各不同年代出生的人之年齡別死亡率作成如圖6-24的年齡曲線，即爲世代年齡曲線，在該圖中1910~1914出生的世代，在各年齡層之死亡率，均在表6-13中以橫線標示。從圖6-24可以看出不同出生世代的結核病年齡別死亡率曲線，有隨著出生年代越晚而死亡率越低的現象；而在世代年齡曲線的肺結核死亡率，其隨年齡而增加的幅度，遠比當代年齡曲線之年齡增加趨勢爲

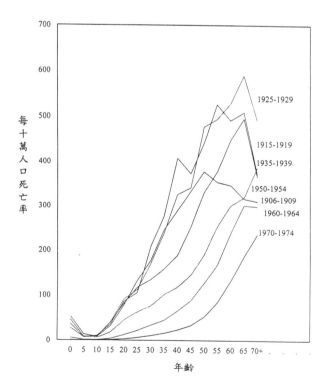

圖6-23　台灣地區不同年代之肺結核每十萬人口死亡率之當代年齡曲線

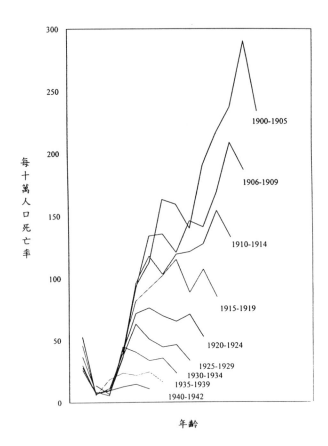

300

250

200

150

100

50

0

每十萬人口死亡率

1900-1905

1906-1909

1910-1914

1915-1919

1920-1924

1925-1929
1930-1934
1935-1939
1940-1942

年齡

圖6-24 台灣地區不同出生世代之肺結核每十萬人口死亡率世代年齡曲線

小。這是因為在當代年齡曲線中，越高年齡層的人口，也代表著越早出生的世代，因此其死亡率既受到年齡之影響，也受到出生世代的影響。

　　某一年代、某一年齡的疾病率或死亡率，實際上受到三種因素的影響：(1)年齡，(2)年代，(3)出生世代。如果疾病率只受到年齡的影響，則無論那一年代，或那一世代，其疾病率都應該相同，如表6-17所示。如果只有年代的影響，而該疾病發生後即可康復或當年死亡，並無任何殘餘病例存在於往後年代，則如表6-18所示，只有在某年代各年齡均有增加之疾病率或死亡率，而各世代年齡曲線之高峰皆發生在不同年齡層。如果只有世代的影響存在，則如表6-19所示，只有特定的出生世代的疾病率有一致性的增加，而各年代的年齡曲線高峰，則會因年代不同而異。如果同時有年齡和世代的影響，則如表6-20所示，有些不同年代的年齡曲線，會呈現雙高峰現象，其一是年齡造成的，另一是世代造成的；而除該特定世代而外，各世代年齡曲線均相同。至於同時有年齡和年代的影響，則如表6-21所示，在不同世代的年齡曲線，也會呈現雙高峰的現象；而不同年代的年齡曲線，除該特定年代外，都是相同的。如果疾病率同時受到年代和世代的影響，則如表6-22所示，不但各世代年齡曲線的高峰年齡會不相同，各年代的當代年齡曲線之高峰年齡也不一樣。

表6-17　假想的年齡別疾病發生率(I)：只有年齡效應

年齡＼年代	1930-1939	1940-1949	1950-1959	1960-1969	1970-1979	1980-1989
0-9	10*	10	10	10	10	10
10-19	20	20	20	20	20	20
20-29	30	30	30	30	30	30
30-39	40	40	40	40	40	40
40-49	50	50	50	50	50	50
50-59	60	60	60	60	60	60

* 1930-1939年出生世代之疾病率以底線標記。

表6-18　假想的年齡別疾病發生率(II)：只有年代效應

年齡＼年代	1930-1939	1940-1949	1950-1959	1960-1969	1970-1979	1980-1989
0-9	10*	10	10	30	10	10
10-19	10	10	10	30	10	10
20-29	10	10	10	30	10	10
30-39	10	10	10	30	10	10
40-49	10	10	10	30	10	10
50-59	10	10	10	30	10	10

* 1930-1939年出生世代之疾病率以底線標記。

表6-19　假想的年齡別疾病發生率(III)：只有世代效應

年齡 ＼ 年代	1930-1939	1940-1949	1950-1959	1960-1969	1970-1979	1980-1989
0-9	20*	10	10	10	10	10
10-19	10	20	10	10	10	10
20-29	10	10	20	10	10	10
30-39	10	10	10	20	10	10
40-49	10	10	10	10	20	10
50-59	10	10	10	10	10	20

* 1930-1939年出生世代之疾病率以底線標記。

表6-20　假想的年齡別疾病發生率(IV)：年齡與世代效應並存

年齡 ＼ 年代	1930-1939	1940-1949	1950-1959	1960-1969	1970-1979	1980-1989
0-9	20*	10	10	10	10	10
10-19	20	40	20	20	20	20
20-29	30	30	60	30	30	30
30-39	40	40	40	80	40	40
40-49	50	50	50	50	100	50
50-59	60	60	60	60	60	120

* 1930-1939年出生世代之疾病率以底線標記。

表6-21　假想的年齡別疾病發生率(V)：年齡與年代效應並存

年齡 ＼ 年代	1930-1939	1940-1949	1950-1959	1960-1969	1970-1979	1980-1989
0-9	10*	10	10	20	10	10
10-19	20	20	20	40	20	20
20-29	30	30	30	60	30	30
30-39	40	40	40	80	40	40
40-49	50	50	50	100	50	50
50-59	60	60	60	120	60	60

* 1930-1939年出生世代之疾病率以底線標記。

表6-22　假想的年齡別疾病發生率（VI）：世代與年代效應並存

年齡＼年代	1930-1939	1940-1949	1950-1959	1960-1969	1970-1979	1980-1989
0-9	20*	10	10	30	10	10
10-19	10	20	10	30	10	10
20-29	10	10	20	30	10	10
30-39	10	10	10	50	10	10
40-49	10	10	10	30	20	10
50-59	10	10	10	30	10	20

＊ 1930-1939年出生世代之疾病率以底線標記。

　　事實上，表6-17到表6-22的例子是很簡化的狀況，因為不同年齡層的疾病率，固然會受到暴露於危險因子的狀況、生理機能的老化、競爭死因的差異等年齡相關因素的影響，它也會受到年代和世代的作用。尤有甚者，不同世代的效應，並不是只在特定世代才存在，更可能的是不同世代的影響，有各種程度上的差異，並非全或無（all or none）的。年代的效應也是一樣的，即可能是隨著年代逐漸上升或下降，也可能起伏不定而呈週期循環，因此單憑年齡曲線是不容易來釐清年齡、年代和世代之影響。

　　如圖6-25是美國在1930、1940、1950和1960年代的肺癌死亡率年齡曲線，如果從當代年齡曲線（實線）來看，肺癌死亡率隨年齡的增加而增加，而在60~69歲達高峰以後，即開始下降。這種狀況很難解釋，因為累積抽菸量不在可能會隨年齡增加而減少。如果根據世代年齡曲線（虛線）來看，任何出生世代的死亡率都隨年齡的增加而增加，這較合於常理。由於越晚出生的世代，各年齡的死亡率也越高，所以當代年齡曲線才會出現在60~69歲以後下降的現象。換句話說，當代年齡在60~69歲以後的死亡率下降，是因為這群人屬於較早出生的世代。

　　圖6-26是台灣地區1962~1980年的0~4、5~9、10~14及15~19歲年齡層之小兒麻痺死亡率的當代及世代年齡曲線。在圖中之1967~1980年的當代年齡曲線，都是在15~19歲年齡層之死亡率反而高於10~14歲年齡層，呈現雙

高峰曲線的現象，相當令人不解。但若按世代年齡曲線來看，各出生世代的死亡率都是隨年齡增加而降低，相當一致；而且越晚出生的世代，死亡率也越低。

利用世代年齡曲線也可以看出，致病因子是作用在特定的出生世代，或是作用在特定的年代，像thalidomide引起的畸形兒，或長時隔之德國麻疹週期循環所引起的先天畸形，因其係作用在特定年代出生的嬰幼兒，所以在當代年齡曲線的高峰，會因年代而異，如表6-19的狀況。世代效應的分析，也可以辨明致病因子作用的年齡，如果致病因子的作用在20歲以前，則任何較早出生的世代若在20歲以後才受到暴露，則疾病發生率即不會增加。世代年齡曲線也可用來預測疾病率未來趨勢。舉個例來說，在台灣光復初期十年左右的嬰兒潮，會使得人口年齡結構因年代不同而異，因此在估計育齡婦女數以推廣婦幼衛生、推算中老年人數以預估慢性病防治工作對象等，都必須考慮到這嬰兒潮的年齡推移。

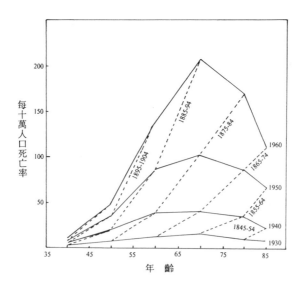

圖6-25　美國在1930、1940、1950和1960年的肺癌死亡率
當代年齡曲線（實線）及世代曲線（虛線）
（取材自：Mausner & Bahn, 1974）

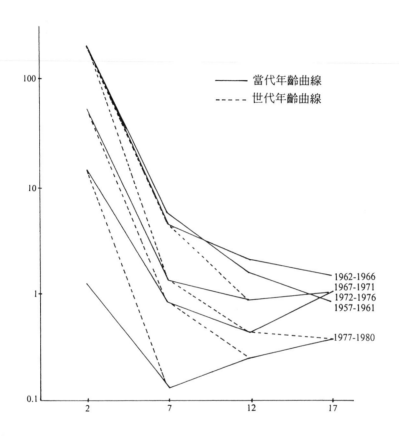

圖6-26 台灣地區小兒麻痺死亡率當代年齡曲線(實線)及世代年齡曲線(虛線)

　　單單從圖表中要判別年代、世代和年齡對疾病率的影響,並不容易,有時可以借助於各種不同的統計方法來分析。其公式表示如下:

$$f(R_{ij}) = \alpha_i + \beta_j + \gamma_k + \varepsilon_{ij}$$

其中 R_{ij} 是指第 i 年齡層在第 j 年代的疾病發生率或死亡率,α_i 是第 i 年齡層的效應,β_j 是第 j 年代的效應,γ_k 是第 k 世代的效應,而 ε_{ij} 是第 i 年齡層在第 j 年代的疾病發生率或死亡率無法由年代、世代和年齡所解釋的誤差。

f( )則為轉換函數，常見的線性迴歸、Poisson 迴歸、對數迴歸等皆可用此表示，目前已有合適的套裝軟體可用來作模式適合性(model fitting)的分析。但是要分析世代－年代－年齡效應，會面臨三參數線性相依的現象，以致遭遇無窮組解的難題。換句話說，若已知發生率和死亡率之年齡和年代，即可推知其出生世代，因此該廣義線性模式的方程式是相依的。近十年來，有不少學者提出各種方法，來嘗試從中選取一組較恰當的參數解。讀者可參考這些人的研究論文，以更進一步了解最新的分析方法之發展。在這模式中，係假定年代、年齡和世代的作用是互相獨立的。舉個例來說第j年代的影響，對於任何年齡層疾病發生率和死亡率的影響是相同的。如果三者間有交互作用存在，譬如年代的效應只出現於特定的一些年齡層或世代，而非所有的年齡層或世代，則該廣義線性模式即無法加以分析。

從世代分析中發現有世代效應存在時，並無法直接闡明該世代究竟暴露於何種致病因子，才導致疾病發生率或死亡率的提高。這必須進一步去探討，才能真正明白該世代效應之由來，利用病例對照研究法及世代追蹤法等以個人為單位的研究，皆有助於致病因子的探討，這將於下一章中詳細討論。由於傳染病的病原較為單純，發病之潛伏期也相當一致，因此傳染病及其後遺症也比較容易呈現明顯的世代效應，尤其在該疾病有週期循環的狀況下，更是如此。相對的，由於慢性退行性疾病，大都屬於多階段、多因子的致病機轉，因此除非某危險因子的作用相當廣泛，涵蓋相當範圍的致病過程，否則較不容易呈現明顯的世代效應。很明顯的，如果特定的世代，在不同年齡(亦即在不同年代)均分別暴露於較高程度的各階段之種種危險因子，還是會有明顯的世代效應的；但這類世代效應的成因探討，就會比較困難。總而言之，世代效應的描述分析，有助於流行病學假說的建立；而明顯的世代效應之原因，仍必須借助其他研究的努力才能明白。

第六節　時地聚集：點流行的特性

在本章的第二、三節當中，曾經分別討論過地方聚集和時間聚集的現象。一般說來，疾病一旦發生時間聚集的現象，往往也會呈現地方聚集，如同食物中毒就是很好的例子，它的病例數往往會在一、兩天內，集中在一個機關學校或公司行號內。時地聚集是傳染病常見的特徵，而且由於聚集現象相當明確，不僅有助於傳染源和傳染途徑的辨明，更有助於流行蔓延之阻斷。圖 6-27 是1982年台灣地區麻痺型小兒麻痺病例的發生時地分布，從圖中可以看到在不同的期間，病例發生的地點也不相同：起初的流行是發生北部和中部，7月16日到31日之間，台北市已有23名病例、台中縣35名，而雲林縣23名；至於台灣東部的花蓮、台東兩縣，直到9月1日到15日之間才達到最高峰。整個流行的趨勢，係由北、中部傳播開來，再蔓延到南部和東部。如果在7月上旬即採取防治措施，也許流行的擴散情況會緩和許多。

　　急性傳染病的時地聚集相當明確，不必應用任何統計方法，就可以很容易確定。但是對於原因不明的疾病，如先天畸型或小兒癌症，雖然時地聚集現象較不顯著，但是分析其時地聚集，卻有助於致病因子的探討。由於其聚集現象不明顯，所以必須用特殊的分析方法來加以檢視其存在。時地聚集的分析，係要判斷在發病時間上彼此相當接近的病例，是否在地理分布上也是很接近。分析時地聚集的方法可以分成兩大類，其中一類是只根據病例之發病時地來作分析，另一類是以配對病例對照法來分析。第一類又可分為：(1)時間分段地理分區法、(2)時間分段地理配對法、(3)時間配對地理分區法、(4)時地配對法。

　　所謂的時間分段地理分區法，係 Ederer 等人（1964）提出，此方法先決定時、地的畫分單位，好比用年、月、週作為時間分段的單位，而用鄉鎮、村里作為地理分區的單位，然後分析在某段時間內的病例，是否聚集於某區地理位置當中。此種方法雖可以辨別純粹的地方聚集和時地聚集的差異，卻無法安全分辨時間聚集和時地聚集的不同。

　　時間配對地理分區法，係 Pinkel 等人（1963）所提出，先計算任何兩名病例發病的時間間隔，再比較發病地點較接近的病例，以及發病地點較遠的病例之配對發病時隔的分布差異。至於時間分段地理配對法，係 David

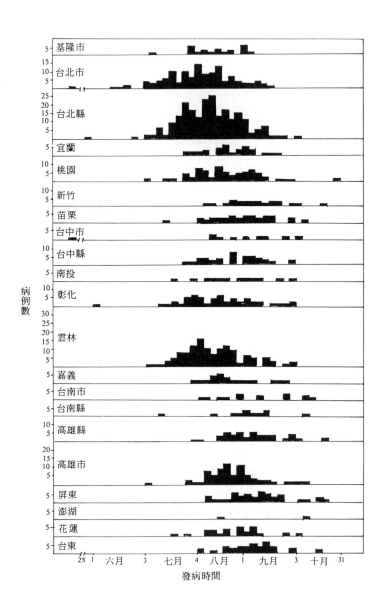

圖6-27　台灣地區民國71年之麻痺型小兒麻痺病例之
縣市及發病時間別分布狀況

（取材自：陳，1984b）

和 Barton（1966）所提出，與前法相反，先計算任何兩名病例發病的地理距離，再比較發病時間較接近的病例，以及發病時間較遠的病例之配對發病距離的分布差異。這兩種方法的概念相同，只是配對推算的特性不同，一是時間，一是地點。

至於時地配對法，係Knox（1964）所提出，分別計算所有任何兩名病例在發病時間的間隔，以及發病地點的距離，再進一步分析所有可能配對之時隔與距離的分布，以斷定是否發病地點相近的病例，其發病時間也相近。此法曾經由 Mantel（1967）提出修正，以克服隨意選取時隔與距離之分割值（cut-off value）的難題。Pike和Smith（1968）進一步將暴露到發病的時間也列入考慮，以克服這段潛伏期可能會有變異的困擾。

配對病例對照法，係由Pike和Smith（1974）提出，其和上述之方法的最大不同，在於上述各方法皆未將「未發病」的對照個案列入考慮，而此法則除了收集病例的暴露資料而外，也收集對照的資料加以比較。讀者可以進一步參考原始文獻，作更深入的了解。

如果根據分析的結果，發現疾病有時地聚集的現象，則其病原必然會在不同時間內，侵襲不同地區的可感受宿主。這樣的病原，最可能是傳染性的病原。如果不同地區或是不同時間的診斷標準與疾病報告完整性不同，則只會造成地方聚集或時間聚集，不太可能會造成時地聚集的現象。畢竟在某一時段內，甲地比乙地的疾病診斷和報告較佳；而另一時段，則乙地又比甲地的疾病診斷和報告較好的可能性並不大。物理化學性的病原暴露，也只有在暴露源於不同時段會移動至不同地區，才可能造成其所引發之疾病的時地聚集。風俗習慣等社會性病原，要造成地聚集的現象，則必須帶有該人文社會病原的族群經常會遷移才行。但是有明顯時地聚集的現象，固然可以加強有傳染性病原存在的假說，但是沒有時地聚集，並不能完全排除傳染性病原的可能。如果傳染性病原只是必要而非充分病因、傳染性病原的傳染力甚低、或可感受宿主的人數所佔比例很小，則疾病也常會呈散發性發生。

由於民眾環境保護意識的抬頭、疾病預防警覺的提高、大眾傳播媒介的普及，健康事件的時地聚集常會被報章雜誌披露，而成為大眾關注的問題。衛生主管機關有必要對這類的叢聚(cluster)進行深入的研究，以探討其對國民健康可能的危害。美國疾病管制中心(Centers for Disease Control)透過疾病叢聚的研究，發現了很多重要的急性傳染病，像退伍軍人症和後天免疫失全症候群(Centers for Disease Control, 1981)等。至於非傳染性疾病的叢聚研究，則由於暴露與健康危害間的關係較不明確，而且受到很多干擾因素的影響，因此探討的成效較不理想(Rothenberg et al., 1990)。為了加強對於呈現時地聚集的疾病加以監控，美國疾病管制中心(1990)也發表了叢聚調查指引，以協助有關衛生機關得以遵循。但是也有學者(Rothman, 1990)，根據以下的理由反對花費太多心力於時地叢聚的研究：(1)個別叢聚的病例數往往太少，以至於無法控制干擾因素，以進行有效的流行病學研究；(2)一般而言，報告的叢聚個案之疾病定義往往很模糊，而且異質性也高；(3)通常都是在叢聚現象被報告發現後，才找尋其人口族群以計算發生率，容易陷於先入為主的偏差中；(4)危險因子之暴露狀況也常常未被充分了解、異質性高、且暴露濃度偏低；(5)疾病叢聚常會引起民眾的過度關切，而很難或根本無法收集到無偏差的資料，尤其是必須透過問卷或訪視獲得者，更是不易。

疾病的時地聚集現象的存在，有時是純粹由機會所造成。衛生主管機關為了要偵測不同病原的健康危害，必須設立一套監控的方法。這種方法可分成兩階段：第一階段是審視經常性收集的生命統計和社區暴露的資料，第二階段是進一步按疾病叢聚的特性，進行流行病學研究，特別是病例對照研究，以分析暴露與疾病的因果相關性。要決定是否必須採行第二階段的行動，完全視第一階段的監視結果而定。在第一階段中，要比較病例的實際發生數是否顯著高於期望發生數，以決定疾病的叢聚狀況是否已達「警戒」或「行動」水平。若已達行動水平，則立刻進行第二階段的深入調查研究；若只達警戒水平，則繼續觀察下一時段的疾病叢聚狀況，若第二次已達警戒或行動水平，則也該採第二階段的研究。表6-23列出在不同期望發生數的狀況下，要達到警戒或行動水平，所必須達到的觀察發生數。舉個例來說，如果某地區某一年實際發生五名病例，而其期望發生數為2.0，則表示該疾病的發生狀況已達警戒水平；如果第二年再發生九名病例，而其期望發生數仍為2.0，則已達行動水平，必須展開第二階段的調查研究；即便在第二年仍只發生五名病例，因連續兩年進入警戒水平，也該展開第二階段調查研究。

　　總言而之，疾病的時地叢聚本身並非調查研究的最終目的，它的存在表示探討特定病原的開始，以便找出病原或危險因子，有效遏止疾病之蔓延和流行之爆發。描述流行病學對於假說的建立很有裨益，值得展開；但分析流行病學，則可用於假說之辨證及修定。

表6-23　達到警戒或行動水平所需之實際觀察發生數，按期望發生數分

期　望　發　生　數	觀　察　發　生　數（標　準　死　亡　比）			
	警戒水平		行動水平	
0.05	1	(20.00)	3	(60.00)
0.10	2	(20.00)	3	(30.00)
0.20	2	(10.00)	4	(20.00)
0.40	2	(5.00)	4	(10.00)
0.50	3	(4.00)	5	(10.00)
1.00	3	(3.00)	6	(6.00)
2.00	5	(2.50)	9	(4.50)
4.00	8	(2.00)	12	(3.00)
5.00	9	(1.80)	14	(2.80)
10.00	15	(1.50)	22	(2.20)
15.00	21	(1.40)	29	(1.93)
20.00	27	(1.35)	36	(1.80)
25.00	33	(1.32)	43	(1.72)

（取材自：Hardy et al., 1990）

一般參考讀物（第六章）

陳建仁

1983 《流行病學》，二版(臺北市：伙伴出版社)。

1988 《流行病學原理與方法》，陳拱北預防醫學基金會，公共衛生學（臺北市：
巨流出版社）。

Abramson J. H.

1979 *Survey Methods in Community Medicine: An Introduction to Epidemiological
and Evaluative Studies*, 2nd ed（Edinburgh: Churchill Livingstone）.

Alderson M.

1976 *An Introduction to Epidemiology*（London: MacMillan Press Ltd.）.

Emery A. E. H.

1976 *Methodology in Medical Genetics: An Introduction to Statistical Methods*
（Edinburgh: Churchill Livingstone）.

Esteve J., Benhamou E., Raymond L.

1994 *Statistical Methods in Cancer Research*, Vol IV: *Descriptive Epidemiology*
（Lyon: IARC）.

Kelsey J. L., Thompson W. D., Evans A. S.

1986 *Methods in Observational Epidemiology*（New York: Oxfod University Press）.

Kleinbaum D. G., Kupper L. L., Morgenstern H.

1982 *Epidemiologic Research: Principles and Quantitative Methods*（New York: Van
Nostrand Reinhold Company）.

Khoury M. J., Beaty T. H., Cohen B. H.

1933 *Fundamentals of Genetic Epidemiology*（New York: Oxford University Press）.

Last M. J.

1988 *A Dictionary of Epidemiology*, 2nd ed（New York: Oxford University Press）.

Lilienfeld A. M., Pedersen E., Dowd J. E.

1967 *Cancer Epidemiology: Methods of Study*（Baltimore: Johns Hopkins Press）.

Lilienfeld D. E., Stolley P. D.

1994 *Foundations of Epidemiology*, 3rd ed（New York: Oxford University Press）.

MacMahon B., Pugh T. F.

1970 *Epidemiology: Principles and Methods*（Boston: Little, Brown and Company）.

Mausner J. M., Kramer S.

　　1985　*Mausner & Bahn Epidemiology: An Introductory Text*, 2nd ed（Philadelphia: B Saunders）.

Rothman K. J.

　　1986　*Modern Epidemiology*（Boston: Little, Brown and Company）.

第七章

分析流行病學：個體層次的相關研究

　　分析流行病學是以個體爲研究對象，來探討暴露於危險因子的經驗，是否會造成健康事件發生率或盛行率之增加。根據暴露與疾病資料收集的時間，可將分析流行病學方法分爲橫斷研究法和縱貫研究法，後者又分爲追蹤研究法、回溯研究法與雙向研究法。若按研究對象選取的方法畫分，上述三法可稱之爲世代研究法、病例對照研究法，與重疊病例對照研究法。分析流行病學是探討疾病危險因子的最佳利器，透過可比較之研究對象的選取、正確而可靠之暴露經驗的測量、敏感而特異之健康事件的診斷、周延而適切之干擾因素的控制、合宜之相關統計分析等程序，往往能發現疾病的致病因子，辨明高危險群的特徵。這對於預防醫學和公共衛生工作的決策、設計、執行與評估，都有很大的裨益。本章將就三種基本的分析流行病學方法加以說明。

第一節　橫斷研究的設計與執行

　　橫斷研究是在同一時點，自研究族群隨機選取研究樣本，同時觀察或測量每名樣本個體的危險因子暴露與健康事件存在狀況。易言之，橫斷研究的目的，在於比較有無暴露於危險因子之個體，其健康事件之存在是否有顯著差異。由於暴露經驗與疾病狀況均在相同時間觀察，因此不易判定孰先孰後，究竟是暴露導致疾病之差異，或疾病造成暴露之不同，因果時序性較難辨明。如果危險因子是與天俱來的遺傳性或先天性因素，或是幼年得到的後天性特徵，如 B 型肝炎病毒帶原狀態，則利用橫斷研究觀察到的相關之因果時序性，比較容易推斷。由於橫斷研究法觀察的是疾病的存在而非發生，因此與疾病盛行狀況相關的暴露，可能是導致疾病發生的危險因子，也可能是影響病期長短的預後因子。如果疾病的病期相當短，如急性傳染病、意外災害，或是病期長短固定而無太大變異，則分析疾病盛行而非發生狀況所帶來的困擾，可以大爲減少，而有助於判定暴露是否爲疾病的危險因子。

　　橫斷研究的第一步，是選擇具有代表性而數目合適的研究對象。研究對象的選擇，包括研究族群的選定、樣本數的估計及研究對象的抽樣。研究族群的選定，應考慮其合適性和可行性。合適性係指該族群是否適於用來探討研究的假說。如果研究族群在暴露因子的分布上，過於均質(homogeneous)或異質(heterogeneous)都不合適。均質性太高，則每名個體的暴露變異性太小，無法辨明暴露與疾病的相關；異質性太高，表示暴露受到甚多其他因子的影響，因此它和疾病的相關也不易正確評估。舉個例來說，要評估攝鈉量與高血壓的相關性，如果選擇每名個體攝鈉量均很相近的族群進行研究，則甚難發現攝鈉量與高血壓有關。相反的，如果某族群每名個體的攝鈉量，因年齡、性別、職業、社經狀況、保健常識、健康行爲、其他疾病狀況等的不同，而有相當大的異質性，則很不容易正確評估攝鈉量與高血壓的相關。疾病率的高低，也決定了研究族群的合適性，疾病率甚低的族群並不適於作爲研究對象，因爲往往需要研究爲數龐大的樣本，才可以達到足夠的病例數。舉個例來說，由於 30 歲以下的人，罹患肝癌的機會很低，因此要利用橫斷研究來評估 α 胎兒蛋白和超音波掃描篩檢肝癌的成效時，該年輕族群即非合適的族群，而以 30 歲以上的族群較合宜。可行性也是重要的考慮，可行性係取決於影響參加研究意願的因素，例如種族、性別、社會經濟狀況、教育程度、職業等特性。願意參加研究的百分比越高的族群，可行性越高。如果族群的合作度低，而且僅有自願者參加研究計畫，必須很小心自我選擇偏差。此時應該比較參加者與未參加者的特性，以評估可能低估或高估暴露與疾病的相關性。

　　樣本數的估計是研究設計的重點工作，一般用來估計樣本大小的方法，是決定樣本數以使其第一、二型錯誤水平均達預定的標準。其步驟包括：(1)選定比較暴露組與非暴露組之疾病率的統計檢定方法，如卡方檢定、費雪確率檢定(Fisher's exact test)、波瓦松檢定(Poisson test)等。(2)選定兩組之一的疾病率。(3)選定兩組間所欲檢視之最小疾病率差異。(4)選定第一型錯誤(α)的水平。(5)選定第二型錯誤(β)的水平。(6)選定單尾或雙尾的統計顯著性考驗。(7)估計樣本數使其達預定之 α 與 β 值。現在舉例說明如下：

　　設 p_1 和 p_2 分別是兩組具有某一特徵的比率，亦即暴露率或疾病率，而 $q_1 = 1 - p_1$，$q_2 = 1 - p_2$；Δ 是兩組間的預期差異，亦即所欲檢視之最小差異，$\Delta = p_1 - p_2$；n_1 和 n_2 分別是兩組的樣本數；$\bar{p}$ 是兩組的平均比率，$\bar{p} = (n_1 \cdot p_1 + n_2 \cdot p_2) / (n_1 + n_2)$；$\alpha$ 是第一型錯誤，一般定在 0.01~0.05 之間；β 是第二型錯誤，一般定在 0.05~0.20 之間；Z_α 是在常態分布曲線下，單尾或雙尾累積機率為 α 時的 Z 值，若 $\alpha = 0.05$ 時，Z_α（單尾）為 1.645，Z_α（雙尾）為 1.96；$Z_{1-\beta}$ 是在常態分布曲線下，單尾累積機率為 $1 - \beta$ 時的 Z 值，若 $\beta = 0.20$ 時，$Z_{1-\beta}$ 為 0.84。按 p_1 和 p_2 值的大小，可選擇下列的不同方法估計樣本數：

　　常態近似法(normal approximation)，應用卡方檢定，適用於 p_1 和 p_2 值介於 0.2 和 0.8 的情況。當兩組樣本數相同($n_1 = n_2 = n$)時的樣本數可由下式求得：

$$n = \frac{\left[Z_\alpha \sqrt{2\overline{pq}} + Z_{1-\beta} \sqrt{p_1 q_1 + p_2 q_2} \right]^2}{\Delta^2}$$

當 n_2 為 n_1 的 m 倍時，其樣本數可由下式求得：

$$n_1 = \frac{\left[Z_\alpha \sqrt{2\overline{pq}(m+1)/m} + Z_{1-\beta} \sqrt{p_1 q_1 + p_2 q_2 / m} \right]^2}{\Delta^2}$$

$$n_2 = m \cdot n_1$$

反正弦近似法（arcsine approximation），應用反正弦檢定，適用於 p_1 和 p_2 值介於 0.05 和 0.95 的狀況。當兩組樣本數相同時，其樣本數可由下式求得：

$$n_1 = n_2 = \frac{\left[Z_\alpha + Z_{1-\beta}\right]^2}{2\left[\sin^{-1}\sqrt{p_1} - \sin^{-1}\sqrt{p_2}\right]^2}$$

當 n_2 為 n_1 的 m 倍時，其樣本數可由下式求得：

$$n_1 = \frac{\left[Z_\alpha + Z_{1-\beta}\right]^2 (m+1)/m}{4\left[\sin^{-1}\sqrt{p_1} - \sin^{-1}\sqrt{p_2}\right]^2}$$

$$n_2 = m \cdot n_1$$

此處之 $\sin^{-1}$ 是以強度表示。

確率法（exact method），應用 Fisher's 確率檢定，適用於 p_1 和 p_2 值介於 0 和 1 的狀況，可利用電腦程式求得所需的樣本數。波瓦松近似法（Poisson approximation），應用比較兩波瓦松平均數是否相同的條件檢定（conditional test），適用於 p_1 和 p_2 小於 0.05，而 n_1 和 n_2 很大的狀況。如果 $n_1 p_1$ 和 $n_2 p_2$ 皆大於 10 時的時候，其樣本數可以由公式計算而得。當兩組樣本數相同時，其樣本數可由下式求得：

$$n_1 = n_2 = \frac{\left[\left(Z_\alpha + Z_{1-\beta}\right)^2 (RR+1)/(RR-1)^2\right]}{p_1}$$

其中之 $RR = p_2 / p_1$。當 n_2 為 n_1 的 m 倍時，樣本數可由下式求得：

$$n_1 = \frac{\left[\left(Z_\alpha + Z_{1-\beta}\right)^2 (RR+1/m)/(RR-1)^2\right]}{p_1}$$

$$n_2 = m \cdot n_1$$

在估計樣本數時，應同時考慮在不同 α、β、p_1、p_2 的狀況下，所需要的樣本數，進行多次的樣本數估計，以期了解樣本數大小變動的範圍。現舉例說明橫斷研究中的樣本數估計如下：如果研究者根據以往的經驗，以及其他研究報告結果，發現在某族群中嚼食檳榔的比率，約為 50%，亦即半數有嚼檳榔習慣，此時 $n_1 = n_2$（m＝1）。現在研究者想比較有無嚼食檳

榔的習慣，與口腔白斑病變(leukoplakia)的相關性。根據以往的文獻報導，
未嚼食檳榔者罹患該病變的盛行率約為 1%，亦即 $p_1=0.01$；而研究者設定
所欲偵出之最小差異值為 0.01，亦即 $p_2=0.02$，或是相對盛行比(PR)=0.02
／0.01=2.0；同時亦定出 $\alpha=0.01$(雙尾)，$\beta=0.05$。按照上述的條件，可
以根據不同的方法，求出所需樣本數：按常態近似法可求得樣本數為5,261，
反正弦法求得樣本數為5,115，Poisson 近似法求得樣本數為5,345。詳如以下
公式所示：

$$Z_{\alpha/2}=Z_{0.005}=2.576$$
$$Z_{1-\beta}=Z_{0.95}=1.645$$
$$\Delta=p_2-p_1=0.01$$
$$RR=p_2／p_1=2.0$$
$$\bar{p}=(0.02+0.01)／2=0.015，q=1-0.015=0.985$$

按常態近似法：

$$n_1=\frac{\left[2.576\sqrt{2(0.015)(0.985)}+1.645\sqrt{(0.02)(0.98)+(0.01)(0.99)}\right]^2}{(0.01)^2}=5261$$

按反正弦近似法：

$$n_1=\frac{(2.576+1.645)^2}{2\left(\sin^{-1}\sqrt{0.02}-\sin^{-1}\sqrt{0.01}\right)^2}=5115$$

按 Poisson 法：

$$n_1=\frac{(2.576-1.645)^2(2.0+1)／(2.0-1)^2}{0.01}=5345$$

這三種方法所推估的樣本數都相當接近，因此該研究者選5,345作為所需的
各組樣本數，因此總共需要調查 5,345×2 = 10,690 人。如按調查回應率
(response rate)為70%估計，必須自研究族群中選取 15,271 人，才可以找出
足夠的病例數以檢定「嚼食檳榔者罹患白斑病變的相對盛行率，為未嚼食
檳榔者兩倍」的假說。從上述公式中可以發現 α 越小、β 越小、p_1 和 p_2 本
身越小，而 p_1-p_2 越小，則所需樣本數也越大。因此在疾病盛行率甚低的

狀況下，要進行橫斷研究所需的經費人力，是相當龐大可觀的。表7-1是在不同的 α、β、p_1 的狀況下，橫斷研究所需的樣本數。表中之數字係根據 Poisson法($p<0.01$)和反正弦法($p\geqq0.05$)針對暴露組與非暴露組樣本數相同時所作的估計值。

在決定所需樣本數之後，即可展開抽樣的工作。抽樣的步驟大致可分為：(1)抽樣架構(sampling frame)的建立、(2)抽樣方法的選擇、(3)實際抽樣之進行、(4)樣本代表性之評估。抽樣架構的建立，就是將定義好的研究族群按一定次序排列，以供抽樣。抽樣架構有些是現成的，像戶籍登記簿、醫院診所的病房或產房登記簿、公司行號的職員名冊、機關學校的人事登記簿、學籍登記簿等。如果名冊中的相關資料，能夠經常按時更新補遺的話，即是相當理想的抽樣架構。有時研究者為配合其需要，可以從該名冊中，抄錄符合研究所需條件的研究對象，例如特定性別、年齡、教育程度

表7-1　在不同 α、β、p_1 和相對盛行比狀況下之斷代研究所需樣本數

α	β	p_1	相對盛行比					
			1.5	2.0	3.0	4.0	5.0	10.0
0.01	0.05	0.01	17,817	5,345	1,782	900	428	242
		0.05	3,308	962	300	157	100	28
		0.1	1,544	442	134	68	41	–
		0.2	662	182	50	22	–	–
	0.20	0.01	11,669	3,501	1,167	648	280	158
		0.05	2,167	630	197	103	66	19
		0.1	1,011	290	88	44	27	–
		0.2	434	119	33	14	–	–
0.05	0.05	0.01	12,996	3,899	1,300	722	312	176
		0.05	2,413	702	219	115	73	21
		0.1	1,127	323	98	49	30	–
		0.2	483	133	36	16	–	–
	0.20	0.01	7,840	2,352	784	436	188	106
		0.05	1,456	423	132	69	44	13
		0.1	680	195	59	30	18	–
		0.2	291	80	22	9	–	–

* 暴露組與非暴露組人數相同，根據Poisson法($p_1=0.01$)和反正弦法($p_1\geqq0.05$)求得。

或行職業的社區居民，以作為抽樣架構。如果無現成的名冊資料，研究者就必須自行調查以建立抽樣架構，相當費時費力。台灣地區戶籍登記的完整，提供了相當好的調查環境。但是近來年，由於人口遷移頻繁，人口集中都市就學就業，但戶籍仍留在家鄉的比率甚高，空戶的現象造成了抽樣上的困擾。大約十年一次的人口普查資料，有助於評估抽樣架構的實際狀況，提供更好的抽樣設計。

抽樣架構也可以是「未來即將發生的族群」，此時研究者自然無法在抽樣之前，預先作好抽樣架構的造冊工作。舉個例來說，研究者可能要研究「自某年某月某日起，在某幾家醫院五年內出生的新生兒先天畸形盛行率及其相關因子」。此時的抽樣架構在研究之初，並不存在。但研究者仍可參考以往在這幾家醫院出生的新生兒數，以及相關文獻，設計抽樣的方法。

在抽樣架構建立後，研究者即可以選擇抽樣方法進行實際抽樣，各種抽樣方法和第五章所述者相同。樣本選出後，應檢視該樣本的特性是否與族群特性相近，或是在時地分布上相當隨機，而無叢聚的現象。因為研究樣本係以隨機抽樣方式選出，因此所選出的樣本，在人、時、地等特性的分布上可能有所偏差。此時，即應該另行選取更具代表性的樣本，以進行調查研究。舉個例來說，研究者如果想調查台北市居民的血壓與肥胖的相關，可以從戶政事務所之戶籍資料，抄錄合乎研究條件的名冊，請里鄰長、里幹事或管區警察協助剔除空戶，再以系統抽樣方式選出抽樣個案和後補個案。此時研究者應就抽樣樣本與後補樣本的年齡、性別、教育程度、行職業、居住里鄰的分布狀況，進行統計分析並比較與《台閩人口統計》中所載的台北市人口現況特性是否相近，以判定該隨機樣本否是具有代表性。

選妥研究樣本後，研究者即可以展開調查訪視的工作。調查的方法，不外乎駐站研究、家戶訪視、電話調查、郵寄問卷等。駐站研究係於特定時間在特定地點，設置研究工作站，通知抽樣個案前往接受調查。若調查研究需要儀器設備進行健康檢查，或需要採集受檢個案的生物檢體，常常採用此種方法。駐站研究的成功與否，決定於民眾受檢的意願，亦即其回應率的高低。要獲得受檢民眾的合作支持，除了調查研究項目有助於健康促進和疾病發現而外，也必須安排方便的受檢時地、親切敬業的研究人員、及時具體的諮詢服務、完整正確的檢查報告。像結核病的 X 光檢查、心肺機能的心電圖或肺功能檢查、肝臟疾病的超音波掃描，均需設立固定的研究工作站進行調查研究。

家戶訪視也是常用的調查方法，調查者需於事先寄發訪視通知單，除了讓抽樣個案明瞭研究的目的和重要性而外，也讓受訪者能預先通知調查研究人員不方便接受訪視的理由，並且約定變更的訪視日期。調查訪視者應事前排定家戶調查的路線，以期提高工作的效率。家戶訪視除了可以進行問卷調查而外，也可進行生理特性，如血壓、皮膚厚度、體格等的測量，或是生物檢體，如血液、尿液的採集。家戶訪視的優點在於受檢對象不需前往研究工作站，較為便民；其限制則在於民眾拒絕率高，而花費人力物力也大。

電話調查的好處在於價廉便捷，但其限制包括：不易辨明民眾的合作程度、調查內容不能夠深入詳盡、容易受到拒絕或中途掛斷、電話不普遍的地區容易有選樣偏差、回應者與不回應者的特性有所差異。電話調查進行時，宜使用通俗而易懂的口語，讓受訪者完全了解問題，以便作正確的答覆。電話調查只能進行口頭訪視，無法採集生物檢體或進行儀器檢查。

郵寄問卷也是很常用的健康調查法，但是它所受到的限制也很多，諸如：不易辨明未回應者，是郵遞失誤、空戶或拒答；難以評估回應者的合作程度，以及答覆內容的信度效度；受訪者對問題的了解程度不一致，對於分等級或程度的答案之判定標準不一；回應者與未回應者往往有很大的差異，可能造成研究結果的偏差。研究者在編訂郵寄調查問卷時，應考慮問卷文字的簡明易懂、填答說明的清晰具體、選擇答案的界定明確、編列測謊指標相關問題。同時也該考慮使用限時專送，甚至於掛號信函的必要性。郵寄問卷的最大優點在於便宜、簡便、有隱私性、可大量調查。

無論採行何種調查方法，研究者都必須對於該方法進行先驅性評估，並作問卷的預試，以期得到正確又可靠、調查回應率高、代表性強的研究結果。調查工具的完善，是成功研究的必要條件之一。在調查結束後，研究者也需要評估回應率的高低，以及影響回應率的因素；並了解可能產生的偏差，必要時加以調整。

在橫斷研究的調查變項中，可分成健康事件和暴露因素兩類假說變項，以及干擾因素。健康事件的定義，因調查方法和目的而異，大致可分為：(1)問卷調查法、(2)臨床診察法、(3)實驗診斷法、(4)病理診斷法。問卷調查法，常以「是否經醫師診斷罹患某病？」或「是否呈現某種症狀或徵候？」來獲取健康事件的資料。前者常會受到就醫率及醫療水準的影響，也會受到病人醫學知識良窳的影響，以至於信度與效度難以辨明；後者則會因受訪者對症狀徵候的了解不同，而造成偏差。以問卷判定健康狀況，必須經過嚴格的預試修正後，才能在信度、效度均令人滿意的情況下予以使用。目前公認較合適的疾病調查問卷，如慢性阻塞性肺病、心臟血管疾病和類風濕性關節炎等疾病的調查問卷，都經過詳細的設計、預試、修訂、信度效度評估，才推出使用。如果所要研究的疾病，並無現成的健康調查問卷時，研究者必須自行加以編定，此時有必要根據專家意見來進行。

臨床診察法，係由合格醫師按標準化問診、理學檢查和儀器診察來判定健康事件的有無。由於不同的醫師或學派，對於疾病臨床診察的觀點、學理不盡相同，因此常常會有不同的診察結果出現。在以臨床診察法定義健康事件之有無時，必須使每位實施臨床診察的醫師有一致的標準。即使是血壓和體溫測定等例行常規檢查，也需要建立標準測量程序，使每位參與測量者均能確實執行。一般而言，在臨床工作中，血壓測量係屬於監視性質的工作(monitoring)，尤其對住院病人的定時檢查時尤然。這種監視血壓的工作重點，在於血壓的相對變化狀況，5~10毫米汞柱的誤差，對臨床工作不會造成太大困擾，而且在下次監測中即可以彌補該缺失。但就研究工作而言，5~10毫米汞柱的誤差是無法接受，必須予以縮減。近年來，儀器診斷技術突飛猛進，像心肺功能測定、超音波掃描、電腦斷層攝影等，都有助於疾病診斷更精細、疾病分類更均質。研究者必須掌握最新診斷儀器操作時的精確性和標準作業程序。

實驗診斷，係採集受檢者之生物檢體，以測試其分子或細胞檢驗值的高低，作為疾病診斷的依據，像糖尿病、高血脂症、內分泌疾病、代謝障礙、染色體異常症等。在實施實驗診斷時，研究者必須考慮生物檢體，如血液和尿液採集時的條件和時間，並且要考慮實驗測值的可能變異。測量變異的來源，除了個體內（intra-individual）和個體間（inter-individual）的變異而外，還會有晝夜、季節、測量方法等造成的變異。研究者必須確定，每名受檢對象都是在相同的狀況下採集生物檢體。舉個例來說，進行血糖測定時，應考慮是測定空腹或進食後二小時的血糖，還是進行葡萄糖耐性測驗。在檢查通知單上，應詳細說明受檢對象應禁食多久等，以獲得正確的檢驗結果。

病理診斷是多數疾病診斷的黃金標準。像癌症的診斷，即是如此。不同病理類型的疾病，可能會有不同的危險因子，例如肺臟的類上皮細胞癌和抽菸的相關性，即遠高於腺細胞癌。不同的病理學家，對病理診斷的標準也可能不同，所以在研究時，也應予以標準化。像子宮頸癌的抹片檢查，即有不同的診斷分類方法，研究者必須深入的了解不同診斷分類的異同。

不論採取何種健康事件診斷方法，研究者必須考慮到各種方法的敏感度、特異度、陽性預測值、成本效益、侵襲性、接受性和普及性。

橫斷研究的目的在於探討健康事件與其危險因子的相關，因此正確可靠的危險因子暴露資料也是很重要的。危險因子的種類，大致可分為：（1）集團暴露，如空氣、水、土壤污染、生物病原的傳染等；（2）個人暴露，如抽菸、酗酒、生活習慣、飲食攝取、感染標記等。集團暴露可透過大環境（macro-environment）或是小環境（micro-environment）的污染暴露狀況而得到。但是大環境或小環境的污染狀況，往往無法正確反映個人暴露量。近年來，發展快速的生物標記（biological marker），即致力於測量個人的環境暴露內在劑量或生物有效劑量，諸如毛髮、指甲或尿液的含砷濃度，反映致突變物累積暴露量的尿液 Ames 檢驗，或致癌物的大分子鍵結物濃度等。有時囿於人力物力的限制，研究者也可以從其他文獻，諸如官方公報或學術研究論文，擷取所需的危險因子暴露資料。在引用既有資料時，必須了解該資料獲得的方法，以及其正確性和代表性。在自行進行測量暴露狀況時，必須考慮測量的精確性、特異性、變異性和成本效益。

個人暴露狀況屬研究對象本身的特性，因此可從兩方面獲得其資料：(1)問卷調查、(2)檢驗測試。問卷調查可用於蒐集像抽菸、酗酒、嚼檳榔、飲食偏好等個人習慣的資料。問卷設計宜求其口語化、通俗化，避免艱澀詞語，涉及隱私應予保密。調查問卷的編製、預試、修訂、信度與效度評估，都必須考慮受訪者的意願和答題能力。有時宿主本身的暴露特性，無法利用問卷訪視獲得，必須藉檢驗測試來取得，像鈉鹽攝取量宜以24小時尿液含鈉量測定，二手菸暴露可以紅血球之 4-aminobiphenyl 的血紅素鍵結物測定，病毒感染則以血清學檢查或聚合酶鏈反應檢驗。

除了健康事件與危險因子暴露資料而外，可能影響健康事件和危險因子相關的其他因素，也應該加以收集。像年齡、性別等可能干擾或修飾相關的因素，都必須在研究設計之初加以考慮，並列入調查問卷之中。

在調查問卷、檢體採集方法、樣本抽樣都完成之後，研究者即可展開田野調查工作，蒐集所需要的研究資料，然後加以譯碼鍵入電腦磁碟，再利用統計軟體加以分析。分析暴露與疾病相關的統計方法，將於第四節中詳述。資料分析後，若發現疾病與危險因子之間，有顯著的統計相關，必須進一步考慮此統計相關，是否為因果相關，或僅是二次相關。因果關係的判定條件中，以相關時序性的問題最值得慎思，因為在橫斷研究中，暴露與疾病均屬相同時間點的特性。如果該危險因子的暴露，可以反映長期的暴露狀態，則因果時序性即可成立；如果該暴露僅是近期的短暫暴露經驗，則「因在前、果在後」的關係即無法成立，因果性也無法斷定。舉個例來說，B型肝炎病毒帶原狀態的檢驗，雖然採取的是研究當時的血清，但是成人帶原者，絕大多數是在嬰幼兒期得到 B 型肝炎病毒感染而成為帶原者，所以橫斷研究所測得的帶原狀態，可以反映長期的暴露狀況。至於血清中的膽固醇濃度，並無法用來表示長期的血清膽固醇狀態，因此以橫斷研究發現的血清膽固醇濃度與疾病的統計相關，則很不容易判定其為具有正確時序性的因果相關。

由於橫斷研究所得到的是疾病的盛行率，而非發生率，所以暴露若與疾病有統計相關存在，則該暴露因子可能是疾病的危險因子，因其存在使疾病的發生率增加，以致盛行率也提高；但也有可能是該暴露因子會阻滯患者的痊癒，或是延長患者的存活，以致加長患病期間，提高疾病盛行率。因此研究者必須小心研判，謹慎於因果推斷。

第二節　世代追蹤研究的設計與執行

世代追蹤研究的步驟，包括選定研究世代、建立暴露基線資料、追蹤暴露狀況的變化與研究疾病的發生、比較不同暴露組別的疾病發生狀況差異、判定暴露與疾病的相關因果性。

研究世代的選擇，應考慮下列特性：(1)該世代的暴露經驗有相當的異質性，足以進行暴露別疾病發生率之比較研究；或是特別選擇均質性甚高的暴露世代和未暴露對照世代進行追蹤研究。(2)該世代的穩定性相當高，追蹤漏失的機率不大；或是該世代之健康事件的發生狀況，有特殊的管道可以相當完全的追蹤。(3)該世代能接受到相當一致的醫療保健服務。(4)該世代之研究對象合作度甚高，樂於參加研究。

常見的研究世代，包括職業世代、保險世代、社區世代、學生世代等。職業團體是世代研究法經常利用的研究對象，因為這群人往往暴露於很高的化學、物理、生物或社會性的危險因子。像利用殺蟲劑製造、分裝或噴灑工人，來探討殺蟲劑的可能健康危害；利用暴露於阿尼林染料的染整工人，來評估它的致癌危險性；利用煉銅廠工人，來研究砷對肺癌的作用等等。職業世代的工作單位，經常保持完整的人事和工作紀錄，不僅有助於暴露狀況的測量，也簡化追蹤工作的內容。職業世代的研究，必須考慮健康工人效應(healthy worker effect)，和環境暴露因時而異的困擾。任何的職業，均有很高的自我選擇(self selection)，因此以特定職業世代的疾病率與一般人口進行比較時，偶爾會發生暴露組的疾病發生狀況偏低的現象，這可能是只有健康狀況甚佳的人，才會從事該職業所致。此種健康工人效應，可藉著比較相同職業但不同暴露程度的工人之疾病發生狀況，予以相當程度的減小。由於工作場所的環境品質常會因年代而異，不同年代開始進廠工作的人員，即使工作年數相同，也可能有不同的暴露量。如果該工作場所的環境品質，有長時定期監測，則可藉著累積暴露量的估算加以比較。

保險世代係由一群接受相同保險的人群所組成，由於這些人常會受到相同的醫療服務，而且住院、傷殘或死亡時，又可申請給付，因此資料的收集和追蹤都相對的容易。像我國的公教人員，就是很好的研究世代對象。Beasley 利用台北地區公保聯合門診健康檢查的公教人員，進行兩萬多人的長期追蹤研究，發現了 B 型肝炎表面抗原帶原狀態和肝細胞癌的顯著相關（Beasley et al., 1981）。最近的研究更發現台灣地區小兒肝細胞癌發生率，已因全國 B 型肝炎接種而明顯下降（Chang et al., 1997）。利用保險世代進行追蹤研究時，必須注意有些保險公司的投保規定相當嚴格，需要體檢正常的健康良好者，才可以入保，此種選擇性，會使得投保者具有與一般族群不同的特性，因此以其疾病發生率與一般人口進行比較，會有所偏差。像公保、勞保、軍保、全民健保等強制性與普遍性的保險對象，是較佳的研究世代，但是他們和一般人口仍有不同。北歐的社會福利國家，由於實行全民健康保險，所以進行保險世代的研究最為理想。自受孕、出生、老年、死亡的健康狀況，都有所記載，此種資料連鎖如果順利施行，則在疾病的研究上相當便捷。

社區世代係以某一特定地區的全部人口或抽樣人口組成研究世代，此時應考慮：(1)族群特性，包括教育程度、社會經濟狀況、年齡性別結構、穩定性、合作度等。(2)研究地區的特性，包括面積大小、交通狀況、人口分布、醫療機構水準等。(3)疾病與危險因子的特性，包括疾病發生率的高低、危險因子的盛行狀況。理想的世代研究社區，應該交通便利、保持相當程度的獨立社區形態、人口穩定而合作度高、醫療水準能配合研究需要、疾病危險因子的分布有相當的異質性、人口資料完整、疾病發生率不會太低。像 Framingham 研究(Dawber et al., 1951)就是相當著名的社區世代研究。台灣省的三芝鄉，也是心臟血管疾病世代研究的著名社區。

　　如果要研究兒科疾病的話，學生世代是理想的對象，因爲其人數集中、資料齊全、追蹤容易。台灣地區的各級學校，均定期爲學生實施體格檢查，使得研究工作能事半功倍。若要探討懷孕期間的危險因子暴露與先天畸形的相關性，利用孕婦世代進行追蹤研究相當合適，所需追蹤時間很短；孕婦本來即有必要進行例行產前檢查；而且多數分娩均在醫院診所接生，以致分娩狀況和胎兒發育都會有正確的登錄。研究者只要將既有的臨床診察檢驗方法，加以標準化求其一致性即可。其餘像退伍榮民、學校校友、社會民眾團體成員等，也都是很好的研究世代，因其追蹤容易、資料齊全。

　　在選定研究世代時，也要考慮是以單一世代中不同暴露群進行比較，還是以兩個以上暴露經驗不同的世代進行比較，或者是以全人口的疾病率作爲特殊暴露世代的比較標準。一般來說，社區世代研究往往是比較不同危險因子分組的疾病發生率。例如在 Framingham 研究中，即有高血壓和正常血壓、高血膽固醇和正常血膽固醇、抽菸與不抽菸的比較組別，研究者可直接分析血壓、血膽固醇、抽菸量等危險因子，和缺血性心臟病發生率的相關性(Dawber, 1980)。若以單一世代進行研究，則必須該世代的危險因子分布有相當變異才行。要研究特殊暴露世代，如米糠油多氯聯苯暴露世代的疾病發生率，往往由於人數不多，無法得到穩定而變異小的年齡別、性別、原因別疾病發生率或死亡率，而需要與其他未暴露族群比較，根據後者的疾病率，求得期望病例數，再以前者之實際病例數與之比較，求得相對疾病發生比或死亡比。作爲比較對象的未暴露族群，可以是全人口，也可以是特別選出的對照世代。以全人口爲比較標準，要考慮到該特殊暴露世代，除了研究主題的危險因子而外，其他與疾病相關的危險因子，可能和全人口不相同，容易產生偏差。至於選擇對照世代的優點，是可以挑選其他危險因子暴露均極相似的世代，來提高兩者的可比較性，但所花費的人力、物力較高。因爲全人口的疾病資料，特別是疾病死亡率，往往已有現成的官方統計年報。

　　為了提高研究效率，研究者亦可針對研究世代進行全面基線資料蒐集，然後以集團配對（group matching）方式，選出密集追蹤的暴露與對照世代。舉個例來說，研究者可以先對兩萬至三萬社區居民，進行血清B型肝炎表面抗原的檢驗，以其中的五千名帶原者作為原發性肝細胞癌研究的暴露世代；然後再選出五千名年齡、籍貫、性別配對的非帶原者，作為對照世代。再逐年對此一萬人的世代，進行密集的α胎兒蛋白及超音波掃描的肝細胞癌篩檢，以評估 B 型肝炎表面抗原帶原狀態與肝細胞癌的相關性，以及其他危險因子的修飾作用（modifying effect）。這樣的研究設計，可以節省相當的經費開支，也較有效率。

　　職業世代的研究，往往會利用一般人口進行初步的比較，以判定是否該職業暴露與疾病有相關性存在，再進一步就該職業世代中，不同工作單位員工的疾病率加以比較，以觀察暴露量愈高的工作單位之員工，是否疾病率也愈高。此種多重比較，可以提供更有力的數據，來辨證暴露與疾病的相關性。

　　決定好研究世代以後，必須估計所需要的樣本數。樣本數的估計必須先決定好第一、二類型錯誤水平，亦即α和β，然後再決定暴露組的預期累積發生率或發生密度，以及暴露與疾病之相關量數估計值，也就是累積發生率比或是發生密度比。暴露組與非暴露組之預期累積發生率 p_1 和 p_2 決定後，即可按橫斷研究法樣本數估計的公式，代入α、β、p_1、p_2 以求出樣本數。以發生密度比估計相關量數的世代追蹤研究，必須考慮要追蹤多少人年以後，才會有足夠的期望病例發生數，以達到樣本數的需求。表7-2列出在不同的α、β、m（暴露組與非暴露組樣本數比值）和相對危險性的狀況下，所需的非暴露組期望發生病例數。在查得期望發生病例數之後，即可按預期發生密度求出所需觀察之人年數。由於世代研究所需的樣本數相當大，往往需要兩、三年的時間，才會得到足夠研究對象的參與。因此，大規模的世代研究，每名研究對象的追蹤年數，也常常是長短不同，而必須利用人年的估算來推計發病危險性。

　　選定研究世代以後，即可對該世代的每一名研究對象，進行基線資料

(baseline data)的蒐集。基線資料應包括研究危險因子的暴露狀況，以及其他干擾因素(confounding factor)和修飾因素(modifying factor)的資料。危險因子的暴露資料，不外乎自四個來源：(1)各世代之工作、就學、居住、就醫等相關資料的既往與現有的文書記錄。(2)測量或評估各世代之居住或工作環境的危險因子暴露狀況。(3)詢問或測量各研究對象的基線資料。(4)採取各研究對象的生物檢體，以測定其生物標記。最好能同時蒐集上述四類基線資料。

表7-2　在不同α、β、m和相對危險性狀況下，世代追蹤研究所需的非暴露組期望病例發生數

α	β	m	相 對 危 險 性			
			1.5	2.0	5.0	10.0
0.01	0.05	1/2	120.8	36.1	4.2	1.4
		1	159.1	47.1	5.0	1.7
		2	235.9	69.3	7.4	2.3
		4	390.2	114.1	12.0	3.6
	0.20	1/2	79.8	24.6	3.1	1.1
		1	103.2	31.2	3.8	1.3
		2	150.2	44.4	5.0	1.6
		4	244.2	71.0	7.6	2.4
0.05	0.05	1/2	82.6	24.6	2.8	0.9
		1	110.0	32.6	3.6	1.1
		2	165.1	48.9	5.3	1.6
		4	275.8	82.0	8.9	2.6
	0.20	1/2	49.7	15.4	2.0	0.7
		1	64.9	19.8	2.4	0.8
		2	95.4	28.7	3.3	1.1
		4	156.5	46.6	5.2	1.7

＊ m：非暴露組樣本數與暴露組樣本數之比值，期望發生數係根據卡方近似法估計。

　　取自居住、工作、學校、醫院等的各類文書記錄，是相當重要的基線資料蒐集方法。居住地的戶籍資料，可以得知研究對象居住的環境和年數；工作場所的人事資料，可以得知研究對象的職稱、工作內容、工作場所、工作年數等；學校的健康檢查資料，可以得知研究對象的各項生理與心理

的健康狀況；醫院的病歷資料，可以得知研究對象的診斷依據、檢驗結果、疾病嚴重度、治療方法等。現成的記錄，可以避免回憶的誤差。但是在摘錄現有資料時，必須考慮該資料的完整性、正確性、一致性、及時性等。

　　測定居住或工作環境的暴露狀況，也是常用的危險因子暴露狀況評估方法。像是測量同一工廠之不同工作部門的物理性、化學性或生物性危害之暴露量，對於評估工人的暴露劑量是相當必要的。唯有測量不同工作部門的暴露量，再配合每名員工的工作史或工作登記簿，才能估計其工作暴露劑量。居住環境的暴露狀況，往往無法從戶籍登記資料中獲得，而必須進行實地的測量，像住宅內的氡氣濃度、電磁場強度、飲水含砷量等等，都需要展開實地調查，才可得到正確的評估。研究者在實施居住或工作環境的暴露狀況測定時，必須考慮該暴露的穩定性，亦即日夜差異、季節變動、長期消長、天候影響等，以設計採樣的時間、次數與方法。

　　上述之環境暴露資料的測定固然重要，但個人的暴露也常常不同於環境暴露量，因此有必要以問卷詢問世代研究每名對象的暴露經驗。諸如抽菸、喝酒、飲食攝取和其他生活習慣，只有賴問卷調查才能得到。即便是來自大環境的暴露，也會因個人的作息起居而異，因此也必須詢問每名研究對象，暴露於環境的時間和頻率，以便加以調整估計。問卷的設計應考慮是自填或詢答方式？是郵寄或面訪？是現況或往歷？是定性或定量？同時也要注意信度與效度的良窳、回應率的高低、隱私的保密、問卷調查之時間及可行性。

　　有些危險因子的暴露經驗，是無法以問卷調查獲得正確資料。例如生物性病原的感染、二手菸的暴露、維生素與礦物質的攝取、高血脂症或糖尿病的罹患，都有賴於採集研究對象的生物檢體樣本；如血液、尿液、脫落細胞、皮下脂肪、組織等，加以檢驗分析而得。近年來，生物標記檢驗技術的發展神速，對於物理性、化學性和生物性的各種環境暴露，可以測得其內在暴露劑量，甚至於生物有效劑量(Chen et al., 1996b)。特別是在感染標記方面，除了血清流行病學的傳統方法而外，像聚合酶鏈反應等分子生物學的方法，也廣泛用於傳染性病原的暴露測定(Liaw et al., 1995; Sun et al., 1996）。

選定研究世代，並建立基線資料以後，即可著手進行世代的長期追蹤工作。追蹤工作有兩大任務：一是了解研究對象之危險因子、干擾因子或修飾因子暴露狀況的改變；二是觀察研究對象之疾病或健康事件的發生。在長期追蹤的過程當中，研究對象的暴露經驗難免會有所改變，甚至在短短的一、兩年內，也可能會有所變化，因此定期蒐集研究世代的暴露變化資料是十分必要的。在考慮研究對象的可接受性，以及研究經費、人力的可行性之後，研究者應進行暴露經驗追蹤調查之設計，以期得到相當高的回應率，並維持與研究對象的定期接觸。如果只根據基線暴露資料進行分析，而不考慮暴露經驗的可能改變，則可能會減弱暴露與疾病之間的相關。舉個例來說，假使原來有暴露的研究對象已不再受到暴露，但仍被歸入暴露組的話，暴露組的疾病率必然會被低估；相反的，如果原來未暴露的研究對象已開始受到暴露，但仍被歸入未暴露組的話，未暴露組的疾病率必然會被高估。這兩種狀況都會削弱暴露與疾病的相關，使得原先顯著的相關可能被誤判為無相關存在。當然，如果根據基線暴露資料進行的保守分析，仍發現暴露與疾病之間有相關的話，即可以很有信心地斷定該相關的重要性。

追蹤研究對象的健康事件發生狀況，可由兩方面著手：一是主動調查（active survey），一是被動偵測（passive surveillance）。前者係由研究者定期對研究對象進行各項體格檢查和疾病診察，以確定是否有健康事件發生；後者係由研究者就現成的疾病登記或死亡申報系統中，得知研究對象是否有健康事件發生。主動調查當然最為理想，但要考慮到定期檢查的時間、次數和地點，研究對象的接受性和合作度，研究經費與人力的可行性等問題。預先在研究之初，告知研究對象體檢的安排，並需要在預約日期之前，再次提醒受檢時地，必要性也得容許研究對象變更受檢時間。主動調查一定難免會有研究對象因遷移、罹病、死亡、拒絕而未能受檢，其回應率若能達到80%，即相當理想。對於在兩次主動調查期間，因遷移、罹病、死亡而列為失蹤的研究對象，可以從戶籍登記、疾病登記或死亡申報等現成資料中,獲知其失蹤的原因。至於拒絕的研究對象,也可藉電話或家戶訪視,了解其拒絕的原因。藉著上述的努力,也可以得到研究對象有無發生健康事件之資料。為加強追蹤之成效,在建立基線資料時,若能詢問研究對象本人,及其兩、三名至親好友的通訊住址或電話,將更有助於追蹤工作之展開。

　　無論是主動調查或被動偵測,都必須做到對於暴露組或未暴露組的任何一名研究對象,所作的追蹤努力應該是一樣的。如果只對暴露組作主動調查,卻對未暴露組只作被動偵測,即會造成分析暴露與疾病相關性的偏差,這種人為偏差必須予以避免。在進行研究對象之健康事件的診察或詢問時,最好讓檢查者不知道受檢者是屬於暴露組或非暴露組,以避免造成偏差。如果健康事件之判定,係靠儀器測量或檢體檢驗等實驗診斷方法進行,則更容易作到上述的矇蔽設計(blindness)。在長期追蹤當中,受檢人數自然會逐年減少,除了設法提高回應率之外,研究者亦應該針對未受檢之研究對象加以分析,以了解其人口學因素及基線暴露資料,是否與受檢者有所差異。長期間診斷技術的改變,會使得研究早期發生的健康事件,被誤診為未發生健康事件;而隨著研究期間的加長,這種誤診的可能性會越來越小。如果暴露組之健康事件的發生狀況,相對於未暴露組而言,比較集中在研究初期,則研究初期的暴露危險性,即有可能會因診斷不佳而被低估。這種現象在暴露組的疾病潛伏期,比未暴露組偏短的狀況下,很可能會出現。相反的,如果暴露組和未暴露組的疾病,皆發生在研究展開一段相當長的時間之後,則診斷技術變革所帶來的偏差,並不會太大。如果類似健康工人效應的影響,造成暴露組普遍較未暴露組健康,而發病的潛伏期也比較長的話,早期診斷方法不良,而後期診斷技術有改善,即有可能造成危險性的高估。

　　被動監視的可行性,取決於現成資料的完整性、正確性、及時性。台灣地區的死亡申報系統,需要利用一年時間加以整理建檔,舉例來說,民國80年的死亡診斷書檔案,在民國81年底才會譯碼、鍵入、校勘、建檔完成。至於癌症登記系統,所需使用的時間間隔更長。至於保險給付、退休

離職、養老給付等資料的時效性，端視保險公司、機關人事單位等的效率
而定。要使用現成的疾病或死亡登記資料，進行被動偵測的追蹤工作，必
須要有足以配對(matching)的辨識特性，如身分證或公保證號碼、姓名、出
生年月日、性別和籍貫。由於目前台灣地區大多數的現成登記資料，均載
有身分證號碼，所以研究者在建立基線資料時，應取得研究對象的姓名而
外，也盡可能獲得身分證號碼。為了辨識配對的目的，出生年月日要比年
齡更有用處。如果有數名研究對象追蹤漏失，而未參加主動調查的話，研
究者即可將該數名研究對象之辨識特性，與現成的疾病或死亡登記資料配
對，以判定這些研究對象是否已發病或死亡。長期砷暴露與癌症及缺血性
心臟病的長期追蹤研究，就是利用這種資料連鎖的方法，來得到研究個案
的發病和死亡狀況(Chiou et al., 1995; Chen et al., 1996c)。由於台灣地區的
死亡申報要遠比疾病登記來得完整，因此前者的效益會比後者高。但是對
於致死率低的疾病，則死亡申報不能涵蓋所有的發病病例，即有可能會面
臨到患病個案漏失的困擾，此時疾病登記、工廠工作曠缺日誌等現成資料，
即是比較理想的被動偵測資料。有些被動偵測的資料，會因個案的遷移、
退休、離職、畢業、輟學等而中斷，仍然不容易得到其疾病或死亡的發生
狀況。

　　研究對象的追蹤漏失，一向是世代追蹤研究最棘手的問題。即使在主
動調查與被動偵測雙管齊下的狀況，也難免會有漏失的情況出現。理論上
來說，只有漏失狀況同時與暴露及發病有關，才會造成偏差。換句話說，
如果暴露組與非暴露組的漏失比例不同，但是漏失者與未漏失者的發病率
並無差異，對於暴露與疾病之相關性估計，並不會造成偏差；如果暴露組
和非暴露組的漏失比例相同，可是漏失者與未漏失者的發病率不一樣，這
也不會影響暴露與疾病之間的相關。但在實際上，暴露組與未暴露組的追
蹤完成率較易獲得，漏失個案與未漏失個案的發病率是否相同較難掌握。
一般說來，可以利用下列方法來加以評估：(1)積極對隨機選取的少部分追
蹤漏失者，進行更密集的主動調查，例如家庭訪視體檢，以決定漏失者的
健康事件發生狀況，和未漏失者相近或相差甚遠。(2)根據基線暴露資料，

比較漏失者與未漏失者，是否在社會人口學特性、危險因子、干擾因子和修飾因子的暴露上相接近。(3)利用被動監視的方式，更積極找出漏失者與未漏失者的健康事件發生狀況。(4)逐年檢定研究世代與全人口疾病率的差異。爲了調整追蹤漏失所帶來的影響，研究者可以利用生命表分析研究對象的發病狀況。

世代追蹤研究的進行，對於急性傳染病而言，追蹤時間並不長，漏失的狀況還不會太嚴重。但是慢性病變的追蹤研究，往往需時甚長，漏失勢必難免。研究之初，應將漏失的可能影響，以及如何減少漏失，一一加以考慮設計。在世代追蹤研究中，尚需考慮慢性病的潛伏期或誘導期。在資料分析中，亦應予以逐年分析，才能確實評估暴露引發疾病的相對危險性。由於大多數的慢性退行性疾病，屬於多階段多因子的致病機制(multistage multifactorial etiology)所造成，因此有必要一或兩年定期追蹤研究世代的危險因子暴露狀況的變化，健康事件及其前期徵兆的發生，盡可能減少追蹤漏失的影響，才能夠真正有效探討不同危險因子，在不同時間、地點、人群，對於不同致病階段的作用。唯有在研究對象能密切配合的狀況下，才可以順利展開世代追蹤的工作。因此研究者應該有「感同身受，痌瘝在抱」的愛心，能讓研究對象有充分的信心和毅力，持續爲自己的健康而定期接受追蹤。

第三節　病例對照研究的設計與執行

病例對照研究係先選定可比較的(comparable)的病例組和對照組，然後蒐集研究對象之危險因子暴露既往史，比較兩組之暴露史的差異，再進行結果之闡釋與可能致病機制的說明。

病例組的選取，應考慮：(1)診斷標準、(2)發病時間、(3)病例來源、(4)抽樣方法。診斷標準的設定，是選取病例的第一要務。診斷標準應該明確嚴謹、寧缺勿濫，盡可能定義出「特定」(unique)的疾病本體。舉個例來說，癌症的研究應以經過病理學診斷證實的病例爲對象；腦中風的研究，則以經電腦斷層掃描分類的病例爲佳(Chiou et al., 1997)。純粹經由臨床診察而判定的病例，往往會面臨診斷的效度，亦即敏感度和精確度不高所帶來的困擾。如果爲了增加病例數，而降低診斷標準的話，可能會使研究的正確性受到懷疑。

如果經費與病例數許可的話，研究者也可以利用各種不同的診斷標準所選定的病例作比較研究。這不僅可以闡明致病因子的作用，也可以檢視不同診斷標準的優劣。舉例來說，針對不同診斷標準定義烏腳病，所進行的病例對照研究結果，顯示較嚴重的斷肢性烏腳病，與危險因子的相關性，遠高於所有斷肢與未斷肢的烏腳病，如表7-3所示。

表7-3　烏腳病與多重危險因子的相關性

變　項*	分　組	多變項調整相對危險性及 p 值			
		所有病例		截肢或脫疽病例	
飲用深水井年數	0	1.00	<0.001	1.00	<0.001
	1-29	3.04		3.32	
	30+	3.47		4.03	
皮膚砷中毒病變	無	1.00	<0.01	1.00	<0.001
	有	2.77		3.15	
家族烏腳病既往史	無	1.00	<0.01	1.00	<0.01
	有	3.29		3.63	
主　食	米	1.00	<0.05	1.00	<0.01
	米和蕃薯	1.94		2.77	
	蕃薯	1.90		2.58	
蔬菜攝食頻率(餐/週)	7+	1.00	<0.05	1.00	<0.05
	<7	1.43		1.58	
蛋攝食頻率(餐/週)	4+	1.00	<0.10	1.00	<0.10
	1-3	2.08		3.68	
	<1	2.30		3.71	

* 肉類攝食頻率、教育程度及職業日照暴露亦納入複迴歸模式，但未達統計顯著意義。
（取材自：Chen et al., 1988b）

由於不同病理類型的疾病，與危險因子的相關性可能不同，因此研究者也常比較不同病理類型疾病的危險因子。舉例來說，表7-4是抽菸，包括主動抽菸和被動抽菸(二手菸)，對於肺之鱗狀細胞癌、小細胞癌和腺細胞癌的相對危險性，其中以腺細胞癌和抽菸的相關性，較低於鱗狀細胞癌和小細胞癌。由此可知，不同病理類型的肺癌，可能會有不同的危險因子，因此要有效了解各型肺癌的危險因子，應該對其病理類型加以區分。

表7-4　不同病理形態之肺癌與抽菸的相關性

變　項	分　組	年齡性別調整相對危險注		
		類上皮癌	小細胞癌	腺細胞癌
抽菸習慣	有	6.66*	3.59*	2.08*
	無	1.00	1.00	1.00
每日抽菸支數	31+	11.11*	8.09*	3.61*
	21-30	7.61	4.64	2.34
	11-20	7.05	3.48	1.74
	1-10	2.59	2.45	1.21
	0	1.00	1.00	1.00

* p<0.001根據Mantel-Haenszel卡方檢定。
（取材自：Chen et al., 1990c）

發病的時間，也是選擇病例時應考慮的因素。一般說來，在病例對照研究中，常常以新發病的病例(發生病例)為研究對象，而不以所有的病例(盛行病例)來作研究。由於所有病例中，除了發生病例而外，也包括久病未癒或是舊病復發的個案。一旦研究結果指出，危險因子與疾病有相關性存在時，即無法分辨該因子到底是會導致新疾病的發生，或只是導致舊疾病的復發；該危險因子究係作用於未得病的個案，還是只作用於病危的個案。特別是在得知患病之後，隨著病患行為改變而變化的危險因子，更是需要以發生病例，而非盛行病例進行研究，否則可能會得到偏差的結果。舉個例來說，如果高血壓患者一旦得知有病之後，即可能減少食鹽和飽和脂肪酸的攝取、戒除菸酒習慣、減肥與運動。如此一來，可能使得高血壓患者的24小時尿液排鹽量與血清脂肪量，會比正常人為低。如表7-5所示的高血壓危險因子的分析，即只包括初次被診斷而未具既往史的病例。

表7-5　高血壓與其他心臟血管疾病危險因子的相關性

變　項	分　組	多變項調整新診斷高血壓盛行率(%)	p-值
地　區	都會區	6.2	<0.05
	鎮	7.6	
	鄉	7.2	
性　別	男	8.6	<0.01
	女	5.5	
年　齡	每增加一歲	0.2	<0.01
肥胖指數(公斤/公尺^3)	$\leq$ 13.2	3.3	<0.001
	13.3-13.5	7.3	
	13.6$^+$	10.6	
活動量	高	4.8	<0.01
	中	6.5	
	低	8.2	
鹹食攝取頻率	很少	5.5	<0.05
	偶爾	6.3	
	經常	7.4	
父母高血壓既往史	無	5.8	<0.001
	一人	8.2	
	二人	12.7	

（取材自：Chen et al., 1988a）

　　有時疾病的發生時間並不容易決定，特別是慢性疾病的潛伏期既長，早期徵兆又常隱而不彰，因此難以判定發病時間。一般均是以初次被診斷證實的日期，定義為發病時間。可是由於不同的人，在不同的時地，就醫的頻率和機會也不相同，所以其被確診時的疾病期也不相同，必須加以仔細考慮。必要時，可以按照不同病程階段的疾病加以區分研究，以袪除可能影響就醫早晚，而非影響疾病發生的危險因子，如社會經濟地位、性別等。有的病例對照研究，所探討的是疾病的次臨床(subclinical)或前驅病灶(precursor lesion)，而非臨床病症，例如口腔的白斑變性與抽菸、酗酒和嚼檳榔的相關性研究，即著眼在口腔癌前驅病灶的病因探討，這類的研究有助於疾病預防的實施。但必須注意的是，不是所有的前驅病灶，都會演變

成臨床病症；而導致前驅病灶的危險因子，也與引發臨床病症的危險因子
不盡相同。

　　病例來源也是研究者必須考慮的。一般說來，病例個案通常來自：(1)
醫療保健機構的就醫病例，(2)社區、公司、工廠、機關、學校、軍隊等團
體族群的病例。醫院診所或保健中心的病例，是比較常用的病例來源，不
僅容易徵求足夠病例，花費也相對減少；但卻會受到病例選擇醫院所可能
帶來的偏差，尤其是在不同健康保險給付制度下，此種選擇困擾常常會發
生。往往經濟條件較佳的病例，才會到收費較昂貴的醫院診所，接受較佳
的診療。研究者也必須考慮，不同醫院的專長科別並不相同，有的以肝膽
腸胃科著稱，有的以循環內科為專長。它們專長各科的病例，可能來自全
國各地；而較普通的其他科的病例，可能僅來自醫院鄰近地區。

　　至於來自限定族群(defined population)的病例，往往需要藉助於社區
或團體的健康調查、社區或團體的疾病通報體系、死亡登記系統等。無論
是主動調查或被動監視所提供的病例，往往比醫院病例較少選擇性偏差，
也可以推知整個族群的疾病發生率或死亡率。來自主動調查的病例，則比
被動監視獲得的病例，較不易受到就醫率高低的影響。如果一個社區或團
體的族群，僅由一家或數家醫院來診治或例行檢查族群中各成員的健康狀
況，則可以解決上述多項困擾。有些研究係透過死亡登記系統找出死亡病
例作為研究對象，此時的完整性固然相當理想，但卻會受到就醫率、確診
率、存活率、併發症發生率的種種影響，使得診斷的正確性有必要一一
加以評估。舉個例來說，如果有人得病而不就醫，就醫而未被診斷有病，
有病卻存活甚長而死於其他疾病，則以死亡登記系統找尋病例，必須相當
謹慎。對於臨床表徵明顯、致死率甚高、就醫診治比例甚高的疾病，按死
亡登記系統找尋病例，則不失為可行而經濟的方法。如表7-6即是以烏腳病
盛行地區之膀胱癌、肺癌與肝癌死亡病例，所進行的病例對照研究，結果
顯示飲用高砷深井水的年數，與此三種癌症的發生，有顯著的劑量效應關
係。

表7-6　飲用高含砷深井水年數與肺癌、肝癌和膀胱癌的關係

飲用深水井年數	多 變 項 調 整 相 對 危 險 性		
	膀胱癌	肺　癌	肝　癌
0	1.00	1.00	1.00
1-20	1.27	1.07	0.89
21-40	1.68	1.46	1.14
41+	4.10	3.01	2.00
p值	<0.01	<0.01	<0.10

（取材自：Chen et al., 1986）

　　病例組的選取方法，大致按其所來自族群的特性，可分成兩類：密度抽樣(density sampling)和累積抽樣(cumulative sampling)。密度抽樣的病例組個案，係選自族群個體隨時有進出的動態族群(dynamic population)；而累積抽樣的病例組個案，則選自族群個體在研究開始之後即未再有進出的固定族群(fixed population)。舉例來說，一般慢性病，如癌症和心臟血管疾病等，往往隨時會發生在族群個體不斷有進出的研究地區，因此在抽樣上，常用密度抽樣；至於急性病，如食物中毒等點流行，或是先天缺陷的病例對照研究，在展開研究時，往往流行事件已結束，或是新生兒已出生，所以所選定的對象常來自固定的族群，因此在病例抽樣上，常用累積抽樣。以密度抽樣進行之病例對照研究，其危險對比值(odds ratio)，即為發生密度比(incidence density ratio)的估計值；而以累積抽樣進行之病例對照研究，其危險對比值，即為累積發生比(cumulative incidence ratio)的估計值。詳細將於第四節中說明。

　　病例組的選樣完成後，或是選樣條件與方法確立，正逐漸展開病例蒐集的同時，即可以進行對照組的選取。在選取對照組時，應考慮到：(1)病例和對照間的可比較性(comparability)，包括疾病或其他健康狀況的就醫診斷、危險因子暴露資料的信度與效度、干擾因子的分布狀況等。(2)對照組研究對象選取的可行性(feasibility)，包括對照組的來源、合作度、所需經費等。

　　病例組與對照組的可比較性，決定了研究結論的正確與否。如果病例組係自動態族群以密度取樣方式選取，則對照組也應選自該動態族群，而且應該考慮病例組的發病時間加以匹配；如果病例組係自固定族群以累積取樣方式選取，則對照組應該以隨機方式自該固定族群中選取具有代表性樣本。但是，問題發生在病例組所來自的族群，並不容易加以界定。一般說來，如果病例組選自社區，則對照組也常選自社區；但是病例組選自醫院，則對照組既常選自醫院，也有選自社區者。

　　社區對照的選取，會面臨下列的困難：社區對照的回應率（response rate）往往低於病例組，社區對照與病例接受訪視的回憶努力程度往往不相同，選取社區對照往往費時費力。但是社區對照的危險因子暴露狀況，卻較能正確反映社區民眾的暴露狀況。社區對照的選取，常會以鄰居或同一村里的居民為對照組來源，這種方法較能選得社會經濟地位、居住環境相近的病例與對照兩組，以減少可能的干擾作用。但是也有可能造成了匹配過度（over-matching）的困擾，特別是在探討環境危險因子時，相同村里的居民，往往有相同的環境暴露，以至於低估了該危險因子的影響。

　　醫院對照的選取，可能會有下列的好處：(1)病例組和對照組在決定使用醫院的因素比較接近，避免這些決定就醫行為的因素，如年齡、種族、經濟狀況、保險給付等，所可能帶來的干擾。(2)自相同醫院選取對照組，較經濟可行。(3)病例組和對照組在相同醫院接受研究訪視，其受訪情境、回應率、資料完整性較為相近。但是選取醫院對照，常會遇到Berkson偏差（Berksonian bias）的困擾（Berkson, 1946），如果暴露於危險因子者，就醫於醫院的可能性較高於未暴露者，再加上病例組和對照組患者的就醫機率不同，即會發生危險因子的作用被高估或低估的現象，這種情形最常出現於該醫院各科知名度不一的狀況。至於選取何種其他疾病的患者作為對照組，也必須謹慎考慮。基本上，應該選取其危險因子暴露，最能夠反映族群暴露狀況者為宜。舉例來說，要探討吸菸與肺癌之相關性時，若能選取和抽菸無關的疾病患者當對照最為理想。因為其吸菸狀況較能相近於族群。但是問題在於研究者很可能無法確定某種疾病與吸菸真的無關。表7-7

的研究，若以骨科和眼科患者作爲對照組，來探討肝細胞癌的危險因子，
結果發現喝酒習慣竟然與肝細胞癌呈負相關。但是表7-7的社區對照研究，
卻發現酗酒會增加肝細胞癌發生的危險性。兩者比較結果，發現醫院對照，
特別是骨科患者，其酗酒狀況遠高於社區對照，因此低估了酗酒引發肝細
胞癌的危險性。大體而言，以醫院所有其他疾病患者作爲對照組，要比以
單科患者作爲對照組理想。甚至可以利用不同其他疾病的病人，組成多重
對照組，來和病例組進行比較分析。如果病例組的危險因子暴露狀況，確
實比其他各組對照組偏高的話，即可以更加有力的說明該危險因子與疾病
相關。

表7-7　酗酒與肝細胞癌之相關：社區病例對照研究與醫院病例對照研究之比較

酗酒習慣	相　對　危　險　性	
	醫院對照	社區對照
無	1.00	1.00
有	0.57	4.08
p-值	0.05<p<0.10	p<0.01

（取材自：Lu et al., 1988; Chen et al., 1991）

　　對照組選擇錯誤，常會造成不同研究間的不一致性。例如在1978年
Horwitz和Feinstein撰文指出，以往的病例對照研究發現使用雌性素與子宮
內膜癌的相關，係因選擇偏差（selection bias）所造成的假相關。他們認爲使
用雌性素會導致陰道出血，而陰道出血使得雌性素使用者的子宮內膜癌，
因較常就醫而被診斷出來；至於未使用雌性素者，因陰道不出血，以至於
即使有子宮內膜癌，也不易被診斷發現，他們乃提出以「患有良性瘤的婦
科病人」爲對照組，來避免偏差產生，因爲良性瘤患者也有較高的受檢機
會，而容易發現有子宮內膜癌。但是Hutchinson和Rothman兩人（1978）卻指
出，應該以其他婦科癌症病人爲對照組。他們認爲幾乎所有患有侵襲性子

宮內膜癌的患者，終究會被診斷出來，不必然因其容易陰道出血才會被發現，因此這群病人使用雌性素的情況並不會被高估。如果用了良性癌患者為對照組，反而低估了雌性素引發子宮內膜癌的危險性。但是以其他婦科癌症病人為對照組，因其疾病不會導致陰道出血而較易受檢，甚至於不經篩檢終究會被發現，不會有服用雌性素，導致陰道出血而受檢率高估的狀況。這種各說各話的觀點，顯示對照組的選取，完全視研究者對疾病的認知而定。但是上述辯論，也強調了研究者在選取不同類別的疾病患者為對照組時，必須要特別的謹慎小心，並且參考各方面的醫學知識作依據。

有的病例對照研究，是從醫院選取病例組，而自社區選取對照組。在這種狀況下，如果該醫院屬於社區唯一的醫院，則其病例組可以涵蓋該社區之所有病例，因此自該社區選取對照組即很合適。如果該醫院屬於教學醫學中心，其病例來自四面八方的社區，則必須配合對照組所來自的社區，限制選取前往該醫學中心就醫的該社區病例為研究對象。以期獲得病例組和對照組間較理想的可比較性。

除了社區對照和醫院對照而外，有些研究係以兄弟姊妹、配偶、同學、同事或鄰居，作為對照組。以兄弟姊妹作為對照組，可以減少遺傳基因和共同生活環境所帶來的干擾；相反的，若研究的是遺傳或共同環境對疾病的作用，以兄弟姊妹為對照組，即可能低估該因子的影響。選擇配偶為對照組時，應使男女病例的數目相近，才可使對照組與病例組的性別分布相同。同學與同事作為對照組，可能在社會經濟地位、教育程度、職業等的分布，與病例組較接近，受訪的回應率也較相同。

決定好病例與對照的來源之後，即應考慮樣本數的估計，其方法與橫斷法和世代法的樣本數估計類似。首先決定第一、二類型錯誤（α 和 β），再粗估其中一組的危險因子暴露率 p_1，然後選定相關性統計值，也就是危險對比值（odds ratio）的大小。由於危險對比值是 $(p_1 \cdot q_2)/(p_2 \cdot q_1)$，其中 $q_1 = 1 - p_1$，而 p_2 是另一組的危險因子暴露率，$q_2 = 1 - p_2$。所以在已知 p_1、p_2、α、β 的狀況下，研究者即可按樣本數估計的公式，求得所需之病例組與對照組樣本數。為了得到比較可行的樣本數，研究者可以按照不同的

p_1、p_2、α和β值，進行樣本數大小範圍的區間估計，不只作點估計而已。為了方便讀者查閱，表7-8係按α、β、p_1和危險對比值的常用數值，所作的樣本數估計，只要按上列數值查表，即可得到所需之病例數與對照數相同的樣本數。

表7-8　不同 α、β、p_1和危險對比值狀況下所需之
非匹配病例對照研究樣本數

α	β	p_1	危　險　對　比　值					
			1.5	2.0	3.0	4.0	5.0	10.0
0.01	0.05	0.1	1875	591	212	125	88	38
		0.3	874	294	116	74	56	30
		0.5	797	285	123	83	66	41
		0.7	1028	388	180	128	105	71
	0.20	0.1	1211	386	140	84	60	27
		0.3	565	192	78	50	38	21
		0.5	515	186	82	56	45	28
		0.7	664	253	119	85	70	48
0.05	0.05	0.1	1301	413	149	88	63	27
		0.3	606	205	82	52	39	21
		0.5	553	199	86	58	46	29
		0.7	713	271	127	90	74	50
	0.20	0.1	763	246	91	55	39	18
		0.3	356	123	50	33	25	14
		0.5	325	119	53	37	29	19
		0.7	419	162	78	56	46	32

　　樣本數估計後，即可進行病例組和對照組研究對象的抽樣調查。抽樣方法不外乎：隨機抽樣、系統抽樣和配對抽樣。其中的隨機抽樣與系統抽樣，已詳述於第五章第三節。如果病例組所來自的族群無法明確界定的話，常會用到配對抽樣方式來選取對照組。舉個例來說，如果研究者無法評估某教學醫學中心之鼻咽癌病例所來自的族群，研究者可以按該醫院鼻咽癌病例的社會人口學特徵，包括性別、年齡、種族或籍貫、居住地等的分布狀況，來決定對照組應有的這些特徵的分布，進行對照組研究對象的選取。

這種方法即稱之為匹配(matching)，匹配在病例對照研究法當中，並無法控制該匹配變數可能的干擾作用，但卻可提高研究的效率，關於這一點將在本章第五節中詳細說明。

匹配的方法有二：一是頻率匹配，或稱團體匹配；一是個別匹配。頻率匹配係按病例組研究對象的匹配變數分布狀況，先將對照組分成幾個小組，再自各小組中抽取所需要的對照個案。舉個例來說，如果病例組的性別比例是男：女為3：1的話，對照組研究對象選取時，其性別比例也應該是3男1女。如果要同時以性別、年齡和氏族來匹配選樣，而且性別分成男、女兩組，年齡分成＜30、30~39、40~49、50~59、60⁺等五組，氏族分成閩南、客家、山地、外省等四組；在選取對照組研究對象時，即可按性別、年齡和氏族，先分成60個小組，再按病例組中各小組的相對比例，選出所需要的對照組。如果病例組研究對象的特性分布，可以從既有的資料得到，就可以同時進行病例和對照個案的訪視。像表7-6的病例對照研究，就是以頻率匹配方式，按四比一的比例，按照膀胱癌、肺癌和肝癌病例的居住鄉鎮、性別與年齡等匹配變數的分布狀況，選出社區健康對照進行比較研究。該研究結果發現，飲用高含砷深井水的年數，和膀胱癌、肺癌和肝癌的危險性，呈現劑量效應關係，即使在調整其他危險因子之後，也有類似的結果。

個別匹配係指根據每名病例組個案的特性，以一對一或多對一的方式選取符合條件的對照組個案進行比較研究。常見的病例對照研究，都是以個別匹配來選取病例組和對照組，以增加研究的效率。舉例來說，表7-9是鼻咽癌多重危險因子的病例對照研究，表中的鼻咽癌病例係選自台大醫院耳鼻喉科門診的新診斷病例，而健康對照則以年齡、性別、居住地匹配的方式，自病例相同里鄰的合乎條件之鄰居當中，以隨機抽樣選出。至於匹配條件的選擇，一般而言，都會考慮年齡、性別和種族三大要素，至於其他特徵是否必須匹配，必須慎重，其原因有三：(1)被匹配的因素對於疾病的主要作用(main effect)無法估計，但是它對其他危險因子之修飾作用(modifying effect)卻是可以評估的，像表7-9當中，雖然鼻咽癌病例與其健康對照之年齡已被匹配，但是年齡對抽菸作用的影響，仍然可以衡量，表中即顯示，隨著年齡的增加，抽菸對鼻咽癌的作用也愈增強。換句話說，對於三、四十歲發病的鼻咽癌，抽菸的作用很少；但是發病愈晚的鼻咽癌，抽菸的作用愈大。抽菸對鼻咽癌的影響，即被年齡所修飾。(2)匹配的條件越多，越不容易找到合格的健康對照，花費人力經費相形增加。(3)過度匹配(over matching)會影響危險因子作用的估計。如果匹配因素是危險因子引起疾病發生的中間變項，則會嚴重低估相對危險性。舉例來說，如果缺乏運動會導致血膽固醇量的提高，進而引發缺血性心臟病。在探討運動與缺血性心臟病的病例對照研究中，若對研究對象之血膽固醇加以匹配，則運動缺乏引發缺血性心臟病之危險即會因此而錯誤低估。即使匹配因素只和危險因子有密切相關，但卻和疾病本身無關，也不宜加以匹配。這樣的匹配，雖然不影響危險性的點估計值，但卻會影響其變異數，而造成統計顯著性判定的誤差。

表7-9　鼻咽癌多重危險因子之病例對照研究結果(男性)

變　項	分　組			多變項調整危險對比值
婚姻狀況	已婚	對	單身	0.69
教育程度	高中	對	初中以下	0.44
	大專	對	初中以下	4.58
瘧疾既往史	有	對	無	14.49**
抗 EBV VCA IgA 抗體價	≧ 10	對	<10	58.48***
抗 EBV DNase 單位	1	對	<1	26.31***
	≧ 2	對	<1	234.97***
抽菸(支/天)	1-10	對	0	2.15
	11-20	對	0	4.49#
	21+	對	0	1.85
抽菸與年齡交互作用	1-10	對	0	1.57
	11-20	對	0	2.25
	21+	對	0	28.27*

$0.05 < p < 0.10$，* $p < 0.05$，** $p < 0.01$，*** $p < 0.001$。

(取材自：Chen et al., 1990b)

　　匹配病例對照研究所需的樣本數如表 7-10 所示，α、β、p_1值越小所需的配對數越大；而危險對比值越大，則所需的配對數越小。至於多對一的匹配病例對照研究所需的配對樣本數，可以查閱其他流行病學文獻。

表7-10　不同α、β、p_1和危險對比值狀況下所需之一
對一匹配病例對照研究配對數

α	β	p_1	危　險　對　比　值					
			1.5	2.0	3.0	4.0	5.0	10.0
0.01	0.05	0.1	1855	575	200	115	81	35
		0.3	870	291	114	72	54	29
		0.5	795	282	120	80	62	36
		0.7	1022	381	172	118	94	58
	0.20	0.1	1204	380	137	81	58	27
		0.3	565	192	78	51	39	22
		0.5	516	187	82	56	45	28
		0.7	663	252	117	83	67	44
0.05	0.05	0.1	1283	398	138	79	55	23
		0.3	602	201	79	49	37	19
		0.5	550	195	83	55	42	24
		0.7	707	263	118	81	64	39
	0.20	0.1	757	241	87	52	37	17
		0.3	355	122	50	32	25	14
		0.5	324	118	52	36	28	18
		0.7	417	160	75	53	43	28

　　危險因子暴露資料的蒐集來源，不外乎問卷調查訪視、現有記錄檢索或生物標記檢驗等。在病例對照研究的設計當中，必須由研究對象回憶以往的暴露經驗，因此常常會面臨到記憶不全所造成的困擾。如果記憶不全的狀況，在病例組和對照組都相當一致的話，即會造成隨機誤差而降低危險性的估計值；如果兩組在記憶不全的狀況，彼此不相同，則會造成危險性的高估或低估，以致產生人為相關的系統誤差。因此如何提高研究對象在回憶暴露經驗的正確性，成為病例對照研究的重要課題。這可以從幾方

面來努力：(1)設計平易、淺顯、口語化的問卷內容，讓研究對象能明瞭問題之所在。避免艱深晦澀的詞句、縮短冗長繁複的陳述、應用經常習慣的語法、考慮地方方言的特性、徵詢專家小組的意見、實地調查的預試與修訂，都會有助於暴露資料的回溯蒐集。(2)問卷調查訪視員的密集訓練、預演與標準化。和藹、親切、敬業的訪視員，可以給予研究對象良好的印象而樂於合作；熟練、敏銳、細心的訪視員，可以讓研究對象在不急不緩的氣氛中回答以往的暴露經驗；編纂完整而縝密的訪視工作手冊，有助於訪視工作的標準化。(3)分段分期的循序回溯。暴露既往史的調查，若能分期分段、從現在到過去的循序詢問，可以得到較正確的資料，例如在詢問生育史和月經史的資料時，可以按停經、最後一次懷孕、最後第二次懷孕……、第一次懷孕、結婚、初經等重要事件來分段，詢問不同時期的危險因子暴露經驗。(4)實物或圖片輔助回憶。特別是飲食攝取或藥物服用的資料，若有實物模式或是圖片來輔助問卷調查，則可以得到更佳的定性與定量資料。(5)避免第三者的干擾。在問卷調查時，宜安排安靜而無外人的訪視場所，才可避免第三者所帶來的干擾。除非有特殊的必要，問卷調查應由研究對象本人作答，不可假借他人代答，以期得到第一手的資料。(6)抽樣進行問卷調查複訪。為評估研究對象回憶危險因子暴露經驗的正確性，可以隨機選取5%左右的樣本，進行問卷複訪。如此不僅可以加強訪視員工作品質的管制與保證，也讓研究對象體認調查工作之嚴謹慎重。

即便努力提升研究對象的回憶正確性，仍難免會有記憶不全的狀況，因此有必要提高病例組和對照組在回憶努力上的可比較性。前面曾經提及回憶暴露資料不是完全正確的狀況下，如果資料的效度在兩組都相同，只會減弱疾病與危險因子間的相關程度，不會造成實際上並不存在的假相關。如果資料的效度在兩組不同，則可能造成假相關，其詳細的實例將在第四節詳述。要確保危險因子暴露資料蒐集時的可比較性，可從下列各方面努力：(1)矇蔽訪視(blind interview)的採行，所謂矇蔽訪視是不讓訪視員知道受訪者是病例或對照。由於病例的健康狀況遠較對照為差，所以對嚴重疾病的研究，要進行矇蔽訪視並不容易。(2)等數隨機分配(equal random allocation)的應用，也就是讓每位訪視員訪問到的病例和對照成員數目相等，而且其分配是隨機而非任意的。(3)訪視工作手冊的詳細編定，以及要求訪視員確實遵守訪視標準程序。(4)受訪狀況的評估。如果兩組間的受訪率相近、平均訪視時間相當，而且訪視員對訪視結果之可靠性評分相近，則兩組的可比較性即較佳。

有些危險因子的暴露資料是不容易靠訪視問卷調查和研究對象的回憶獲得。如果有現存紀錄可以檢索，則是再理想不過！例如要探討出生體重和小兒感染症的關係，最好採用出生證明書或是產房病歷記錄中的出生體重資料，而除非萬不得已，不要採用病例組和對照組的母親記憶資料。再如研究職業暴露與癌症的相關時，應該採用工廠中的工作記錄和環境監測資料，來作為暴露資料的依據，盡可能不要以員工的訪視印象來判定，以避免記憶的偏差，以及故意或潛意識的隱瞞或誇張。近年來逐漸重要的藥物流行病學(pharmacoepidemiology)研究，更需仰賴病歷資料中所記載的用藥記錄，像是孕婦服用害喜藥 DES 與其女孩罹患陰道癌的病例對照研究(Herbst et al., 1971)，就是很好的例子。

病例對照研究中，危險因子的暴露資料也可利用生物標記的檢驗來獲得。像表7-11是肝細胞癌多重危險因子的病例對照研究結果，表中顯示B型肝炎帶原狀況、抽菸、酗酒和家族肝癌史，都和肝細胞癌的發生有關。其中的抽菸、酗酒、家族史資料，都是根據問卷訪視調查而得，至於B型肝炎表面抗原和e抗原的帶原狀況，則係自病例和對照研究對象，採取血液樣本以放射免疫分析法檢驗而得。雖然檢驗結果是顯示採血當時的帶原狀況，但是就B型肝炎帶原狀況而言，因為在台灣地區的大多數帶原者都是在孩提時期即呈帶原狀況，所以仍可視其為既往的長期暴露經驗。但是對於年輕時候帶原，卻在成人時期消失帶原狀況的個案，血清檢驗結果即會造成既往暴露經驗的分組錯誤。如果這種分組錯誤的情形，在病例組和對照組都會同樣的出現時，有可能會低估帶原狀況的相對危險性。如果病例組的帶原狀況遠比對照組不易轉成陰性，則可能會高估相對危險性。

如果B型肝炎e抗原的帶原狀態，比表面抗原的帶原狀態容易在年輕就

陰轉的話，利用病例對照研究來探討兩種抗原之帶原狀態引起肝細胞癌的
相對危險性時，e抗原帶原狀態的相對危險性，要比表面抗原帶原狀態的相
對危險性，容易被低估。

表7-11　肝細胞癌多重危險因子的病例對照研究

變　項	分　組	多變項調整危險對比值	族群可歸因危險性(%)
HBsAg / HBeAg	兩者陰性	1.00	78.9%
	僅 HBsAg 陽性	16.70	
	兩者陽性	56.46	
抽菸(支 / 天)	0	1.00	27.9%
	1-10	1.05	
	11-20	1.48	
	>20	2.62	
酗酒習慣	無	1.00	20.7%
	有	3.37	
家族肝細胞癌	無	1.00	3.5%
既往史	有	4.59	

（取材自：Chen et al., 1991）

　　檢驗方法的良窳，也會影響研究結果。如果檢驗方法的敏感度和特異
度偏低的話，危險因子與疾病間的相關性即會被低估。在B型肝炎表面抗原
剛被發現時，係以雙向擴散法（double diffusion）來檢驗當時稱之為澳洲抗原
的表面抗原，由於其敏感度和特異度不高，因此當時並未發現B型肝炎表面
抗原在肝細胞癌的發生所扮演的角色。直到放射免疫法問世後，B型肝炎病
毒對肝細胞癌的重要性才被肯定。換言之，利用生物標記當作暴露經驗的
指標時，必須考慮它們所反映的暴露期間和檢驗方法的效度。

　　為了提高危險因子暴露的正確性，可以同時利用問卷調查訪視、既有
資料摘錄，和生物標記測定等三種方法，來估計某一危險因子的暴露狀況。
不同的方法有不同的信度和效度，所反映的暴露期間也長短不一，因此必
須謹慎地加以斟酌選擇。

第四節　單因子分析：相關指標與估計偏差

　　致病因子的辨明與作用機轉的探討，是分析流行病學的主要目的。在分析流行病學中，常用不同的指標來表示危險因子與疾病之間的相關程度，統稱之爲相關指標（association index），它們會因研究設計的不同而異，現分別說明如下：

　　在世代研究中，常會用到累積發生率和發生密度，來評估疾病頻率（disease frequency），進而用來評估相關性。累積發生率係用於研究對象可能發病的危險期（risk period）或感受期（susceptible period）僅侷限於某段期間（restricted）的狀況下，如急性傳染病的研究，它常應用於固定世代（fixed cohort）的追蹤狀況。發生密度係用於研究對象可能發病的危險期延伸甚長（extended risk period），往往在分析資料時，尚有發病可能的狀況下，如慢性退行性疾病的研究，它常應用於動態世代（dynamic cohort）的追蹤狀況。累積發生率的分析並未考慮觀察期間的長短，它代表的是研究對象發病的機率；發生密度的分析，則以人時爲分析的單位，代表的是單位人時的發病狀況。

　　分析累積發生率的相關指標時，可將資料列成下列2×2表：

發病與否	暴露組	未暴露組	合　計
發　病	a	b	m_1
未發病	c	d	m_0
合　計	n_1	n_0	N

其中n_1爲暴露組人數，n_0爲非暴露組人數，m_1爲追蹤後的發病人數。m_0爲追蹤後未發病人數。根據上表資料，可以計算暴露組和非暴露組的累積發生率CI_1和CI_0如下所示：

$$CI_1 = a/n_1 \,, \; CI_0 = b/n_0$$

進一步也可以得到三種相關指標：累積發生率比（ratio，以R_{CI}表示）、累積發生率差（difference，以D_{CI}表示），和累積發率對比（odds ratio，以OR_{CI}表示），分別如下列公式計算其點估計值以及其信賴區間：

$$R_{CI} = CI_1 / CI_0 = (a/n_1) / (b/n_0)$$

$$信賴區間 = R_{CI} * \exp(\pm Z_{1-\frac{\alpha}{2}} \sqrt{\frac{1-CI_1}{n_1 \cdot CI_1} + \frac{1-CI_0}{n_0 \cdot CI_0}})$$

$$D_{CI} = CI_1 - CI_0 = a/n_1 - b/n_0$$

$$信賴區間 = D_{CI} \pm Z_{1-\frac{\alpha}{2}} \sqrt{\frac{CI_1(1-CI_1)}{n_1} + \frac{CI_0(1-CI_0)}{n_0}}$$

$$OR_{CI} = [CI_1 \cdot (1-CI_0)] / [CI_0 \cdot (1-CI_1)] = ad / bc$$

$$信賴區間 = \frac{ad}{bc} * \exp(\pm Z_{1-\frac{\alpha}{2}} \sqrt{\frac{1}{a} + \frac{1}{b} + \frac{1}{c} + \frac{1}{d}})$$

至於兩組之累積發生率是否有統計上顯著的差異，則可以用下列的公式加以檢定：

$$Z = (CI_1 - CI_0) \Big/ \sqrt{CI(1-CI)(\frac{1}{n_0} + \frac{1}{n_1})}$$

$$\chi^2 = \frac{(ad-bc)^2 \cdot N}{n_1 \cdot n_0 \cdot m_1 \cdot m_0}$$

$$\chi^2_{M-H} = \frac{(ad-bc)^2 \cdot (N-1)}{n_1 \cdot n_0 \cdot m_1 \cdot m_0}$$

其中CI是總累積發生率，可由m_1/N求得；χ^2_{M-H}為Mantel-Haenszel卡方檢定值。如果在2×2表中的人數太少，必須進行卡方檢定的連續性校正時，分子中的$(ad-bc)^2$項，應以$(|ad-bc| - N/2)^2$取代。

現舉一例說明，在長期追蹤200名高血壓患者和800名健康對照者達十年之後，共有20名高血壓患者和10名健康對照者發生了腦血管病變，將此資料表示如下之2×2表：

腦血管病變	高血壓患者	健康對照者	合　計
發　病	20	10	30
未發病	180	790	970
合　計	200	800	1000

　　再由表中的資料可推算高血壓患者的腦血管病變之累積發生率 CI_1 為 $20／200＝10\%$，健康對照者的累積發生率 CI_0 為 $10／800＝1.25\%$。累積發生率比 R_{CI} 為 $10\%÷1.25\%＝8$，其 95% 信賴區間則為 $8×\exp(±1.96・\sqrt{(1-10\%)／(200・10\%)+(1-1.25\%)／(800×1.25\%)})＝3.81-16.8$。累積發生率差 D_{CI} 為 $10\%-1.25\%＝8.75\%$，其 95% 信賴區間則為 $8.75\%±1.96・\sqrt{[10\%・(1-10\%)]／200+[1.25\%・(1-1.25\%)]／800}＝4.52\%-12.98\%$。至於累積發生率對比 OR_{CI} 則為 $(20×790)／(10×180)＝8.8$，其 95% 信賴區間則為 $8.8×\exp(±1.96・\sqrt{1／20+1／10+1／180+1／790})＝4.05-19.12$。兩組之累積發生率的差異檢定值，$Z＝(10\%-1.25\%)／\sqrt{(3\%)(97\%)(1／200+1／800)}＝6.49$；$\chi^2＝[(20×790-180×10)^2・1000]／(30×970×200×800)＝42.1$；而 $\chi^2_{M-H}＝[(20×790-180×10)^2・(1000-1)]／(30×970×200×800)＝42.1$。從 Z 值或 χ^2 值查出 p 值 <0.001。結果顯示高血壓患者的腦血管病變累積發生率顯著地高於健康對照者，兩組間有 8 倍的累積發生率比。從累積發生率比或累積發生率對比的 95% 信賴區間未包含 1（無相關之期望值），累積發生率差的 95% 信賴區間未包含 0（無相關期望值），也可以說明兩組累積發生率有顯著的差異。

　　在分析發生密度的相關指標時，可以將暴露組和未暴露組的總觀察人年數，亦即 L_1 和 L_0；以及其追蹤期間的總發生病例數，分別以 a、b 表示，列成下列的表：

	暴露組	非暴露組	合　計
發生病例數	a	b	m_1
總觀察人年數	L_1	L_0	L

其中 $m_1 = a + b$，而 $L = L_0 + L_1$。根據上表資料，可以計算暴露組和非暴露組的發生密度 ID_1 和 ID_0 如下所示：

$$ID_1 = a / L_1 , \quad ID_0 = b / L_0$$

再根據兩組的發生密度，可以估計兩種相關指標：發生密度比（ratio，以 R_{ID} 表示）和發生密度差（difference，以 D_{ID} 表示），分別由下列公式計算其點估計值以及其信賴區間：

$$R_{ID} = ID_1 / ID_0 = (a / L_1) / (b / L_0)$$

$$信賴區間 = R_{ID}^{(1 \pm Z_{1-\frac{\alpha}{2}} / \sqrt{\chi_1^2})}$$

$$D_{ID} = ID_1 - ID_0 = a / L_1 - b / L_0$$

$$信賴區間 = D_{ID} \cdot (1 \pm Z_{1-\frac{\alpha}{2}} / \sqrt{\chi_1^2})$$

其中的 χ_1^2 則是兩組發生密度是否有統計上顯著差異的檢定值，公其式如下：

$$\chi_1^2 = Z^2，而 \quad Z = \frac{a - m_1 p_0}{\sqrt{m_1 p_0 q_0}}$$

其中 $p_0 = L_1 / L$，亦即是暴露組觀察人年數佔兩組觀察人年數總和的百分比；而 $q_0 = 1 - p_0$。利用發生密度推算的相關指標，並無對比值（odds ratio），這是因爲發生密度係一比率（rate），而非危險性（risk），無法應用相對機率的概念。

現舉例說明發生密度相關指標的計算，在長期追蹤B型肝炎表面抗原帶原者和非帶原者達十年後，總共觀察了帶原者10,000人年，非帶原者40,000人年，而在追蹤期間有50名研究對象發生肝細胞癌，其中40名爲帶原者，10名爲非帶原者。此資料可以列表如下：

	帶原者	非帶原者	合　計
發生病例數	40	10	50
總觀察人年數	10,000	40,000	50,000

根據上表資料，可以求得帶原者的肝細胞癌發生密度 $ID_1 = 40 / 10,000 = 0.4\%$，而非帶原者的肝細胞癌發生密度 $ID_0 = 10 / 40,000 = 0.025\%$。由於 $p_0 = 10,000 / 50,000 = 0.20$、$q_0 = 1 - p_0 = 0.80$、$m_1 = 50$、$a = 40$，所以兩組之發生密度差異的統計顯著性檢定值 $\chi_1^2 = (40 - 50 \times 0.2) / \sqrt{50 \times 0.2 \times 0.8} = 10.6$，查表推得 P 值 < 0.01，兩組的肝細胞癌發生密度有統計上的顯著差異。兩組之發生密度比 $R_{ID} = 0.4\% \div 0.025\% = 16$，其 95% 信賴區間為 $16^{(1 \pm 1.96 / \sqrt{10.6})} = 16^{(1 \pm 0.60)} = 16^{0.40} \sim 16^{1.60} = 3.03 \sim 84.45$。至於兩組發生密度差 $D_{ID} = 0.4\% - 0.025\% = 0.375\%$，其 95% 信賴區間則為 $0.375\% \times (1 \pm 1.96 / \sqrt{10.6}) = 0.375\%(1 \pm 0.60) = 0.15\% \sim 0.6\%$。從發生密度比的 95% 信賴區間未包含 1，或發生密度差的 95% 信賴區間未包含 0，也可說明兩組間的發生密度有統計顯著差異。

　　在病例對照研究中，研究者觀察到的是病例組和對照組的危險因子暴露率，再加上病例組和對照組常以 1 比 1，1 比 2 或 1 比 3 等的定比例選取，並無法得知疾病的發生或盛行狀況。在流行病學的相關指標中，主要係用來反映暴露組和非暴露組疾病發生或盛行狀況的差異，而非反映病例組和對照組危險因子暴露狀況的差異。在病例對照研究的分析中，我們常用危險對比值（odds ratio）來作為相關指標，其理由如下：

　　如果病例組與對照組的研究對象，係來自固定世代的追蹤研究，其研究對象的發病狀況均已在個案選取時即告確定，易言之，對照組個案已不會再發病，他們相當於固定世代研究中未發病的那組研究對象。因此病例對照研究的相關指標 OR，相當於固定世代追蹤研究的累積發生率對比 OR_{CI}。如下表所示，在固定世代的累積發生率分析中，有病個案與無病個案的暴露對比（exposure odds tatio，OR_{exp}）是 $A / B \div C / D = AD / BC$；而有暴露個案與無暴露個案的累積發生率對比（$OR_{CI}$）是 $A / C \div B / D = AD / BC$，兩者是相等的。因為取自固定世代的病例對照研究，其對照組 $(a+b)$ 是固定世代中沒病個案 $(A+B)$ 的隨機樣本，而病例組 $(c+d)$ 是固定世代中有病個案 $(C+D)$ 的隨機樣本；所以病例對照研究中推算出的危險對比值 OR $= ad / bc \approx AD / BC$，可以估計該世代的暴露對比 OR_{exp} 或是累積發生率對

比 OR_{CI}。如果累積發生率很小的話，$OR_{CI} = [CI_1 \cdot (1 - CI_0)] / [CI_0 \cdot (1 - CI_1)] \doteqdot CI_1 / CI_0 = R_{CI}$，因此由病例對照研究估計的危險對比值 OR，即可以估計該世代的累積發生率比。

固定世代研究	有暴露	未暴露	合　計
有病	A	B	M_1
沒病	C	D	M_0
合計	N_1	N_0	T

暴露對比值＝$A/B \div C/D = AD/BC$
累積發生率對比＝$A/C \div B/D = AD/BC$

病例對照研究	有暴露	未暴露	合　計
病例組	a	b	m_1
對照組	c	d	m_0
合　計	n_1	n_0	N

暴露對比值＝$a/b \div c/d = ad/bc$
（無法估計累積發生率，因為 m_1/M_1 和 m_0/M_0 的比值往往無法得知，而且也絕大多數並不相等）

　　如果病例對照對象係來自動態世代的追蹤研究，如下表所示，則危險對比值 OR 是發生密度比 R_{ID}。這是因為病例組係來自動態世代的已發病個案（A＋B），但是對照組卻是取自動態世代中有發病可能的個案（$N_0 + N_1$），只是這些對照個案在病例個案發病的時間點上，尚未發病而已。換句話說，病例組與對照組是時間匹配（time-matching）的，也有學者稱之為密度取樣（density sampling）的病例對照研究（Miettinen, 1976）。在時間匹配的狀況下，病例對照研究所得的相關指標 $OR = ad/bc = a/N_1 \div b/N_0 = a/L_1 \div b/L_0 = R_{ID}$，即等於動態世代的發生密度比。在動態世代的病例對照研究中，不需要稀有疾病的前提假設，危險對比值 OR 即可以用來估計發生密度比 R_{ID}。

動態世代研究	有暴露	未暴露	合　計
發生病例數	A	B	m_1
總觀察人年數	$L_1 = N_1 \cdot \Delta t_1$	$L_0 = N_0 \cdot \Delta t_0$	$L_1 + L_0$

其中 N_1、N_0 分別是整個世代中有暴露與無暴露之總人數；Δt_1、Δt_0 分別是兩組的觀察年數；在時間匹配的狀況時，$\Delta t_1 = \Delta t_0$，$\therefore N_1 : N_0 = L_1 : L_0$。

在病例對照研究中，除了對於暴露與疾病之相關指標 OR 作點估計而外，也常需要估計其信賴區間，其公式如下：

$$\left(\frac{ad}{bc} \right) \cdot \exp \left(\pm Z_{1-\frac{\alpha}{2}} \sqrt{ \frac{1}{a} + \frac{1}{b} + \frac{1}{c} + \frac{1}{d} } \right)$$

要檢定 OR 是否顯著異於無相關之估計值 1，可以用 $\chi^2_{M\text{-}H}$ 檢定，其公式如下：

$$\chi^2_{M\text{-}H} = \frac{(ad - bc)^2 \cdot (N-1)}{n_0 \cdot n_1 \cdot m_0 \cdot m_1}$$

現舉例說明病例對照研究之相關指標的估計，在肺癌的病例對照研究結果，發現100名肺癌患者當中，90名有抽菸的習慣，而在性別年齡居住地集團匹配的100名健康對照當中，只有50名有抽菸的習慣。此資料可以列表如下：

	有暴露	無暴露	合　計
病例組	90	10	100
對照組	50	50	100
合　計	140	60	200

上述表列數據，可以計算抽菸引起肺癌的危險對比值 OR $= (90 \times 50) / (50 \times 10) = 9.0$，而其95%信賴區間為 $9.0 \times \exp \left(\pm 1.96 \sqrt{ \frac{1}{90} + \frac{1}{10} + \frac{1}{50} + \frac{1}{50} } \right) = 4.2 - 19.3$。危險對比值的統計顯著性檢定值 $\chi^2_{M\text{-}H} = [(90 \times 50 - 50 \times 10)^2 \cdot 199] \div [100 \times 100 \times 140 \times 60] = 37.9$，從 χ^2 值可以查出 P 值為 < 0.001。

結果顯示抽菸者發生肺癌的危險性，爲不抽菸者的九倍，兩者間有顯著的差異。從危險對比值的95%信賴區間未包含1（無相關的期望值），也可以說明抽菸與否和肺癌發生有顯著相關。

在橫斷研究中，研究者同時收集疾病與危險因子的資料。其目的之一，在於探討危險因子和疾病的相關性，也就是要了解暴露於危險因子者，有偏高的疾病盛行狀況。橫斷研究的資料可以列成如下的2×2表：

	有暴露	沒暴露	合　計
有　病	a	b	m_1
無　病	c	d	m_0
合　計	n_1	n_0	N

橫斷研究的相關指標有三，都是根據暴露者的疾病盛行率（$p_1 = a/n_1$）和非暴露者的疾病盛行率（$p_0 = b/n_0$）來推算：盛行比（R_p）、盛行差（D_p）和盛行對比（OR_p），以及其信賴區間的公式，分別表列於下：

$$R_p = p_1 \div p_0 = a/n_1 \div b/n_0 = (a \cdot n_0)/(b \cdot n_1)$$

$$\text{信賴區間} = R_p * \exp\left(\pm Z_{1-\frac{\alpha}{2}} \sqrt{\frac{1-p_1}{n_1 \cdot p_1} + \frac{1-p_0}{n_0 \cdot p_0}} \right)$$

$$D_p = p_1 - p_0 = a/n_1 - b/n_0$$

$$\text{信賴區間} = D_p \pm Z_{1-\frac{\alpha}{2}} \sqrt{\frac{p_1(1-p_1)}{n_1} + \frac{p_0(1-p_0)}{n_0}}$$

$$OR_p = [p_1/(1-p_1)] \div [p_0/(1-p_0)] = a/c \div b/d = ad/bc$$

$$\text{信賴區間} = OR_p * \exp\left(\pm Z_{1-\frac{\alpha}{2}} \sqrt{\frac{1}{a} + \frac{1}{b} + \frac{1}{c} + \frac{1}{d}} \right)$$

要檢定暴露與未暴露者的疾病盛行狀況，是否有統計上顯著的差異，亦即檢定虛無假說（H_0），$R_p = 1$，$D_p = 0$，或 $OR_p = 1$，可以用下列公式行之：

$$\chi^2_{M\text{-}H} = \frac{(ad-bc)^2 \cdot (N-1)}{n_0 \cdot n_1 \cdot m_0 \cdot m_1}$$

如果 $\chi^2_{M\text{-}H} > 3.84$，則 p 值即小於0.05。

現舉例說明橫斷研究相關指標的估計，在高血壓盛行調查的1,000名研究對象中，有60名患糖尿病的病人，其中24人有高血壓；而940名未患糖尿病的個案，有188名有高血壓，為比較有無糖尿病的研究對象，其高血壓盛行狀況有無顯著差異，可以將研究資料列表如下：

	有糖尿病	無糖尿病	合　　計
有高血壓	24	188	212
無高血壓	36	752	788
合　　計	60	940	1000

根據上表資料可以計算糖尿病患者的高血壓盛行率 $P_1 = 24 / 60 = 40\%$，而未患糖尿病者的高血壓盛行率 $P_0 = 188 / 940 = 20\%$。因此兩組的盛行比 $R_p = P_1 / P_0 = 2.0$，而其95%信賴區間為 $2.0 \times \exp(\pm 1.96 \sqrt{0.6/(60 \times 0.4) + 0.8/(940 \times 0.2)}) = 1.43 \sim 2.80$；盛行差 $D_p = P_1 - P_0 = 20\%$，而其95%信賴區間為 $20\% \pm 1.96 \sqrt{(0.4 \times 0.6)/60 + (0.2 \times 0.8)/940} = 7.3\% \sim 32.7\%$；而盛行對比 $OR_p = (0.4 \times 0.8)/(0.2 \times 0.6) = 2.67$，而其95%信賴區間為 $2.67 \times \exp(\pm 1.96 \sqrt{1/24 + 1/36 + 1/188 + 1/752}) = 1.55 \sim 4.58$。至於兩組間盛行狀況的差異檢定值 $\chi^2_{M-H} = (24 \times 752 - 36 \times 188)^2 \times 999 / (212 \times 788 \times 60 \times 940) = 13.49$，P值<0.001，顯示糖尿病患者的高血壓盛行率顯著地高於非糖尿病患者。這論點也可以從 R_p 及 OR_p 的95%信賴區間未包含1，而 D_p 的95%信賴區間未包含0而看出。

由於橫斷研究的相關指標係根據盛行狀況估計，因此在判定危險因子導致疾病發生的相對危險性時，必須考慮盛行狀況會受到發生密度和得病期間的影響。如果疾病的危險期或可感受期相當長，如大多數的慢性病，可感受期往往涵蓋整個中老年階段，因此在盛行調查研究中，未得病者在調查結束之後，仍有發病的可能性。在這種狀況下，如果社區中之研究族群的疾病狀態係維持在穩定狀態，則 $ID = P / [T \times (1-P)]$，其中 ID 是發生密度，T 是得病期間，p 是盛行狀況。如下式所示：

$$R_{ID} = \frac{ID_1}{ID_0} = \frac{T_0}{T_1}\left[\frac{p_1 / (1-p_1)}{p_0 / (1-p_0)}\right] = \frac{T_0}{T_1} \cdot OR_p$$

當暴露組的得病期間T_1與非暴露組的得病期間T_0相同，也就是暴露與否不會影響得病期間的長短時，OR_p是R_{ID}的合適估計值。至於R_p和R_{ID}的關係，則如下式所示：

$$R_p = \frac{p_1}{p_0} = R_{ID} \cdot \frac{T_1}{T_0} \cdot \left[\frac{ID_0(T_0)+1}{ID_1(T_1)+1}\right]$$

當$T_1 = T_0$，且$R_{ID} > 1$的時候，$R_p < R_{ID}$，兩者並不相等。

如果疾病的危險期或可感受期不長，如大多數的急性傳染病或先天畸形等，則橫斷研究的相關指標R_p或OR_p，可視為R_{CI}的估計值，但是只有在盛行率很低($R_p \approx OR_p$)、疾病狀況和存活無關，而且疾病不會改變危險因子暴露的狀況下，OR_p才是R_{CI}的近似值。

為了提高研究的效率和準確性，有時也為了控制干擾因子的作用(僅限於世代追蹤研究)，研究者會以匹配(matching)的方法來選取比較的兩組。如在世代追蹤研究中，選取年齡、性別匹配的B型肝炎帶原者和非帶原者，進行肝細胞癌的追蹤；或在病例對照研究中，選取年齡、性別、居住地匹配的鼻咽癌患者和鄰居健康對照，進行危險因子的回溯研究。匹配研究的資料分析，與未匹配的資料不同。

在個別配對的世代追蹤研究資料，可以按各配對中之暴露組與未暴露組的發病狀況，列成下表：

暴露個案之 發病狀況	未暴露個案之發病狀況		合　計
	有　病	沒　病	
有　病	n_{11}	n_{10}	a
沒　病	n_{01}	n_{00}	c
合　計	b	d	N／2

在所有的N／2對研究對象當中，有a對之暴露組個案有病，b對之未暴露組個案有病，c對暴露組個案沒病，而 d 對未暴露組個案沒病。至於n_{11}是暴

露個案和未暴露個案均有病的對數，n_{10} 暴露個案有病而未暴露個案沒病的對數，n_{01} 是暴露個案沒病而未暴露個案有病的對數，而 n_{00} 則是暴露個案與未暴露個案均沒病的對數。根據上表之數據可以估計相關指標如下：

$$R_{CI\text{-matched}} = \frac{(n_{11} + n_{10})}{(n_{11} + n_{01})} = \frac{a}{b}$$

檢定暴露是否與疾病有統計顯著相關，可以 McNemar 卡方檢定行之，其公式如下：

$$\chi^2_{McNemar} = \frac{(n_{10} - n_{01})^2}{(n_{10} + n_{01})}$$

至於該相關指標的信賴區間，可以按下式計算，其中 χ^2 值即為 McNemar 卡方值：

$$信賴區間 = R_{CI\text{-matched}}^{(1 \pm Z_{1-\frac{\alpha}{2}} / \sqrt{\chi^2})}$$

現在舉例說明上述計算方法，追蹤 1,000 對有高血壓和無高血壓研究對象五年後，其發生腦中風的狀況如下表所示：

高血壓患者得 腦中風狀況	無高血壓者得腦中風狀況		合　計
	有　病	無　病	
有　病	5	95	100
無　病	5	895	900
合　計	10	990	1000

從表中資料可以求得相關指標 $R_{CI\text{-matched}} = 100 / 10 = 10$，統計顯著性檢定之 $\chi^2_{McNemar} = (95 - 5)^2 / (95 + 5) = 81$，而相關指標的 95% 信賴區間為 $10^{(1 \pm 1.96/\sqrt{81})} = 6.1 \sim 16.5$。分析結果顯示，高血壓患者遠較非高血壓患者有顯著增加的腦中風累積發生狀況。表中之資料，若不按匹配方式分析，可以列成下表進行分析：

腦中風發生狀況	高血壓患者	無高血壓者	合 計
有 病	100	10	110
沒 病	900	990	1890
合 計	1000	1000	2000

從上表資料可以求得相關指標 $R_{CI} = (100 / 1000) \div (10 / 1000) = 10$，及其 95%信賴區間 $10 \times \exp\left[\pm 1.96\sqrt{0.9/(1000 \times 0.1) + 0.99/(1000 \times 0.01)}\right] = 5.4 \sim$ 18.5。比較兩種不同的分析方法，可以發現相關指標的點估計值相同，但是 95%信賴區間，則以匹配分析要來得更準確，也就是範圍較窄。

自個別匹配的病例對照研究所得的資料，可以按各配對中之病例組與對照組的既往暴露經驗，列成下表：

病例個案之危險因子暴露狀況	對照個案之危險因子暴露狀況		合 計
	有暴露	未暴露	
有暴露	n_{11}	n_{10}	a
未暴露	n_{01}	n_{00}	b
合 計	c	d	N/2

在所有的 N/2 對研究對象中，a 對之病例個案有暴露，b 對之病例個案未暴露，c 對對照個案有暴露，而 d 對對照個案未暴露。至於 n_{11} 是病例和對照均有暴露的對數，n_{10} 是病例有暴露而對照未暴露的對數，n_{01} 是病例未暴露而對照有暴露的對數，n_{00} 是病例和對照均未暴露的對數。根據表中的數值，可以估計相關指標，統計顯著性，並計算信賴區間如下列公式所示：

$$OR_{matched} = \frac{n_{10}}{n_{01}}$$

$$\chi^2_{McNemar} = \frac{(n_{10} - n_{01})^2}{(n_{10} + n_{01})}$$

$$信賴區間 = OR_{matched}^{(1 \pm Z_{1-\frac{\alpha}{2}}/\sqrt{\chi^2})}$$

現在舉例說明上述的計算方法，在200對肝細胞癌病例及其社區健康對照的回溯研究中，有10對是病例和對照都是B型肝炎帶原者，150對是病例爲帶原者而對照爲非帶原者，10對是病例未帶原而對照帶原，另外30對是病例和對照均未帶原。此研究之資料可以表列如下：

病例個案之B型肝炎帶原狀況	對照個案之B型肝炎帶原狀況		合　計
	帶　原	未帶原	
帶　原	10	150	160
未帶原	10	30	40
合　計	20	180	200

從表中資料可以求得相關指標 $OR_{matched} = 150/10 = 15$，統計顯著性檢定之 $\chi^2_{McNemar} = (150-10)^2/(150+10) = 122.5$，而相關指標的 95% 信賴區間爲 $15^{(1 \pm 1.96/\sqrt{122.5})} = 9.29 \sim 24.23$，分析結果顯示帶原者有顯著偏高的肝細胞癌危險性。上述之資料，若按未匹配的方法分析，可以列成下表：

	B型肝炎帶原	未帶原	合　計
病例組	160	40	200
對照組	20	180	200
合　計	180	220	400

從上表資料可以求得相關指標 $OR = (160 \times 180)/(20 \times 40) = 36$，及其95% 信賴區間 $36 \times \exp(\pm 1.96\sqrt{1/160 + 1/20 + 1/40 + 1/180}) = 20.21 \sim 64.13$。比較兩種不同的分析方法，可以發現相關指標的點估計值並不相同，而且95% 信賴區間以匹配分析較窄。但值得注意的是，匹配分析的相關指標有可能大於、等於、或小於未匹配分析的相關指標。例如下表之匹配病例對照研究之資料，以匹配分析和未匹配分析，所得之相關指標 $OR_{matched}$ 和 OR 均等於36，而其95% 信賴區間分別爲(19.55～66.28)和(20.21～64.13)，相當近

似。

病例帶原狀況	對照帶原	對照未帶原	合　計
帶　原	16	144	160
未帶原	4	36	40
合　計	20	180	200

又如下表之匹配病例對照研究之資料，匹配分析所得之相關指標點估計值 $OR_{matched} = 71$，而未匹配分析所得之相關指標點估計值 $OR = 36$。兩相關指標的95%信賴區間分別為(34.69～45.30)和(20.21～64.13)，以未匹配分析的範圍較窄。

病例帶原狀況	對照帶原	對照未帶原	合　計
帶　原	18	142	160
未帶原	2	38	40
合　計	20	180	200

　　相關指標的估計值，往往會因研究對象的選取、疾病或暴露資料的獲得、外在因子(extraneous factor)的存在，而與真正的相關指標有所差異。這種差異可以用隨機誤差(random error)和系統誤差(systematic error)來說明。所謂隨機誤差係指隨機樣本資料所推算之估計值，與其所來自之研究族群的實際參數值的差異。它主要是源自於抽樣變異。隨機誤差大小取決於研究設計本身，如樣本數的大小，和估計值的統計特性，如樣本的變異量。隨機誤差的大小，常利用準確度(precision)一詞來說明，隨機誤差大表示準確度低。舉個例來說，某一病例對照研究發現抽菸和肺癌的相關指標 OR 值為6.0，而其95%信賴區間為3.0～12.0；而另一病例對照研究所得之 OR 值也是6.0，但是95%信賴區間為2.0～18.0。前者的準確度較後者高，亦即前者之隨機誤差較後者小。隨機誤差是統計推論的必然產物。

　　所謂系統誤差係指隨機樣本估計值與真正值的差異，主要是來自於研究設計或分析方法的可能誤謬，而無關於抽樣變異。系統誤差的大小，常利用效度（validity）來說明。舉個例來說，某項以醫院為基礎的病例對照研究，發現喝酒和肝細胞癌的相關指標 OR 為 0.6；但是以社區為基礎的另一項病例對照研究，卻發現該相關指標 OR 為 4.1。在以往大多數研究也發現喝酒和肝細胞癌的發生有關。第一項研究很可能因為誤選骨科病人為對照組，其中有相當比例是飲酒導致車禍的住院病人，以致造成了系統誤差，使得 OR 的估計值，與其真值相去甚遠。

　　效度又可分為內在效度和外在效度：內在效度反映研究族群之隨機樣本的估計值，與目標族群參數真值的差異；外在效度則反映研究族群之隨機樣本的估計值，與外在族群參數真值的差異。舉個例來說，研究者有意評估台灣地區之子宮頸癌與人類疣瘤病毒感染的相關性，此時台灣地區婦女為這研究的目標族群。但是研究者在考量可行性和效率之後，可能只選取七個鄉鎮市的婦女作為研究族群，並從其中隨機選取一萬名婦女樣本進行研究調查。根據這一萬名隨機選取婦女樣本之子宮頸癌和人類疣瘤病毒感染的資料，所估計到的相關指標估計值，可能與該研究族群（七個鄉鎮市的所有婦女）的相關指標參數值，會有差異存在，這就是隨機誤差。該研究族群可能與目標族群（全台灣地區的所有婦女）並不完全相同，所以兩族群之相關指標參數值也可能會有出入。從研究族群之隨機樣本推算所得的相關指標估計值，與目標族群該相關指標參數值的相近程度，即為內在效度，估計值與參數值差異越小，表示內在效度越高。由於外在族群（其他國家地區的婦女）更有可能與研究族群不同，由隨機樣本所得之相關指標估計值，與外在族群該相關指標參數值的相近程度，即為外在效度，兩者差距越小，表示外在效度越高。內在效度取決於研究族群是否可以代表目標族群；外在效度則表示目標族群所得之結果外推至外在族群的合適性。一般而言，內在效度可以藉著適當的選取研究族群、正確的收集研究資料、有效的控制干擾因子而加以提高。

　　系統誤差的大小，亦即內在效度的高低，常用偏差（bias）的幅度來表

示。偏差即是樣本估計值與目標族群參數值的差異。如果目標族群的相關
指標，例如OR的真正參數值為3，但是樣本估計值卻是1.5，偏差趨向零假
說，亦即虛無假說的OR＝1，即稱之為「趨零偏差」(biased toward the null)；
如果真正參數值為OR＝2，但樣本估計值為OR＝4，偏差是離開零假說的
OR＝1，此稱為「離零偏差」(biased away from the null)。

　　偏差按其來源可以分成選樣偏差(selection bias)、資訊偏差(information
bias)和干擾(confounding)(Kleimbaum et al., 1982; Miettinen, 1985; Rothman,
1986)。其中選樣偏差係因研究對象選取不當所造成的，像研究組與對照組
的可比較性差、研究個案的抽樣架構選擇錯誤、研究對象追蹤漏失或未回
應、研究個案的存活狀況不同、病例組的選取因暴露而異等。資訊偏差係
因疾病或危險因子資料不正確所造成，像危險因子暴露資料的測量錯誤和
殘缺不全，或是追蹤個案之疾病診斷正確性因暴露狀況而異。干擾則源自
於外在因子的影響，這類偏差將在下節討論。

　　無論橫斷研究、世代追蹤研究，或病例對照研究，都必須避免選樣偏
差的發生。研究者在考慮研究之可行性後，會從目標族群中選定研究族群，
再從研究族群選出隨機樣本，進行危險因子暴露與疾病發生狀況的分析。
但是目標族群中不同疾病與暴露狀況下的個案，被選為研究族群的比例並
不盡相同，因此可能產生選樣偏差。如圖7-1所示，如果目標族群中有暴露
有病、未暴露有病、有暴露沒病、未暴露沒病的人數，分別以 A、B、C、
D 表示；而其被選入為研究族群的人數，則分別以 a、b、c、d 表示。據此
可以推算選取機率分別為 $p_a＝a/A$、$p_b＝b/B$、$p_c＝c/C$ 和 $p_d＝d/D$。如果

目標族群

	有暴露	未暴露
有 病	A	B
沒 病	C	D

研究族群

	有暴露	未暴露
有 病	a	b
沒 病	c	d

圖7-1　目標族群與研究族群之暴露與疾病別人數分布

研究者以危險對比值OR作為相關指標，則研究族群與目標族群的OR值之間的偏差 Δ_{OR}，可以如下式所示：

$$\Delta_{OR} = \frac{ad}{bc} - \frac{AD}{BC} = \frac{(A \cdot p_a) \cdot (D \cdot p_d)}{(B \cdot p_b) \cdot (C \cdot p_c)} - \frac{AD}{BC} = \frac{AD}{BC}\left(\frac{p_a p_d}{p_b p_c} - 1\right)$$

由上式可知，在利用OR作為相關指標時，如果(1)$p_a p_d / p_b p_c = 1$，(2)$p_a / p_b = p_c / p_d$ 或(3)$p_a / p_c = p_b / p_d$，則偏差 $\Delta_{OR} = 0$；如果是(1)$p_a p_d / p_b p_c > 1$，(2)$p_a / p_b > p_c / p_d$，或(3)$p_a / p_c > p_b / p_d$，則偏差 $\Delta_{OR} > 0$，亦即離零偏差，或目標族群 OR 值會被高估；如果是(1)$p_a p_d / p_b p_c < 1$，(2)$p_a / p_b < p_c / p_d$，或(3)$p_a / p_c < p_b / p_d$，則偏差 $\Delta_{OR} < 0$，亦即趨零偏差，或目標族群 OR 值會被低估。

如果研究者是以比值R，如R_{CI} 或 R_p 作為相關指標，則研究族群與指標族群的R值之間的偏差 Δ_R，可以如下式所示：

$$\Delta_R = \frac{a/a+c}{b/b+d} - \frac{A/A+C}{B/B+D} = \frac{a(b+d)}{b(a+c)} - \frac{A(B+D)}{B(A+C)}$$

$$= \frac{A(B+D)}{B(A+C)} \cdot \left[\frac{p_a (A+C)(p_b B + p_d D)}{p_b (B+D)(p_a A + p_c C)} - 1\right]$$

若能滿足〔$p_a(A+C)(p_b B + p_d D)$〕/〔$p_b(B+D)(p_a A + p_c C)$〕$= 1$ 的條件，則偏差 $\Delta_R = 0$。值得注意的是，當$p_a = p_c$ 而且 $p_b = p_d$ 的狀況下，偏差即不存在；但是這狀況並不是偏差為零的唯一狀況。

現在分別舉例來說明 Δ_{OR} 與 Δ_R 作為偏差指標的各種狀況。表7-12是假想的目標族群及三個不同病例對照研究族群中肝癌與酗酒習慣的分布，三個研究族群的病例，均是從全國性癌症登記資料檔取得，因此在目標族群中的所有肝癌病例均被選入研究族群。至於對照個案的選取則不相同，研究族群甲的對照個案係選自病例個案的鄰居健康個案；研究族群乙的對照個案係選自某一教學醫院自費參加健康檢查的受檢個案，一般而言他們較關心自己的健康，也比較重視保健養生；研究族群乙的對照個案係選自某一教學醫院的骨科病人。目標族群的對比值 OR 之參數值為$(100 \times 39900) / (100 \times 9900) = 4.03$；自研究族群甲估計的 OR $= (100 \times 160) / (100 \times 40) =$

4.0，自研究族群乙估計的OR＝(100×190)/(100×10)＝19.0，而自研究族群丙估計的OR＝(100×100)/(100×100)＝1.0。很顯然的，不同對照選取得到不同的OR估計值。各研究族群中，病例組的抽樣機率 $p_a＝p_b＝100\%$。在研究族群甲當中，對照組的抽樣機率，在有暴露與無暴露者很相近，亦即 $p_c≒p_d＝0.0040$；在研究族群乙當中，對照組之有暴露與無暴露者的抽樣機率即不相等，$p_c＝0.00101＜p_d＝0.00476$，由於 $p_a/p_b＞p_c/p_d$，所以OR被高估而呈離零偏差；在研究族群丙當中，對照組之有暴露與無暴露者的抽樣機率也不相等，$p_c＝0.01010＞p_d＝0.00251$，由於 $p_a/p_b＜p_c/p_d$，所以OR被低估而呈趨零偏差。偏差的產生可能是健檢對照較著重保健養身，因此有酗酒習慣者所佔比例較低，以致低估目標族群無肝癌者的酗酒比例，導致OR的高估；至於骨科對照中，常包含酗酒肇事而骨折受傷就診者，因此有酗酒習慣者所佔比例較高，以致高估目標族群無肝癌者的酗酒比例，進而低估OR。

表7-13是在假想的目標族群以及五個不同長期追蹤研究族群的肝癌及B型肝炎帶原分布狀況。在目標族群之相關指標 $OR_{CI}＝20.5$，$R_{CI}＝20$ 而

表7-12 目標族群與不同研究族群的肝癌與酗酒習慣之分布

目標族群

	有酗酒	無酗酒	
有肝癌	100	100	200
無肝癌	9900	39900	498000
	10000	40000	

研究族群甲之隨機樣本

	有酗酒	無酗酒	
肝癌病例	100	100	200
鄰居對照	40	160	200
	140	260	

研究族群乙之隨機樣本

	有酗酒	無酗酒	
肝癌病例	100	100	200
健檢對照	10	190	200
	110	290	

研究族群丙之隨機樣本

	有酗酒	無酗酒	
肝癌病例	100	100	200
骨科對照	100	100	200
	200	200	

$D_{CI}=0.02375$。在研究族群甲當中，帶原者的追蹤率，無論是否發生肝癌者，均爲90%；而非帶原者的追蹤率，無論是否發生肝癌，均爲80%，低於帶原者。根據研究族群甲的追蹤結果，所估計到的三個相關指標均與目標族群相同，這是因爲 $p_a=p_c$ 且 $p_b=p_d$ 所致。研究族群乙的追蹤率，則是發生肝癌者，無論其是否帶原，均爲90%；而未發生肝癌者，無論是否帶原，均爲80%，低於未發生肝癌者。根據研究族群乙的追蹤結果，發現其相關指標估計值 OR_{CI} 及 R_{CI} 均與目標族群相近似，但是 D_{CI} 卻有相當的差距。研究族群丙的追蹤率，則因帶原與否及有病與否而異，其 OR_{CI}、R_{CI} 及 D_{CI} 均與研究族群乙相近。這是因爲這兩族群的 $p_a/p_c \fallingdotseq p_b/p_d$ 的緣故。至

表7-13　目標族群與不同研究族群的肝癌與B型肝炎帶原狀況分布

目標族群

	帶原	非帶原
有病	250	50
沒病	9750	39950

$OR_{CI}=20.5$, $R_{CI}=20$, $D_{CI}=0.02375$

研究族群丙

	帶原	非帶原	
有病	250	45	$P_a=1.0$　$P_b=0.9$
沒病	8775	31960	$P_c=0.9$　$P_d=0.8$

$OR_{CI}=20.2$, $R_{CI}=19.7$, $D_{CI}=0.02629$

研究族群甲

	帶原	非帶原	
有病	225	40	$P_a=0.9$　$P_b=0.8$
沒病	8775	31960	$P_c=0.9$　$P_d=0.8$

$OR_{CI}=20.5$, $R_{CI}=20$, $D_{CI}=0.02375$

研究族群丁

	帶原	非帶原	
有病	250	45	$P_a=1.0$　$P_b=0.9$
沒病	8775	23970	$P_c=0.9$　$P_d=0.6$

$OR_{CI}=15.2$, $R_{CI}=14.8$, $D_{CI}=0.02583$

研究族群乙

	帶原	非帶原	
有病	225	45	$P_a=P_b=0.9$
沒病	7800	31960	$P_c=P_d=0.8$

$OR_{CI}=20.5$, $R_{CI}=19.9$, $D_{CI}=0.02663$

研究族群戊

	帶原	非帶原	
有病	225	30	$P_a=0.9$　$P_b=0.6$
沒病	9750	35955	$P_c=1.0$　$P_d=0.9$

$OR_{CI}=27.7$, $R_{CI}=27.1$, $D_{CI}=0.02172$

於研究族群丁的 OR_{CI} 與 R_{CI} 均比目標族群 OR_{CI} 和 R_{CI} 偏低，但其 D_{CI} 反而較目標族群的 D_{CI} 偏高；研究族群丁的 OR_{CI} 與 R_{CI} 被低估，是因為 p_a / p_c $< p_b / p_d$，以致非帶原者的疾病累積發生率相對地被高估所造成。研究族群戊的 OR_{CI} 和 R_{CI} 均比目標族群的 OR_{CI} 和 R_{CI} 偏高，至於 D_{CI} 反而比較偏低；研究族群戊的 OR_{CI} 及 R_{CI} 被高估，是因為 $p_a / p_c > p_b / p_d$，以致非帶原者的疾病累積發生率相對地被低估所造成的。值得進一步注意的是，追蹤個案的漏失，對於 OR 和 R 的影響相當接近，這在累積發生率很低的「稀有疾病」條件下，尤其明顯。OR_{CI} 與 D_{CI} 偏差方向不一致的緣故，是疾病累積發生率的估計，常會因追蹤率的未達100%，而有明顯的變異所致。像非帶原者的累積死亡率，原本在目標族群是0.00125，但在研究族群丁卻因有病者與無病者的追蹤率不同，而變成高估為0.00187，而在研究族群戊反而低估為0.00083。

表 7-14 是假想的目標族群以及三個不同橫斷研究族群的肝癌與抽菸習慣的分布。在目標族群經追蹤結果，抽菸者10,000人當中，有250名發生肝癌；10,000名不抽菸者當中，只有100名發生肝癌。因此累積發生率的相關指標，分別是 $OR_{CI}=2.54$，$R_{CI}=2.5$，而 $D_{CI}=0.015$。如果對目標族群進行橫斷研究，並設定不同暴露與疾病的存活率分別是 p_a、p_b、p_c 和 p_d。在三種不同存活率的研究族群中，其相關指標 OR_p、R_p 和 D_p 均有所不同。在研究族群甲當中，肝癌病例無論抽菸與否，其存活率均為 70%，而非肝癌病例無論抽菸與否，其存活率均為90%；其 OR_p 與 R_p 均很近似目標族群的 OR_{CI} 與 R_{CI}，這是因為 $p_a / p_c = p_b / p_d$ 的緣故。研究族群乙當中，肝癌患者存活率低於沒病者，而且有抽菸者存活率低於不抽菸者；此時 OR_p 和 R_p 的數值均小於 OR_{CI} 和 R_{CI}，這是由於 $p_a / p_c < p_b / p_d$ 的緣故。至於研究族群丙，有病者存活率也低於沒病者，有抽菸者也低於不抽菸者；但是其 OR_p 和 R_p 均大於 OR_{CI} 和 R_{CI}，這是因為 $p_a / p_c > p_b / p_d$ 所致。另外值得注意的是，研究族群丙的 OR_p 及 R_p 大於目標族群的 OR_{CI} 及 R_{CI}，但是 D_p 反而小於 D_{CI}，這是因為存活狀況導致盛行率與累積發生率的數值有明顯出入的緣故。

表7-14　目標族群與不同研究族群的肝癌與抽菸習慣分布

目標族群

	抽菸	不抽菸
有病	250	100
沒病	9750	9900

OR$_{CI}$=2.54, R$_{CI}$=2.5, D$_{CI}$=0.015

研究族群乙

	抽菸	不抽菸		
有病	125	70	p$_a$=0.5	p$_b$=0.7
沒病	7800	8910	p$_c$=0.8	p$_d$=0.9

OR$_p$=2.04, R$_p$=2.02, D$_p$=0.00798

研究族群甲

	抽菸	不抽菸	
有病	175	70	p$_a$=p$_b$=0.7
沒病	8775	8910	p$_c$=p$_d$=0.9

OR$_p$=2.54, R$_p$=2.51, D$_p$=0.01176

研究族群丙

	抽菸	不抽菸		
有病	150	70	p$_a$=0.6	p$_b$=0.7
沒病	6825	8910	p$_c$=0.7	p$_d$=0.9

OR$_p$=2.80, R$_p$=2.76, D$_p$=0.01371

　　選樣偏差的影響，有可能高估或低估疾病與危險因子間的相關指標，因此在研究對象選取時，必須謹慎地加以辨明。必要時也可以收集抽樣機率或存活率的輔助資料，進行相關指標的調整估計值(adjusted estimates)之計算。

　　資料偏差係發生於疾病診斷的錯誤或是危險因子暴露資料的錯誤，這種偏差也被稱之為「分組錯誤」(misclassification)的偏差。在長期追蹤研究，即使暴露組與非暴露組當中之發病者與未發病者的追蹤率都很高，而且很相近，也會有偏差的相關指標產生，這常常是因為疾病發生狀況之診斷不完全正確所致。如表7-15所示，在世代追蹤研究中，如果暴露組與非暴露組的發病狀況之診斷敏感度為sen，而特異度為spe，則真正的累積發生率比應為R$_{CI}$＝a/(a＋b)÷c/(c＋d)；但是實際觀察的暴露組累積發生率為〔a・sen＋b(1－spe)〕/(a＋b)，而非暴露組累積發生率觀察值為〔c・sen＋d(1－spe)〕/(c＋d)，因此R$_{CI}$的真正值與其觀察值 $\hat{R}_{CI}$ 關係為

$$\hat{R}_{CI}=\frac{\dfrac{a\cdot sen+b(1-spe)}{a+b}}{\dfrac{c\cdot sen+d(1-spe)}{c+d}}=\frac{\dfrac{a}{a+b}[sen+\dfrac{b}{a}(1-spe)]}{\dfrac{c}{c+d}[sen+\dfrac{d}{c}(1-spe)]}=R_{CI}\cdot\frac{sen+\dfrac{b}{a}(1-spe)}{sen+\dfrac{d}{c}(1-spe)}$$

表7-15　世代追蹤研究之暴露組與非暴露組之病例分布狀況

暴　露　組				非　暴　露　組			
診斷結果	真正發病狀況		合計	診斷結果	真正發病狀況		合計
	有病	沒病			有病	沒病	
有病	a · sen	b · (1-spe)	a'	有病	c · sen	d · (1-spe)	c'
沒病	a · (1-sen)	b · spe	b'	沒病	c · (1-sen)	d · spe	d'
合計	a	b		合計	c	d	

　　若暴露組與非暴露組發病率相同，亦即$R_{CI}=1$時，因爲b/a＝d/c，所以 $\hat{R}_{CI}=R_{CI}$；若暴露組發病率高於非暴露組，亦即$R_{CI}>1$時，因爲b/a＜d/c，所以 $\hat{R}_{CI}<R_{CI}$呈現趨零偏差；若暴露組發病率低於非暴露組，亦即R_{CI}＜1時，因爲b/a＞d/c，所以 $\hat{R}_{CI}>R_{CI}$也呈現趨零偏差。如果疾病診斷的敏感度和特異度已知的話，可以調整暴露組與非暴露組的發病人數，以求得正確的相關指標估計值，其公式如下：

　　　　暴露組調整發病人數 a＝〔a'－(a'+b')(1－spe)〕/(sen+spe－1)

　　　　非暴露組調整發病人數 c＝[c'－(c'+d')(1－spe)〕/(sen+spe－1)

其中a'、b'、c'、d'是實際觀察到的暴露組與非暴露組中的人數。現在舉例說明如下，在表7-16的假想世代追蹤研究中，1,000名有人類疣瘤病毒感染者當中，累積有60名子宮頸原位癌病例發生；至於4,000無人類疣瘤病毒感染者當中，累積有20名病例發生。因此真正的累積發生率比 $R_{CI}=(60/1,000)$÷(20/4,000)＝12.0。如果子宮頸抹片的敏感度爲90%，特異度爲95%，則實際觀察的 $\hat{R}_{CI}=(101/1,000)÷(217/4,000)=1.9$，有明顯的趨零偏差。根據敏感度和特異度，可以按觀察病例數推算調整病例數，分別爲 a＝〔101

$-1,000 \times (1-0.95)$〕$/(0.9+0.95-1)=51/0.85=60$，而 $c=$〔$217-4,000$ $\times(1-0.95)$〕$/(0.9+0.95-1)=17/0.85=20$，若以調整後病例數求 R_{CI} 的估計值，則與真正值 12.0 相同。

表7-16　假想研究世代之人類疣瘤病毒感染與子宮頸原位癌分布

<table>
<tr><td colspan="4" align="center">感　染　病　毒　組</td><td colspan="4" align="center">未　感　染　病　毒　組</td></tr>
<tr><td rowspan="2">抹片
結果</td><td colspan="2">真正原位癌</td><td rowspan="2">合計</td><td rowspan="2">抹片
結果</td><td colspan="2">真正原位癌</td><td rowspan="2">合計</td></tr>
<tr><td>有</td><td>無</td><td>有</td><td>無</td></tr>
<tr><td>陽性</td><td>54</td><td>47</td><td>101</td><td>陽性</td><td>18</td><td>199</td><td>217</td></tr>
<tr><td>陰性</td><td>6</td><td>893</td><td>899</td><td>陰性</td><td>2</td><td>3781</td><td>3783</td></tr>
<tr><td>合計</td><td>60</td><td>940</td><td>1000</td><td>合計</td><td>20</td><td>3980</td><td>4000</td></tr>
</table>

　　如果暴露組與非暴露組之疾病診斷標準均相同，則敏感度越低、特異度越低，或累積發生率越低，真正 R_{CI} 值越呈趨零偏差。如果暴露組與非暴露組所接受的疾病診斷方法不同，則有可能低估或高估相關指標，亦即有可能造成趨零偏差或離零偏差。表 7-17 是上例有關人類疣瘤病毒感染與子宮頸原位癌的另外兩種研究狀況。在研究甲當中，如果感染組的原位癌診斷方法之敏感度和特異度分別為 0.95 和 0.95，而未感染組的診斷方法較差，其敏感度和特異度分別是 0.90 和 0.85；則相關估計值 $R_{CI}=0.68$，反而小於 1。在研究乙當中，感染組接受的診斷方法之敏感度和特異度分別是 0.95 和 0.80，而未感染組接受的診斷方法之敏感度較低(0.80)，特異度較高(0.99)；則相關估計值 $R_{CI}=17.5$，反而高估甚多。由此可知兩組的疾病診斷方法若有不同，會有相當大的偏差產生，而且無法得知偏差的方向。當然在兩組之診斷方法的敏感度與特異度已知的狀況下，可以藉著調整兩組真正發病的人數，而求得正確的相關指標估計值。上述兩種研究狀況，經調整敏感度與特異度之後，R_{CI} 均可得到 12.0 的正確值。

表7-17　暴露組與非暴露組之疾病診斷效度不同對相關指標之影響

【研究甲】

感染病毒組		
抹片結果	原位癌	
	有	無
陽性	57	47
陰性	3	893

$sen_1=0.95$,　$spe_1=0.95$

未感染病毒組		
抹片結果	原位癌	
	有	無
陽性	18	597
陰性	2	3383

$sen_0=0.90$,　$spe_0=0.85$

$R_{CI}=104/1000 \div 615/4000$
$=0.68$

【研究乙】

感染病毒組		
抹片結果	原位癌	
	有	無
陽性	57	188
陰性	3	752

$sen_1=0.95$,　$spe_1=0.80$

未感染病毒組		
抹片結果	原位癌	
	有	無
陽性	16	40
陰性	4	3940

$sen_0=0.80$,　$spe_0=0.99$

$R_{CI}=245/1000 \div 56/4000$
$=17.5$

　　在世代追蹤研究中，由於疾病診斷技術的不斷進步，敏感度與特異度也逐漸提高，如果暴露組與非暴露組的疾病診斷方法相同，有可能會呈現R_{CI}隨著追蹤年代的增加而增加的現象，這常容易被誤以為累積暴露量增加而危險性提高，或是誤以為潛伏期或誘導期很長，必須謹慎。

　　在病例對照研究中，當然也有可能發生病例和對照誤診的現象，亦即病例當中有部分並非真正有病，而對照當中，也有部分實際上卻是有病而未被診斷出來。在這這種情況下，如果誤診的現象並無差別性（non-differential misdiagnosis），也就是暴露者與未暴露者接受到相同的診斷方法，則相關指標 OR 會現趨零偏差；若屬有差別的誤診（differential diagnosis），則 OR 會呈現趨零偏差或離零偏差。一般說來，在病例對照研究

中，疾病誤診較少見。一則因研究對象人數相對較少，可以進行比較嚴謹
而正確的疾病診斷，以確定病例確實有病，而對照確實沒病。二則因對照
組人數不多，如果疾病發生率又偏低的話，即使對照組有誤診發生，其中
有病者所佔的百分比也相當低。最理想的狀況，是能夠讓對照組的個案，
也都接受不具侵襲性的疾病診察。除此之外，在病例組的診斷中，如果包
含不同病理型態的相同疾病，如肺癌之腺細胞癌、小細胞癌、類上皮細胞
癌，或腦中風之腦梗塞、腦出血，必須注意它們是否和危險因子之暴露的
相關性有所差異。必要時，應該分類加以分析。

　　危險因子暴露狀況的分組錯誤，是另一種資訊偏差的來源。一般而言，
暴露分組的錯誤，比較容易發生在病例對照研究，其理由有：（1）研究對象
對於危險因子暴露狀況的回溯，往往會因記憶漏失（recall loss）而造成效
度，亦即敏感度和特異度的降低，使得暴露狀況被高估或低估；（2）調查
問卷設計不當，使得研究對象無法正確回答其長期暴露狀況的變化，而減
低資訊效度；（3）研究人員實施問卷調查時，已知受訪者的疾病有無，而
對病例組與對照組的詢問努力程度有所不同；（4）作為危險因子暴露指標
的生物標記，或是無法反映實際的長期暴露狀況，或是變異大而不穩定，
或是在採集、處理、貯存與測量時產生誤差。危險因子暴露資訊的分組錯
誤，可分成有差別分組錯誤（differential misclassification）和無差別分組錯誤
（non-differential misclassification）。如果病例組與對照組的危險因子暴露資
料的錯誤分組狀況不同，亦即敏感度和特異度單獨或同時不同，即稱之為
有差別分組錯誤；如果暴露資料的敏感度和特異度，在病例組和對照組是
相同的，即稱之為無差別分組錯誤。如同疾病診斷的分組錯誤一般，有差
別的暴露分組錯誤，有可能造成相關指標的趨零偏差或離零偏差；而無差
別的暴露分組錯誤，只可能造成趨零偏差。

　　如表 7-18 所示，在病例對照研究中，如果病例組和對照組的危險因子
暴露狀況之敏感度與特異度均分別為 sen 和 spe，則真正的相關指標OR應為
（a×d）/（b×c），但實際觀察到的 $\widehat{OR}$ 卻是

$$\widehat{OR} = \frac{[a \cdot sen + c \cdot (1-spe)] \cdot [b \cdot (1-sen) + d \cdot spe]}{[b \cdot sen + d \cdot (1-spe)] \cdot [a \cdot (1-sen) + c \cdot spe]}$$

$$= \frac{ab\,(sen)(1-sen) + bc(1-sen)(1-spe) + ad(sen)(spe) + cd(spe)(1-spe)}{ab\,(sen)(1-sen) + ad(1-sen)(1-spe) + bc(sen)(spe) + cd(spe)(1-spe)}$$

$$= OR \cdot \frac{\dfrac{b}{d}\,(sen)(1-sen) + \dfrac{bc}{ad}\,(1-sen)(1-spe) + (sen)(spe) + \dfrac{c}{a}\,(spe)(1-spe)}{\dfrac{a}{c}\,(sen)(1-sen) + \dfrac{ad}{bc}\,(1-sen)(1-spe) + (sen)(spe) + \dfrac{d}{b}\,(spe)(1-spe)}$$

表7-18　病例對照研究之病例組與對照組之危險因子暴露狀況

病　例　組				對　照　組			
回溯暴露狀況	真正暴露狀況		合計	回溯暴露狀況	真正暴露狀況		合計
	有	無			有	無	
有	a · sen	c · (1-spe)	a′	有	b · sen	d · (1-spe)	b′
無	a · (1-sen)	c · spe	c′	無	b · (1-sen)	d · spe	d′
合計	a	c		合計	b	d	

若病例組與對照組的暴露狀況相同，亦即OR＝1 或 ad／bc＝1 或 a／c＝b／d 時，$\widehat{OR}$＝OR；若病例組的暴露率大於對照組，亦即OR＞1 或 ad／bc＞1 或 a／c＞b／d 時，$\widehat{OR}$＜OR，呈現趨零偏差；若病例組的暴露率小於對照組，亦即OR＜1 或 ad／bc＜1 或 a／c＜b／d 時，$\widehat{OR}$＞OR，呈現趨零偏差。如果暴露資料的敏感度和特異度已知的話，可以調整病例組和對照組的暴露與未暴露人數，而估計到真正的OR值，其公式如下：

　　　病例組調整後暴露人數　　a＝[a'－(a'＋c')(1－spe)]／(sen＋spe－1)

　　　病例組調整後未暴露人數　c＝(a'＋c')－a

　　　對照組調整後暴露人數　　b＝[b'－(b'＋d')(1－spe)]／(sen＋spe－1)

　　　對照組調整後未暴露人數　d＝(b'＋d')－b

在表7-19的例子當中，100名肝細胞癌病例有80名是Ｂ型肝炎帶原者，而100名匹配健康對照有20是帶原者，因此真正的相關指標OR＝(80×80)／

$(20 \times 20)=16.0$。如果B型肝炎帶原狀況的檢驗方法之敏感度和特異度只有90%，則實際觀察到的$\widehat{OR}$卻是$(74 \times 74)/(26 \times 26)=8.1$，有明顯的趨零偏差。根據敏感度和特異度，可以從實際觀察到的病例組及對照組的暴露與非暴露人數，$a'=74$，$b'=26$，$c'=26$，$d'=74$，推出調整後兩組的暴露與非暴露人數，分別爲$a=〔74-100 \times (1-0.9)〕/(0.9+0.9-1)=64/0.8=80$，$b=〔26-100 \times (1-0.9)〕/(0.9+0.9-1)=16/0.8=20$，$c=100-80=20$，而$d=100-20=80$，因此調整後的$\widehat{OR}$與真正值同爲16.0。

表7-19　假想病例對照研究之肝細胞癌與B型肝炎帶原狀況分布

檢查結果	肝 細 胞 癌 病 例 真正帶原狀況		合計	檢查結果	匹 配 健 康 對 照 真正帶原狀況		合計
	帶原	不帶原			帶原	不帶原	
帶原	72	2	74	帶原	18	8	26
不帶原	8	18	26	不帶原	2	72	74
合計	80	20	100	合計	20	80	100

　　如果病例組和對照組在危險因子暴露狀況的分組錯誤是有差別的，也就是兩組暴露資料的敏感度與特異度不同，則其相關指標估計值$\widehat{OR}$，有可能大於，等於或小於真正值OR。表7-20中，研究甲的病例組暴露資料的敏感度和特異度爲0.95和0.90，而對照組暴露資料的敏感度和特異度爲0.90和0.80，$\widehat{OR}=6.9$ 小於 OR＝16.0；研究乙的病例組危險因子暴露資料的敏感度、特異度分別爲0.95和0.80，在對照組則爲0.80和0.95，因此$\widehat{OR}=16.0$ 等於 OR；研究丙的危險因子暴露資料的敏感度和特異度，在病例組爲 0.975和0.75，在對照組則爲0.70和0.95，因此$\widehat{OR}=22.24$ 大於 OR。

　　在病例對照研究中，像隨機分配不同訪視員訪視相同數目的病例與對照、不讓訪視員預知受訪者的疾病狀況、生物標記的分析檢驗員不預知檢體所來自的對象、病例及其匹配對照檢體在同一批次檢驗等，均有助於減少暴露資料的有差別分組錯誤，而讓研究者能掌握暴露資料的敏感度和特異度雖未達100%，但相關指標的數值係趨零偏差所造成的保守估計值。

表7-20 病例組與對照組之暴露資料效度不同對於相關指標估計值的影響

【研究甲】

病　例　組		
回溯暴露狀況	真正暴露狀況	
	有	無
有	76	2
無	4	18

$sen_1=0.95$, $spe_1=0.90$

對　照　組		
回溯暴露狀況	真正暴露狀況	
	有	無
有	18	16
無	2	64

$sen_0=0.90$, $spe_0=0.80$

OR=78×66 / 34×22 =6.9

【研究乙】

病　例　組		
回溯暴露狀況	真正暴露狀況	
	有	無
有	76	4
無	4	16

$sen_1=0.95$, $spe_1=0.80$

對　照　組		
回溯暴露狀況	真正暴露狀況	
	有	無
有	16	4
無	4	76

$sen_0=0.80$, $spe_0=0.95$

OR=80×80 / 20×20 =16.0

【研究丙】

病　例　組		
回溯暴露狀況	真正暴露狀況	
	有	無
有	78	5
無	2	15

$sen_1=0.975$, $spe_1=0.75$

對　照　組		
回溯暴露狀況	真正暴露狀況	
	有	無
有	14	4
無	6	76

$sen_0=0.70$, $spe_0=0.95$

OR=83×82 / 18×17 =22.24

在世代追蹤研究中，危險因子暴露資料可分成基線資料和追蹤資料，前者係在研究對象抽樣選取之初所得到，後者則是收案以後的追蹤期間的危險因子暴露狀況。兩類暴露資料，均不會因疾病狀況不同而產生資料效度不同的偏差。換句話說，暴露資料的敏感度與特異度，不會因研究對象未來是否有病而異，因此僅可能造成趨零偏差，而不會造成離零偏差。至於在長期的追蹤期間，危險因子的暴露狀況則會有所改變，像抽菸酗酒習慣的戒除、血清標記的轉變、環境污染暴露的惡化。最理想的研究設計，當然是逐年收集研究對象的危險因子暴露狀況，然後在評估危險性時一併列入考慮。如果因研究設計或執行上的限制，無法取得逐年暴露狀況資料時，只得根據基線暴露資料估計相關指標，此時常會發生趨零偏差，很不易發生離零偏差。如表7-21所示，假定研究世代當中持續暴露者(n_{11})、中斷暴露者(n_{10})、後來暴露者(n_{01})與從未暴露者(n_{00})的人數均為2,000人，而這四組在追蹤期間的累積發病人數分別為d_{11}、d_{10}、d_{01}和d_{00}，按四種研究狀況而異。在研究狀況甲當中，累積發病率($CI_{ij} = d_{ij} / n_{ij}$)在持續暴露組($CI_{11}$)、中斷暴露組($CI_{10}$)，和後來暴露組($CI_{01}$)均為6%，而從未暴露組($CI_{00}$)為1%。如果未考慮追蹤期間的暴露狀況變化，只根據基線資料分析相關指標，則其估計值 $\hat{R}_{CI} = 1.7$ 遠較持續暴露組和從未暴露組的累積發病率比$R_{CI} = 6.0$為低。在研究狀況乙當中，$CI_{11} = 6\%$，而$CI_{10} = CI_{01} = CI_{00} = 1\%$，亦即未持續暴露者的累積發生率相同，若只按基線暴露資料分析，相關指標估計值 $\hat{R}_{CI} = 3.5$，其低估持續暴露與從未暴露兩組的累積發生率

表7-21　世代追蹤研究期間暴露狀況改變對於相關指標的影響

暴露狀況	追蹤人數	累積發病人數(d_{ij})及發病率(CI_{ij})							
		狀況 甲		狀況 乙		狀況 丙		狀況 丁	
	n_{ij}	d_{ij}	CI_{ij}	d_{ij}	CI_{ij}	d_{ij}	CI_{ij}	d_{ij}	CI_{ij}
持續暴露	2000	12	6%	12	6%	12	6%	12	6%
中斷暴露	2000	12	6%	2	1%	8	4%	3	1.5%
後來暴露	2000	12	6%	2	1%	3	1.5%	8	4%
從未暴露	2000	2	1%	2	1%	2	1%	2	1%
只按基線暴露資料估計相關指標 R_{CI}		$\frac{24}{4000} \div \frac{14}{4000} = 1.7$		$\frac{14}{4000} \div \frac{4}{4000} = 3.5$		$\frac{20}{4000} \div \frac{5}{4000} = 4.0$		$\frac{15}{4000} \div \frac{10}{4000} = 1.5$	

比 R_{CI} 的程度較少。在研究狀況丙當中，$CI_{11}=(6\%)$ 與 $CI_{10}(4\%)$ 較相近，而 $CI_{01}(1.5\%)$ 與 $CI_{00}(1\%)$ 較相近，此時的 $\hat{R}_{CI}=4.0$，也離 R_{CI} 較近；至於研究狀況丁當中，$CI_{11}(6\%)$ 與 $CI_{01}=(4\%)$ 較相近，而 $CI_{10}(1.5\%)$ 與 $CI_{00}(1\%)$ 較相近，此時的 $\hat{R}_{CI}=1.5$，偏離 R_{CI} 甚遠。

以上的例子，均只討論疾病診斷或危險因子暴露的單獨分組錯誤。若疾病診斷資料和危險因子暴露資料同時發生分組錯誤，則狀況會更加複雜，偏差的幅度和方向更難預知，如果疾病診斷與危險因子暴露資料的敏感度和特異度已知的話，則可以推算出調整後的相關指標，而更正確的估計疾病與危險因子暴露的相關。其公式相當繁複，不在此說明，有興趣的讀者可以參考高等流行病學的書籍。

要減少相關指標的估計偏差，應該要(1)選取合適的研究對象以降低選樣偏差，(2)採用敏感度和特異度均高的疾病診斷方法，以及危險因子暴露狀況的收集方法，以降低資訊偏差，(3)調整敏感度和特異度所造成的分組錯誤，(4)深入考慮外在因子所造成干擾作用，並加以適當的控制。本節已討論過選樣偏差和資訊偏差，在下節當中，將進一步說明干擾因素的作用及其控制方法。

第五節　兩因子分析：干擾作用與交互作用

在分析疾病和危險因子之間的相關指標時，還必須考慮其他因子的可能影響。凡是會影響疾病與危險因子之相關指標估計值的因子，均統稱為外在因子(extraneous factor)。按照外在因子對於相關指標的影響狀況，可分成干擾因子(confounding factor，或稱 confounder)和修飾因子(modifying factor，或稱modifier)。在詳細說明外在因子之作用的數量特性之前，先以幾個例子來說明干擾因子和修飾因子的可能影響。表 7-22 是不同世代研究中，男性與女性研究世代之發病狀況與危險因子暴露的關係。在世代研究甲當中，男性與女性的疾病與暴露相關指標 R_{CI} 均為4.0，將男女合併分析所得到的 R_{CI} 也是4.0；但在世代研究乙，雖然男性與女性的 R_{CI} 均為1.0，但是男女合併分析時，卻得到$R_{CI}=1.8$，呈現離零偏差；至於世代研究丙的男性與女性之 R_{CI} 均為2.3，但是合併分析時，卻得到 $R_{CI}=1.0$，呈現趨零偏差。在目標族群乙和丙當中，性別是疾病與暴露相關的干擾因子，如果不加以控制，會造成估計值的偏差。

表 7-23 是不同病例對照研究中，男性與女性對象的研究結果。在研究狀況甲，男性和女性病例對照研究所得到的相關估計值 OR 均為 4.0，男女

表7-22　不同世代研究中性別單獨與合併分析之相關指標

【世代研究甲】

男　性			女　性			男女合併		
疾病	暴露	未暴露	疾病	暴露	未暴露	疾病	暴露	未暴露
有	160	35	有	40	65	有	200	100
無	7840	6965	無	1960	12935	無	9800	19900
計	8000	7000	計	2000	13000	計	10000	20000
	$R_{CI}=4.0$			$R_{CI}=4.0$			$R_{CI}=4.0$	

【世代研究乙】

男　性			女　性			男女合併		
疾病	暴露	未暴露	疾病	暴露	未暴露	疾病	暴露	未暴露
有	150	150	有	5	25	有	155	175
無	1350	1350	無	495	2475	無	1845	3825
計	1500	1500	計	500	2500	計	2000	4000
	$R_{CI}=1.0$			$R_{CI}=1.0$			$R_{CI}=1.8$	

【世代研究丙】

男　性			女　性			男女合併		
疾病	暴露	未暴露	疾病	暴露	未暴露	疾病	暴露	未暴露
有	131	19	有	369	481	有	500	500
無	29869	9981	無	9631	29519	無	39500	39500
計	30000	10000	計	10000	30000	計	40000	40000
	$R_{CI}=2.3$			$R_{CI}=2.3$			$R_{CI}=1.0$	

表7-23　不同病例對照研究中性別單獨與合併分析之相關指標

【病例對照研究甲】

男性				女性				男女合併		
暴露	有病	沒病		暴露	有病	沒病		暴露	有病	沒病
有	120	60		有	80	40		有	200	100
無	60	120		無	40	80		無	100	200
計	180	180		計	120	120		計	300	300
	OR＝4.0				OR＝4.0				OR＝4.0	

【病例對照研究乙】

男性				女性				男女合併		
暴露	有病	沒病		暴露	有病	沒病		暴露	有病	沒病
有	10	10		有	250	50		有	260	60
無	150	150		無	50	10		無	200	160
計	160	160		計	300	60		計	460	220
	OR＝1.0				OR＝1.0				OR＝3.5	

【病例對照研究丙】

男性				女性				男女合併		
暴露	有病	沒病		暴露	有病	沒病		暴露	有病	沒病
有	100	10		有	100	40		有	200	50
無	330	66		無	30	24		無	360	90
計	430	76		計	130	64		計	560	140
	OR＝2.0				OR＝2.0				OR＝1.0	

合併分析所得的 OR 亦為 4.0，性別對於估計值不具干擾作用；在研究狀況乙，男性與女性之 OR 值均為 1.0，但合併分析所得之 OR 為 3.5，有離零偏差的現象；在研究狀況丙，男性與女性之 OR 值均為 2.0，但合併分析時，時，OR 值為 1.0，有趨零偏差的現象。在分析病例對照研究乙和丙的資料時，必須控制性別，否則估計值會有所偏差。至於控制干擾因素之作用的

方法，會在本節中加以說明。

在沒有交互作用的狀況下，世代研究中的外在因子，必須具備下列兩條件，才會造成干擾作用：(1)外在因子與危險因子有相關，亦即外在因子各不同分組的危險因子暴露率不同；以及(2)對於未暴露於危險因子的研究對象而言，疾病有無與外在因子有相關，亦即外在因子之各不同分組的疾病發生率不同。就表 7-22 的世代研究甲當中，男女性別的危險因子暴露率並不相同，分別為 53.3%（8000 / 15000）和 13.3%（2000 / 15000），但是未暴露於危險因子的男女性研究對象之疾病發生率卻相同，皆為 5×10^{-3}；因此性別在此研究中並未有干擾作用。至於世代研究乙當中，男女性別的危險因子暴露率不同（分別為 50.0% 和 16.7%），而且未暴露於危險因子的男女性研究對象之疾病發生率也不同（分別為 10% 和 1%）；性別在此研究中具有離零偏差的干擾作用。至於世代研究丙當中，男女危險因子暴露率不同（分別為 75% 和 25%），而未暴露於危險因子的男女發病率亦不同（分別為 1.9×10^{-3} 和 16.7×10^{-3}）；因此性別在此研究中造成趨零偏差的干擾作用。此外，在沒有交互作用的狀況下，世代追蹤研究中的外在因子與疾病的相關性，在暴露組和非暴露組當中皆是相等的。

在病例對照研究當中，於沒有交互作用的狀況下，外在因子必須具備下列兩條件，才會造成干擾作用：(1)對照組之外在因子與危險因子有相關，亦即外在因子之各分組的危險因子暴露率不同；以及(2)未暴露於危險因子的研究對象，其外在因子與疾病有相關，亦即外在因子之各分組的病例對照比例不同。在沒有交互作用的狀況下，病例組與對照組的外在因子與危險因子相關性相同，而且暴露者與未暴露者的外在因子與疾病相關性也相同。以表 7-23 的例子來看，研究甲當中，男女性對照組的危險因子暴露率相同，皆為 33.3%，而且男女性未暴露於危險因子者的病例對照比例也相同，皆為 1 比 2；因此性別並無干擾作用。在研究乙當中，男女性對照組的危險因素暴露率不同，分別為 6.25% 和 83.33%，而且男女性未暴露於危險因子者的病例對照比例也不同，分別為 1：1 和 5：1；因此性別造成離零偏差的干擾作用。至於研究丙當中，男女性對照組的危險因子暴露率不同，分別是 13.2% 和 62.5%，而男女性未暴露於危險因子者的病例對照比例也不同，分別為 5：1 和 5：4；因此性別造成趨零偏差的干擾因素。

　　交互作用係指危險因子對於疾病的作用，視外在因子的存在與否而異。這外在因子常被稱為修飾因子，因為它的存在改變了危險因子和疾病的相關統計量數。外在因子和危險因子對於疾病的作用，可以分成協同作用（synergistic interaction）、獨立作用（independent）和拮抗作用（antagonistic interaction）三種。要判定兩因子之間是互相協同、獨立或拮抗，必須依據比較的模式類別而定。以累積發生率為例來看，如果 CI_{11}、CI_{10}、CI_{01}、CI_{00} 分別表示甲乙兩因子同時存在、甲因子單獨存在、乙因子單獨存在、兩因子都不存在的四種狀況下的累積發生率；當 $(CI_{11}-CI_{10}) > (CI_{01}-CI_{00})$ 時，即稱為加成協同（additively synergistic）；當 $(CI_{11}-CI_{10}) = (CI_{01}-CI_{00})$ 時，稱為加成獨立（additively independent）；當 $(CI_{11}-CI_{10}) < (CI_{01}-CI_{00})$ 時，稱為加成拮抗（additively antagonistic）。由於在兩因子彼此獨立時，$CI_{11}+CI_{00}=CI_{10}+CI_{01}$，亦即四種狀況下的累積發生率呈加成性關係，所以稱之為加成交互作用（additive interaction）模式。另一種交互作用模式稱為累乘交互作用（multiplicative interaction），當 $(CI_{11}/CI_{10}) > (CI_{01}/CI_{00})$ 時，稱為累乘協同（multiplicatively synergistic）；當 $(CI_{11}/CI_{10}) = (CI_{01}/CI_{00})$ 時，稱為累乘獨立；當 $(CI_{11}/CI_{10}) < (CI_{10}/CI_{00})$ 時，則稱為累乘拮抗。由於在兩因子彼此獨立時，$CI_{11} \times CI_{00} = CI_{01} \times CI_{10}$，或是 $RCI_{11} = RCI_{10} \times RCI_{01}$，所以稱之為累乘交互作用。根據不同模式對兩因子交互作用的判定也不同。舉例說明在世代研究中，兩危險因子的交互作用的判定，如表 7-24 所示。在抽菸與酗酒對口腔癌之四種的假想作用狀況下，設定未抽菸也未酗酒者之累積發生率為 CI_{00}、未抽菸而有酗酒者之累積發生率為 CI_{10}、有抽菸而未酗酒者之累積發生率為 CI_{01}，而有抽菸也有酗酒者之累積發生率為 CI_{11}。在狀況甲當中，因為 $(CI_{11}-CI_{10}) > (CI_{01}-CI_{00})$ 而且 $(CI_{11}/CI_{10}) > (CI_{01}/CI_{00})$，所以既是加成協同也是累乘協同。在狀況乙當中，因為 $(CI_{11}-CI_{10}) > (CI_{01}-CI_{00})$ 而 $(CI_{11}/CI_{10}) = (CI_{01}/CI_{00})$，所以是加成協同或是累乘獨立。至於在狀況丙當中，因為 $(CI_{11}-CI_{10}) > (CI_{01}-CI_{00})$ 而 $(CI_{11}/CI_{10}) <$

$(CI_{01}-CI_{00})$，所以是加成協同而累乘頡頏。在狀況丁當中，則因為$(CI_{11}-CI_{10})=(CI_{01}-CI_{00})$而$(CI_{11}/CI_{10})<(CI_{01}/CI_{00})$，所以是加成獨立而累積拮抗。從表中的四種狀況，很明顯地看到交互作用之判定，取決於模式之選定。如果所使用的相關指標不是 D_{CI} 或 R_{CI} 而是 OR_{CI} 的話，則交互作用的判定必須按危險對比值的模式而定，如下所示：

當 $\dfrac{CI_{11}\times(1-CI_{10})}{(1-CI_{11})\times CI_{10}} > \dfrac{CI_{01}\times(1-CI_{00})}{(1-CI_{01})\times CI_{00}}$，表示互相協同；

當 $\dfrac{CI_{11}\times(1-CI_{10})}{(1-CI_{11})\times CI_{10}} = \dfrac{CI_{01}\times(1-CI_{00})}{(1-CI_{01})\times CI_{00}}$，表示互相獨立；

當 $\dfrac{CI_{11}\times(1-CI_{10})}{(1-CI_{11})\times CI_{10}} < \dfrac{CI_{01}\times(1-CI_{00})}{(1-CI_{01})\times CI_{00}}$，表示互相拮抗。

在以發生密度為相關統計量數的研究中，同樣的也依據模式的類型來判定兩因子間的交互作用。如果 ID_{11}、ID_{10}、ID_{01} 和 ID_{00} 分別表示甲乙兩因子同時存在、甲因子單獨存在、乙因子單獨存在，和兩因子都不存在的四種狀況下的發生密度，則兩因子的交互作用，可以定義如下：

加成協同：$(ID_{11}-ID_{10})>(ID_{01}-ID_{00})$

表7-24　抽菸與酗酒對口腔癌之假想作用

狀況甲之累積發生率

	未抽菸	有抽菸
未酗酒	1×10^{-5}	5×10^{-5}
有酗酒	2×10^{-5}	20×10^{-5}

加成協同，累乘協同

狀況乙之累積發生率

	未抽菸	有抽菸
未酗酒	1×10^{-5}	5×10^{-5}
有酗酒	2×10^{-5}	10×10^{-5}

加成協同，累乘獨立

狀況丙之累積發生率

	未抽菸	有抽菸
未酗酒	1×10^{-5}	5×10^{-5}
有酗酒	2×10^{-5}	9×10^{-5}

加成協同，累乘拮抗

狀況丁之累積發生率

	未抽菸	有抽菸
未酗酒	1×10^{-5}	5×10^{-5}
有酗酒	2×10^{-5}	6×10^{-5}

加成獨立，累乘拮抗

加成獨立：$(ID_{11}-ID_{10})=(ID_{01}-ID_{00})$

加成拮抗：$(ID_{11}-ID_{10})<(ID_{01}-ID_{00})$

累乘協同：$(ID_{11}/ID_{10})>(ID_{01}/ID_{00})$

累乘獨立：$(ID_{11}/ID_{10})=(ID_{01}/ID_{00})$

累乘拮抗：$(ID_{11}/ID_{10})<(ID_{01}/ID_{00})$

在病例對照研究和斷代研究中，係以危險對比值作為相關統計量數，如果 OR_{11}、OR_{10}、OR_{01} 分別表示兩因子同時存在、甲因子單獨存在、乙因子單獨存在時的危險對比值（相對於兩因子都不存在而言，亦即 $OR_{00}=1$）。若 $OR_{11}>OR_{10}\times OR_{01}$，則為協同作用；若 $OR_{11}=OR_{10}\times OR_{01}$，則為獨立作用；若 $OR_{11}<OR_{10}\times OR_{01}$，則為拮抗作用。很顯然的，這是屬於累乘性的交互作用。

圖 7-1 是抽菸量與年齡對鼻咽癌的交互作用。從圖中可以很明顯的看到，對高年齡層的人而言，罹患鼻咽癌的危險性隨著抽菸量的增加而增加；

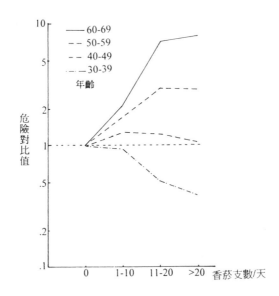

圖7-1　抽菸量對於鼻咽癌的相對危險性隨年齡不同而異

（取材自：Chen et al., 1990b）

但對低年齡層者來說，危險對比值卻隨著抽菸量的增加而減少。換句話說，年齡修飾了抽菸對鼻咽癌的危險性；或是年齡與抽菸之間有交互作用存在。圖中的病例對照研究因為採匹配(matched)方式選取病例及健康配對，所以並無法評估年齡對鼻咽癌的主效應(main effect)，但還是可以估計年齡對抽菸所導致之鼻咽癌危險性的修飾效應(modifying effect)。

　　從上述的說明中，可以了解干擾作用與修飾作用是完全不同的特性，一個危險因子可能既是干擾因子又是修飾因子，或可能既非干擾因子亦非修飾因子，或可能是兩者之一。表7-22和7-23各例中的性別變項均不是修飾因子，因為男性與女性的相關指標都相同；但在表7-22和7-23的乙、丙兩例當中，性別均屬於干擾因子，因為男女合併分析所得之相關指標，與分別分析時不同。表7-25列舉各種假想的狀況，來說明兩因子對疾病影響的關係，表中的數字是抽菸引起口腔癌的相對危險性，在狀況甲當中，酗酒習慣既是修飾因子又是干擾因子，因為抽菸的相對危險性，因有無酗酒習慣而異；而且合計分析相對危險性時，其數值(1.0)比分組分析的相對危險性都偏低。在狀況乙當中，抽菸的相對危險性不因酗酒與否而異，所以酗酒並非修飾因子；但是合計相對危險性比分組相對危險性均偏低，所以酗酒是干擾因子。在狀況丙當中，有無酗酒者之抽菸相對危險性不同，所以酗酒是修飾因子；但合計相對危險性介於分組相對危險性之間($\sqrt{4 \times 2}$ = 2.83)，所以酗酒並非干擾因子。至於狀況丁當中，無論分成酗酒有無，或是合計分析，其相對危險性均相同，所以酗酒對於抽菸引起口腔癌的作用，即無修飾作用也無干擾作用。

表7-25　抽菸與口腔癌的相對危險性，按有無酗酒習慣分

狀　況	有酗酒	未酗酒	合　計	修飾因子	干擾因子
甲	4.0	2.0	1.0	是	是
乙	4.0	4.0	1.0	否	是
丙	4.0	2.0	2.8	是	否
丁	4.0	4.0	4.0	否	否

　　表7-25當中的修飾與干擾作用的判定，係根據累乘模式而言。表7-26則以相差危險性（加成模式）來判定修飾作用與干擾作用，在狀況甲和丙當中，有無酗酒者抽菸引起口腔癌之相差危險性不同，所以酗酒習慣是修飾因子；而在狀況乙和丁當中，酗酒習慣則非修飾因子，因為抽菸之相差危險性，有無酗酒者都相同。在狀況甲和乙當中，合計相差危險性均大於分組相差危險性，可見酗酒習慣是干擾因子；至於狀況丙和丁當中，合計相差危險性，或介於兩分組相差危險性之間，或與分組相差危險性相同，所以酗酒習慣並非干擾因子。

表7-26　抽菸與口腔癌之相差危險性，按有無酗酒習慣分

狀　況	有酗酒	未酗酒	合　計	修飾因子	干擾因子
甲	8.0×10^{-3}	4.0×10^{-3}	10.0×10^{-3}	有	有
乙	8.0×10^{-3}	8.0×10^{-3}	10.0×10^{-3}	無	有
丙	8.0×10^{-3}	4.0×10^{-3}	6.0×10^{-3}	有	無
丁	8.0×10^{-3}	8.0×10^{-3}	8.0×10^{-3}	無	無

　　一般而言，從公共衛生與預防醫學的角度來看，加成模式可以反映出預防保健措施介入後的疾病率減少狀況，因此顯較累乘模式更適於用來說明兩危險因子併存時的多餘危險性（excess risk）。但從疾病病因學的立場而言，累乘模式則較加成模式更適用於用來評估病因的重要性，闡明致病機轉的生物學基礎。為了表示加成性交互作用的大小，Rothman（1976）和Hogan等（1980）分別提出S和T兩種指標，若以CI_{11}、CI_{10}、CI_{01}和CI_{00}分別表示同時暴露於甲和乙兩因子、僅暴露於甲因子、僅暴露於乙因子，和未暴露於甲和乙兩因子的累積發生率（危險性），則S指標等於$(CI_{11} - CI_{00})/〔(CI_{10} - CI_{00}) + (CI_{01} - CI_{00})〕$；而T指標則等於$CI_{11} - CI_{10} - CI_{01} + CI_{00}$。S指標大於、等於或小於1，或T指標大於、等於或小於0，則分別表示有加成性的協同、獨立或拮抗作用。

　　如果疾病的甲、乙兩危險因子之間，有顯著的交互作用，則應分別列

明在甲因子有無的狀況下，乙因子引起疾病的相對危險性，不必計算總和性的粗（crude）相對危險性或標準化（adjusted）相對危險性。如表7-27所示，血清視網醇濃度偏低與肝細胞癌危險性的劑量效應關係，會因抽菸量之大小而異；在有交互作用的狀況下，粗（合計）相對危險性既不能反映低抽菸組的危險性，也不能反映高抽菸組的危險性。

表7-27　血清視網醇濃度偏低與肝細胞癌危險性之劑量效應關係

血清視網醇濃度	肝 細 胞 癌 相 對 危 險 性		
	每天少於10支	每天10支以上	合　計
高	1.0	1.0	1.0
中	1.1	2.6	1.6
低	1.3	6.7	3.1

（取材自：Yu et al., 1995）

近年來，遺傳易感受性（genetic susceptibility）和環境致癌物之生物有效劑量（biologically effective dose）對於癌症發生之交互作用，經常被用來強調癌症成因之複雜性，例如表 7-28 是麩胺硫轉移酶（glutathione transferase, GST）M_1 和 T_1 之零基因型（null genotypes）和黃麴毒素 B_1 白蛋白鍵結物血清濃度，對於肝細胞癌危險性的交互作用。黃麴毒素的影響在 $GSTM_1$ 和 $GSTT_1$ 零基因型的個體，特別的明顯。

表7-28　黃麴毒素引起肝細胞癌之相對危險性（95%信賴區間），
　　　　按 $GSTM_1$ 及 $GSTT_1$ 基因型分

黃麴毒素白蛋白鍵結物	$GSTM_1$		$GSTT_1$	
	非零基因型	零基因型	非零基因型	零基因型
無法測出	1.0(參考組)	1.0(參考組)	1.0(參考組)	1.0(參考組)
可測出(低濃度)	0.7(0.2-3.2)	4.1(1.0-16.9)	1.3(0.3-5.3)	1.8(0.3-9.7)
可測出(高濃度)	1.4(0.2-10.9)	12.4(1.7-92.7)	0.8(0.1-12.0)	10.2(1.3-78.2)

（取材自：Chen et al., 1996a）

在無交互作用但有干擾作用的情況下，可以利用研究設計或資料分析的方法，來控制外在因子的干擾作用。在研究設計之初，可以藉著限制（limitation）或匹配（matching）兩種方法來進行干擾作用的控制。假設性別會干擾抽菸和口腔癌的相關，為了控制性別的干擾，可以只限制以男性或女性為研究對象，或者是匹配研究對象的性別。限制是相當方便、省錢而容易進行資料分析的干擾控制方法，適於疾病率在干擾因子分組間明顯不同的狀況。限制法用於控制干擾作用時，會有外推效度受限的困擾，例如觀察男性口腔癌危險因子之結論，可能並不適用於女性。再者，如果所限制的干擾因子之範圍並不精細，即可能無法完全控制其作用，而留存「殘餘干擾」，例如限制只研究 20 歲以上的成年人之口腔癌危險因子，並不能夠完全控制 20 歲以上各年齡所可能造成的干擾作用。限制法曾被用來探討台灣地區肝細胞癌和鼻咽癌之多重危險因子，由於男性之發病率遠高於女性，所以國內的世代研究都是以男性為研究對象，以減少追蹤年數、降低研究經費。

匹配也是常被使用的干擾作用控制方法。它可以提高研究的效率（efficiency），增加相關估計值的精確度（precision）；而且可以在世代研究中控制干擾因子的作用，但在病例對照研究中則無法控制干擾作用。匹配的過程常常費時費錢，而且在匹配條件太多的狀況下，很難找到合適的匹配對象；被匹配的干擾因子對於疾病的主要作用也無法予以評估，因為匹配的過程，使得互相比較的各組間的干擾因子分布相同。匹配的類型有兩種，其一為團體匹配（group matching）或稱頻率匹配（frequency matching）；其二為個體匹配（individual matching），又可按其匹配比例分為定額匹配（fixed matching ratio）和變額匹配（variable matching ratio）。團體匹配是使兩比較組別之干擾因子的分布相同，舉個例而言，在世代追蹤研究中，選取的暴露組與非暴露組之男女比例均是一比一，氏族分布也是閩南和客家各半，而年齡也是 59 歲以下和 60 歲以上各半。易言之，兩組間的性別、氏族和年齡的分布均相同，但是兩組中各成員在這三個干擾因子的組合並非是完全匹配，有可能其中一組的男性較多屬於閩南人和 59 歲以下年齡層，而另一組的女性是較多屬於閩南人和60歲以上年齡層。團體匹配較常用於世代追蹤研究，而較不常用於病例對照研究。

　　被匹配的干擾因子可能是連續變項(continuous variable)或分組變項(categorical variable)。像年齡、身高、體重這類的連續變項，要加以匹配時，可以用定距匹配(caliper matching)或定組匹配(categorical matching)。以年齡爲例，定距匹配是指兩組之年齡相差在±5歲，而定組匹配是指兩組之年齡在相同層級，如30~39歲年齡層。像性別、種族、籍貫、地區等分組變項，匹配時即是使用定組匹配。分組的範圍愈廣，愈容易找到合適的匹配對象，例如將籍貫分爲東北、華北、華中、華南作爲匹配組別，要比以省籍作爲匹配組別，更容易找到匹配對象。

　　匹配在特定研究設計下，可以控制干擾因子的作用，也可以提高研究效率、增加相關估計值的精確度(亦即95%信賴區間變窄)；但匹配也可能反而造成干擾作用，而且喪失研究效率、降低相關估計值的精確度。現舉例予以說明匹配在世代追蹤研究和病例對照研究中的數量特性。以表7-22的狀況丙爲例，假設族群中有暴露與無暴露者分別有40,000人，其中男性有暴露與無暴露者分別爲30,000人和10,000人，而女性有暴露與無暴露者分別爲10,000人和30,000人。在這假想族群中暴露組發病的相對危險性，在男女性均爲2.30，但合併男女所得的粗相對危險性卻是1.0。很顯然的，性別是疾病與危險因子相關性的干擾因子，因此有必要控制其干擾作用。

　　假設從這母族群中，選出暴露世代和非暴露世代各10,000名，以進行追蹤研究，可以利用隨機選樣(random sampling)和匹配選樣(matching sampling)兩種方法來選取研究世代。如表7-29所示，隨機選樣的研究世代完全反映母族群的性別分布，暴露世代與非暴露世代的性別組成也因此不同，所以合併兩世代分析暴露與疾病之相關時，性別的干擾作用產生了趨零偏差的相對危險性錯誤估計值。至於匹配選樣時，由於暴露世代的男女性比例是三比一，所以維持三比一的性比例選取非暴露世代，男女合併分析的相對危險性爲2.3，與母族群男女兩組的相對危險性相同，也就是很顯然地有效控制性別的干擾作用。

表7-29　隨機選取與匹配選取之世代追蹤研究之比較

隨機選取世代

疾病	男 性			疾病	女 性			疾病	男女合併	
---	暴露	未暴露		---	暴露	未暴露		---	暴露	未暴露
有	33	5		有	92	120		有	125	125
無	7467	2495		無	2408	7380		無	9875	9875
計	7500	2500		計	2500	7500		計	10000	10000

$$R_{CI}=2.2 \qquad\qquad R_{CI}=2.3 \qquad\qquad R_{CI}=1.0$$

匹配選取世代（非匹配分析）

疾病	男 性			疾病	女 性			疾病	男女合併	
---	暴露	未暴露		---	暴露	未暴露		---	暴露	未暴露
有	33	15		有	92	40		有	125	55
無	7467	7485		無	2408	2460		無	9875	9945
計	7500	7500		計	2500	2500		計	10000	10000

$$R_{CI}=2.2 \qquad\qquad R_{CI}=2.3 \qquad\qquad R_{CI}=2.3$$

匹配選取世代（匹配分析）

暴露世代 發病狀況	非 暴 露 世 代 發 病 狀 況		
---	有	無	計
有	1	124	125
無	54	9821	9875
計	55	9945	10000

$$R_{CI}（匹配）=(a+b)/(a+c)=125/55=2.3$$

$$\chi^2_{McNemar}=(b-c)^2/(b+c)=70\times70/178=27.5$$

　　匹配選樣的世代研究，可以利用匹配分析方法來估計匹配相對危險性
（matched relative risk），其公式如下：

$$RR=(a+b)/(c+d)$$

其中之a、b、c分別表示暴露與非暴露者均發病的配對數、暴露者發病而非暴露者未發病的配對數、非暴露者發病而暴露者未發病的配對數。至於RR的統計顯著性檢定的公式如下：

$$\chi^2 = (b-c)^2 / (b+c)$$，此乃屬McNemar卡方檢定之一。

表7-29的例子中，可以得知匹配相對危險性為(1＋124)/(1＋54)＝2.3，而 χ^2 值為(124－54)²/(124＋54)＝27.5。其匹配相對危險性的估計值也與母族群男女兩組的2.3相同。因此，在世代研究當中，匹配是可以用來控制干擾因素的作用，而求得相對危險性的不偏估計值。由於在匹配世代研究中，樣本世代的合併分析的相對危險性，可以正確反映母族群男女兩組的相對危險性，因此較少會利用匹配相對危險性來作估計危險因子與疾病的相關性。

假設從上例的母族群中，選出250名病例和250名對照，進行回溯研究，同樣可以利用隨機選樣和匹配選樣兩種方法，來選取病例組和對照組。如表7-30所示，在隨機選樣的病例對照研究中，病例與對照兩組的男女比例，完全反映母族群之性別分布，所以有很大的性別組成差異，在合併男女分析時，危險對比值為1.0，顯示性別有很明顯的干擾作用，而造成趨零偏差。在匹配選樣的病例對照研究中，因為病例組有38名男性和212名女性，所以對照組也選取38名男性和212名女性。若合併男女進行危險對比值的計算，所得的危險對比值為2.13，雖然比隨機選樣的估計值1.0為佳，但並未能完全控制性別的干擾作用。

在某些狀況中，即使外在因子在母族群中並不具有干擾作用，但於進行匹配選樣的病例對照研究時，該因子反而具有干擾作用。如表7-31所示，在母族群當中，無論男性、女性、或合併時，暴露者之危險對比值是非暴露者的5.2倍，亦即性別並不是干擾因素。可是，如果以性別匹配方式選取460名男性和140名女性之病例組和對照組進行病例對照研究，合併分析所得到的危險對比值只為2.1，呈現明顯的趨零偏差。由此例可知，匹配病例對照研究，有時不僅無法控制干擾因子的作用，甚至會造成母族群並未出現的干擾作用，不得不謹慎。

表7-30　隨機選取與匹配選取之病例對照研究之比較

隨機選取病例對照

男　性				女　性				男女合併		
暴露	病例	對照		暴露	病例	對照		暴露	病例	對照
有	33	95		有	92	30		有	125	125
無	5	32		無	120	93		無	125	125
計	38	127		計	212	123		計	250	250
	OR＝2.22				OR＝2.38				OR＝1.00	

匹配選取病例對照（非匹配分析）

男　性				女　性				男女合併		
暴露	病例	對照		暴露	病例	對照		暴露	病例	對照
有	33	28		有	92	52		有	125	80
無	5	10		無	120	160		無	125	170
計	38	38		計	212	212		計	250	250
	OR＝2.36				OR＝2.36				OR＝2.13	

匹配選取病例對照（匹配分析）

病例組之暴露狀況	對　照　組　之　暴　露　狀　況		
	有	無	計
有	47	78	125
無	33	92	125
計	80	170	250

OR＝2.36，　　$\chi^2_{\text{McNemar}}=18.2$

　　利用匹配病例對照研究時，可以利用匹配分析方法來估計匹配危險對比值(matched odds ratio)，其公式如下：

　　　　OR＝b／c

表7-31　母族群並無干擾作用，匹配選樣病例對照研究卻呈現干擾作用

母族群

男　　性			女　　性			男女合併		
暴露	病例	對照	暴露	病例	對照	暴露	病例	對照
有	450	8550	有	50	950	有	500	9500
無	10	990	無	90	8910	無	100	9900
計	460	9540	計	140	9860	計	600	19400
	OR＝5.2			OR＝5.2			OR＝5.2	

匹配選樣病例對照研究（非匹配分析）

男　　性			女　　性			男女合併		
暴露	病例	對照	暴露	病例	對照	暴露	病例	對照
有	450	412	有	50	13	有	500	425
無	10	48	無	90	127	無	100	175
計	460	460	計	140	140	計	600	600
	OR＝5.2			OR＝5.4			OR＝2.1	

匹配選樣病例對照研究（匹配分析）

病例組之	對　照　組　之　暴　露　狀　況		
暴露狀況	有	無	計
有	407	93	500
無	18	82	100
計	425	175	600

OR＝5.2，　　$\chi^2_{\text{McNemar}}=50.7$

其中 b、c 分別表示病例組有暴露而對照組未暴露的配對數、病例組未暴露而對照組有暴露的配對數。至於 OR 的統計顯著性檢定是否異於 1 的 McNemar 卡方檢定公式如下：

$$\chi^2 = (b-c)^2 / (b+c)$$

以表7-30和7-31為例，前者之匹配危險對比值為78/33＝2.36，McNemar χ^2 ＝18.2；後者之匹配危險對比值為93/18＝5.2，McNemar χ^2＝50.7。這兩例之匹配危險對比值均與母族群男、女性之危險對比值相同。易言之，匹配危險對比值可以正確估計族群之真正危險對比值，亦即可以有效控制干擾因素之作用。

除了以匹配方法分析而外，利用分層分析(stratification)也可以得到正確的族群危險對比值，其方法將另外詳述於後。既然匹配在病例對照研究中，除非併用匹配分析或分層分析，並無法有效控制干擾因子的作用，應用匹配於病例對照研究有何好處呢？對病例對照研究而言，匹配的目的主要在於提高研究的效率(efficiency)。以表7-30來看，在隨機選樣的病例對照研究當中，男性病例只有38名而對照卻有127名，而女性病例212名卻只有123名對照。如此將造成很多個別配對2×2表當中，有不少是有病例卻無對照(對照/病例比為零)，而且也有不少是有對照卻無病例(對照/病例比為無限大)，而在分層分析或匹配分析中並無法提供任何有用的資訊。而在匹配選樣的病例對照研究中，每名病例均有其匹配之對照，因此每一配對2×2表均可提供資訊，使有危險對比值的區間估計值範圍較小，亦即較為準確。無論是否利用匹配選樣進行病例對照研究，都必須進一步藉分析來控制干擾因子的作用；而匹配選樣使得分析更有效率。Rothman進一步提出樣本大小效率(size efficiency)和樣本成本效率(cost efficiency)的觀念來分辨匹配病例對照研究的優缺點。樣本大小效率係指每名研究對象所提供研究資訊的多寡，上述提及之提高區間估計精確性的效率即屬之。樣本成本效率係指每單位成本支出所提供研究資訊的多寡，如果蒐集大量非匹配個案所需之人力經費，遠低於蒐集匹配個案所需的人力經費，則匹配病例對照研究的樣本成本效率，反而較前者為低。如果從研究對象蒐集研究資訊相當昂貴，譬如採集血液進行各項複雜的生化或免疫分析，則利用匹配病例對照研究法進行研究，既可以提高樣本大小效率，也可以提高樣本成本效率。如果要控制的干擾因子分成了很多組，或是同時要控制很多干擾因素，則必須藉著匹配才能提供足夠有用的研究資訊，以進行分析。

　　過度匹配(over matching)係指匹配不需要匹配的干擾因子而導致研究效率的降低。最嚴重的狀況是匹配和危險因子暴露有很強相關，但與疾病發生完全無關的外在因子。如此匹配會造成很多病例對照配對會有相同的危險因子暴露，而喪失研究的樣本大小效率和樣本成本效率。舉例來說，假如中指長繭和惡性補習有很密切相關，而與近視眼的發生完全無關。在探討惡性補習與近視眼的病例對照研究中，如果用「中指長繭」來匹配病例與對照兩組，則會使得病例和對照在惡性補習的經驗上極為相似，亦即「不一致配對」(discordant pair)數相形大減，導致效率的降低。如果匹配因子和危險因子無關，也可以認為是過度匹配，因為花費相當經費蒐集不需要的資訊，雖不會造成樣本大小效率的降低，卻仍會造成樣本成本效率的下降。

　　如果就研究經費的考量，不得不進行匹配選樣的話，又該如何來控制原有的或經匹配而產生的干擾因子作用呢？這有賴於在資料分析時，利用分層分析(stratification)或模式建構(modeling)來控制干擾因子的作用。這兩種方法常應用於三個以上獨立變項的資料分析，將於下一節中進一步加以說明。

第六節　多因子分析：分層分析與模式建構

　　分層分析是最常使用的控制干擾因子作用的方法，它除了可以評估交互作用而外，也可用以檢視干擾作用並予以控制。分層分析所設定的假設前提較少，計算容易、直接而合理，但是若分層太多，會造成各組人數太少的困擾。分層的過程也會造成資訊的喪失，譬如只分抽菸和不抽菸，則無法分析抽菸量與疾病的劑量效應關係。分層的方式也常常因人而異，相當不一致，造成相互比較的困難。如果按兩項以上干擾因子加以分層來作資料分析，則不容易解釋分析結果。

　　分層分析的步驟，首先是將研究的危險因子或干擾因子作適當的分組，再按各變項分組的組別，將研究對象分成數層。接著計算各層的相關指標估計值，並進行統計顯著性檢定。如果各層之相關指標估計值相當接近，而其均質性檢定(homogeneity test)顯示各估計值並無顯著差異，即可進一步估算總和相關指標(summary association indices)及其95%信賴區間，並進行總和統計顯著性檢定(summary significance test of overall association)。圖7-2是分層分析的流程，要判定是否適於進行總和分析，有相當的「主觀」成分在內。要判定第三因子與危險因子是否有交互作用存在，取決於所考量的是加成性(additive)或倍增性(multiplicative)的統計模式；而各組相關指標的均質性判定，除了靠統計顯著檢定而外，也有賴於生物醫學知識的佐證。

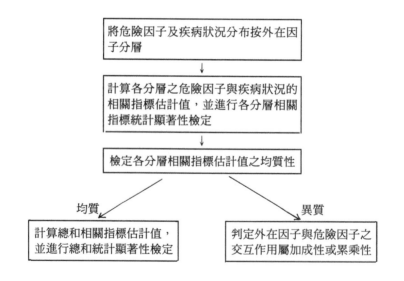

圖7-2　分層分析之流程

總和相關指標的基本公式如下：

$$\theta = \frac{\sum W_i \theta_i}{\sum W_i}$$

其中θ_i是第 i 層的相關指標估計值，而 W_i是第 i 層的加權值。θ_i可能是相差型相關指標，如D_{ID}或是D_{CI}；也可能是相比型相關指標，如R_{ID}、R_{CI}或OR。相差型總和相關指標的95%信賴區間之公式如下：

$$\theta \pm 1.96 \sqrt{var(\theta)} \text{ 或 } \theta \cdot (1 \pm 1.96/\chi_{MH})$$

至於相比型總和相關指標的95%信賴區間之公式如下：

$$\theta \cdot \exp(\pm 1.96 \sqrt{var(\theta)}) \text{ 或 } \theta \cdot \exp(1 \pm 1.96/\chi_{MH})$$

其中$var(\theta)$為總和相關指標之變異數，而χ_{MH}則是Mantel-Haenszel卡方檢定之χ值。

　　總和相關指標之加權值，因估計方法不同而異。總和相關指標的估計法包括變異數倒數加權法（weighting with inverse variance）、最大可能性法（maximum likelihood method）、Mantel-Haenszel估計法（Mantel-Haenszel estimation）等。其中最大可能性法需要利用電子計算機作反覆演算求出估計值。

　　在進行世代追蹤研究之累積發生率資料的分層分析時，可將發病與危險因子暴露資料分層列成數個2×2表如下：

發病與否	暴露組	未暴露組	合　　計
發　病	a_i	b_i	m_{1i}
未發病	c_i	d_i	m_{0i}
合　計	n_{1i}	n_{0i}	N_i

其中n_{1i}、n_{0i}、m_{1i}、m_{0i}分別表示第i層的暴露組人數、非暴露組人數、追蹤發病人數、追蹤未發病人數。根據上表資料可以計算第i層的暴露組與非暴露組之累積發生率，分別為

$$CI_{1i} = a_i/n_{1i} \text{ 和 } CI_{0i} = b_i/n_{0i}$$

再進一步估計第i層的相差型相關指標及其兩種不同加權值如下：

$$D_{CIi} = CI_{1i} - CI_{0i} = (a_i/n_{1i}) - (b_i/n_{0i})$$
$$W_i(\text{二項變異數加權值}) = 1/var(D_{CIi}) = 1/(a_i c_i/n_{1i}^3 + b_i d_i/n_{0i}^3)$$
$$W_i(\text{列表邊際值加權值}) = 1/var(D_{CIi}) = (N_i \cdot n_{1i} \cdot n_{0i})/(m_{1i} \cdot m_{0i})$$

按各分層之相差型相關指標及加權值可求出其總和相關指標 sD_{CI} 及其95%
信賴區間如下：

$$sD_{CI} = (\Sigma W_i D_{CIi}) / (\Sigma W_i)$$

$$95\% \text{ CI(加權法)} = sD_{CI} \pm 1.96 / \sqrt{\Sigma W_i}$$

$$95\% \text{ CI(檢定法)} = sD_{CI}(1 \pm 1.96 / \chi_{MH})$$

至於第 i 層之對比型相關指標可以按下列公式計算：

$$R_{CIi} = CI_{1i} / CI_{0i} = (a_i / n_{1i}) / (b_i / n_{0i})$$

而在計算總和相關指標時，則有兩種不同的估計方法，一是倒數變異數法，
一是Mantel-Haenszel法。倒數變異數法的加權值也有兩種，均是根據 R_{CI} 的
對數值($\ln R_{CI}$)之變異數來進行總和相關指標及其95%信賴區間：

$$sR_{CI} = \exp(\Sigma W_i \cdot \ln R_{CIi} / \Sigma W_i)，其中$$

$$W_i (\text{Taylor變異數加權值}) = 1 / \text{var}(\ln R_{CIi}) = 1 / (c_i / n_{1i}a_i + d_i / n_{0i}b_i)$$

$$W_i (\text{列表邊際加權值}) = 1 / \text{var}(\ln R_{CIi}) = m_{1i} \cdot n_{1i} \cdot n_{0i} / (m_{0i} \cdot N_i)$$

至於其 95% 信賴區間也有兩種估計方法：

$$95\% \text{ CI(加權法)} = sR_{CI} \cdot \exp(\pm 1.96 / \sqrt{\Sigma W_i})$$

$$95\% \text{ CI(檢定法)} = sR_{CI}^{(1 \pm 1.96 / \chi_{MH})}$$

Mantel-Haenszel法的總和相關指標及其95%信賴區間可按下列公式求出：

$$mR_{CI} = \Sigma (a_i n_{0i} / N_i) / \Sigma (b_i n_{1i} / N_i)，其中$$

$$W_i = b_i n_{1i} / N_i，而 mR_{CI} 之95\%信賴區間之計算公式如下：$$

$$95\%\text{CI(檢定法)} = mR_{CI}^{(1 \pm 1.96 / \chi_{MH})}$$

在進行世代追蹤研究之發生密度資料的分層分析時，先將發病人數與
觀察人年數資料列成 2×2 表如下：

	暴 露 組	非暴露組	合　計
發生病例數	a_i	b_i	m_i
觀察人年數	L_{1i}	L_{0i}	L_i

其中 a_i、b_i、L_{1i}、L_{0i} 分別表示第 i 層之暴露組病例數、非暴露組病例數、暴露組觀察人年數、非暴露組觀察人年數。根據上述數據可以計算第 i 層之暴露組與非暴露組的疾病發生密度，分別為

$$ID_{1i} = a_i / L_{1i} \ \text{和} \ ID_{0i} = b_i / L_{0i}$$

再進一步估計第 i 層之相差型相關指標及其加權值如下：

$$D_{IDi} = a_i / L_{1i} - b_i / L_{0i}$$

$$W_i = 1 / var(D_{IDi}) = L_{1i} \cdot L_{0i} / m_{1i}$$

至於總和相關指標及其95%信賴區間則可以按下列公式求得：

$$sD_{ID} = (\Sigma W_i \cdot D_{IDi}) / (\Sigma W_i)$$

$$95\% \ CI(加權法) = sD_{ID} \pm 1.96 / \sqrt{\Sigma W_i}$$

$$95\% \ CI(檢定法) = sD_{ID}(1 \pm 1.96 / \chi_{MH})$$

至於第 i 層的對比型相關指標可以按下列公式計算

$$R_{IDi} = (a_i / L_{1i}) / (b_i / L_{0i}) = (a_i L_{0i}) / (b_i L_{1i})$$

而計算總和相關指標時，則有兩種不同的估計方法，一是倒數變異數法，一是 Mantel-Haenszel 法。倒數變異數法係根據 R_{ID} 的對數值($\ln R_{ID}$)來進行估計總和相關指標及其95%信賴區間：

$$sR_{ID} = \exp(\Sigma W_i \cdot \ln R_{IDi} / \Sigma W_i)，其中$$

$$W_i = 1 / var(R_{IDi}) = m_{1i} L_{1i} L_{0i} / L_i^2$$

$$95\% \ CI(加權法) = sR_{ID} \cdot \exp(\pm 1.96 / \sqrt{\Sigma W_i})$$

$$95\% \ CI(檢定法) = sR_{ID}^{1 \pm 1.96 / x_{MH}}$$

利用 Mantel-Haenszel 法估計總和相關指標及其95%信賴區間之公式如下：

$$mR_{ID} = \Sigma(a_i L_{0i} / L_i) / \Sigma(b_i L_{1i} / L_i) = (\Sigma W_i R_{IDi}) / \Sigma W_i，$$

其中之 $W_i = b_i L_{1i} / L_i$，而 mR_{ID} 之95%信賴區間如下：

$$95\% \ CI = mR_{ID}^{1 \pm 1.96 / x_{MH}}$$

在進行病例對照研究資料之分層分析時，亦是先將病例與對照組兩組暴露於危險因子之經驗，按外在因子分層列表如下：

	有暴露	未暴露	合　計
病例組	a_i	b_i	m_{1i}
對照組	c_i	d_i	m_{0i}
合　計	n_{1i}	n_{0i}	N_i

其中 n_{1i}、n_{0i}、m_{1i}、m_{0i} 分別表示第 i 層有暴露者人數、未暴露者人數、病例組人數、對照組人數。根據上列資料可以計算第 i 層之對比型相關指標，危險對比值如下：

$$OR_i = (a_i\,d_i) / (b_i\,c_i)$$

至於其總和相關指標也同樣可以用倒數變異數加權法或 Mantel-Haenszel 法來估計。倒數變異數加權法，也稱之為 Woolf 法，其公式如下：

$$sOR = \exp(\Sigma\,W_i \cdot \ln OR_i) / (\Sigma\,W_i)，其中$$

$$W_i = 1 / var(\ln OR_i) = 1 / (1/a_i + 1/b_i + 1/c_i + 1/d_i)$$

而 sOR 之 95% 信賴區間可用加權法或檢定法求出：

$$95\%\ CI(加權法) = sOR \cdot \exp(\pm 1.96 / \sqrt{\Sigma\,W_i}\,)$$

$$95\%\ CI(檢定法) = sOR^{(1\pm 1.96/\chi_{MH})}$$

至於 Mantel-Haenszel 法之公式如下：

$$mOR = (\Sigma\,a_i\,d_i/N_i) / (\Sigma\,b_i\,c_i/N_i) = (\Sigma\,W_i\,OR_i) / (\Sigma\,W_i)$$

$$W_i = b_i\,c_i/N_i$$

$$95\%\ CI(檢定法) = mOR^{(1\pm 1.96/\chi_{MH})}$$

現在利用表 7-22 和表 7-23 的例子來說明分層分析如何控制干擾因子的作用，其計算過程和結果分別如表 7-32 和 7-33 所示。從表中可以明顯的看到，藉著分層分析均能有效地控制干擾因子的作用，而總和相關指標也正確反映了分層的相關指標之數值。在表 7-32 中，世代研究乙男女合併之粗累積發生率比 cR_{CI} 為 1.8，性別顯然有干擾作用存在，而調整後之總和累積發生率比 sR_{CI} 為 1.0，與男、女分層之累積發生率比 1.0 相同。世代研究丙之 cR_{CI} 為 1.0 是明顯的趨零偏差，而其 sR_{CI} 為 2.3 則顯示性別之干擾作用不復存在。同樣的，在表 7-33 中，病例對照研究乙和丙的性別干擾作用，在利用分層分析所得之總和危險對比值 sOR 均與男女分層之 OR 相同。

表7-32 兩世代追蹤研究（表7-22研究乙和丙）之粗累積發生率比和調整後總和累積發生率比之比較

【世代研究乙】

男　　性			女　　性		
疾病	暴露	未暴露	疾病	暴露	未暴露
有	150	150	有	5	25
無	1350	1350	無	495	2475
計	1500	1500	計	500	2500

$$R_{CIi} = \frac{a_i/n_{1i}}{b_i/n_{0i}} \qquad R_{CI1} = \frac{150/1500}{150/1500} = 1.0 \qquad R_{CI2} = \frac{5/500}{25/2500} = 1.0$$

以 Mantel-Hanszel 法計算總和累積發生率比如下：

$$\Sigma a_i n_{0i}/N_i = 150 \cdot 1500/3000 + 5 \cdot 2500/3000 = 79.17$$

$$\Sigma b_i n_{1i}/N_i = 150 \cdot 1500/3000 + 25 \cdot 500/3000 = 79.17$$

$$mRCI = (\Sigma a_i n_{0i}/N_i)/(\Sigma b_i n_{1i}/N_i) = 1.0$$

【世代研究丙】

男　　性			女　　性		
疾病	暴露	未暴露	疾病	暴露	未暴露
有	131	19	有	369	481
無	29869	9981	無	9631	29519
計	30000	10000	計	10000	30000

$$R_{CIi} = \frac{a_i/n_{1i}}{b_i/n_{0i}} \qquad R_{CI1} = \frac{131/30000}{19/10000} = 2.3 \qquad R_{CI2} = \frac{369/10000}{481/30000} = 2.3$$

以 Mantel-Hanszel 法計算總和累積發生率比如下：

$$\Sigma a_i n_{0i}/N_i = 131 \cdot 10000/40000 + 369 \cdot 30000/40000 = 309.5$$

$$\Sigma b_i n_{1i}/N_i = 19 \cdot 30000/40000 + 481 \cdot 10000/40000 = 134.5$$

$$mRCI = (\Sigma a_i n_{0i}/N_i)/(\Sigma b_i n_{1i}/N_i) = 2.3$$

表7-33 兩病例對照研究（表 7-23 研究乙和丙）之粗危險對比值
和調整後總和危險對比值之比較

【病例對照研究乙】

男 性				女 性		
暴露	有病	沒病		暴露	有病	沒病
有	10	10		有	250	50
無	150	150		無	50	10
計	160	160		計	300	60

$$OR_i = \frac{a_i d_i}{b_i c_i} \qquad OR_1 = \frac{10 \times 150}{10 \times 150} = 1.0 \qquad OR_2 = \frac{250 \times 10}{50 \times 50} = 1.0$$

$$\omega_i = \frac{b_i c_i}{N_i} \qquad \omega_1 = \frac{10 \times 150}{320} = 4.69 \qquad \omega_2 = \frac{50 \times 50}{30} = 6.94$$

$$mOR = \Sigma\omega_i\, OR_i / \Sigma\omega_i = 11.63 / 11.63 = 1.0$$

【病例對照研究丙】

男 性				女 性		
暴露	有病	沒病		暴露	有病	沒病
有	100	10		有	100	40
無	330	66		無	30	24
計	430	76		計	130	64

$$OR_i = \frac{a_i d_i}{b_i c_i} \qquad OR_1 = \frac{100 \times 66}{10 \times 330} = 2.0 \qquad OR_2 = \frac{100 \times 24}{40 \times 30} = 2.0$$

$$\omega_i = \frac{b_i c_i}{N_i} \qquad \omega_1 = \frac{10 \times 330}{506} = 6.52 \qquad \omega_2 = \frac{40 \times 30}{194} = 6.19$$

$$mOR = \Sigma\omega_i\, OR_i / \Sigma\omega_i = 25.42 / 12.71 = 2.0$$

　　由於在分層分析中，主要利用加權值進行調整干擾因子的分布差異，使比較兩組間的干擾因子分布是可以比較的（comparable），因此分層分析（stratification）也是一種標準化或調整化（standardization 或 adjustment）的過程，所得之總和相關指標也可稱爲標準化（或調整化）相關指標。

如果要檢驗總和相關指標是否達到統計顯著水平，可以利用 Mantel-Haenszel 總和卡方檢定（summary chi-square test）來進行，其通式如下：

$$\chi^2_{MH} = [a - E(A)]^2 / var(A)$$

其中 a 係指各層之暴露於危險因子的病例總數，E(A) 係指在疾病與危險因子無相關存在的零假說之下，暴露於危險因子的期望病例總數，而 var(A) 則指在零假說之下，暴露於危險因子的病例總數之變異數。其中 E(A) 和 var(A) 的公式，視研究特性而定。在世代追蹤研究之累積發生率分析，或病例對照研究之危險對比值分析時，其 E(A) 和 var(A) 分別如下：

$$E(A) = \sum E(A_i) = \sum (n_{1i} \cdot m_{1i}) / N_i$$

$$var(A) = \sum (n_{1i} \cdot n_{0i} \cdot m_{1i} \cdot m_{0i}) / [(N_i - 1)N_i^2]$$

而 Mantel-Haenszel 卡方檢定值則爲：

$$\chi^2_{MH} = (\sum \frac{a_i \cdot d_i - b_i \cdot c_i}{N_i})^2 \Big/ \sum \frac{n_{1i} \cdot n_{0i} \cdot m_{1i} \cdot m_{0i}}{(N_i - 1)N^2}$$

至於在世代追蹤研究之發生密度分析時，E(A) 和 var(A) 的求法如下：

$$E(A) = \sum E(A_i) = \sum (m_{1i} L_{1i} / L_i)$$

$$var(A) = \sum var(A_i) = \sum (m_{1i} \cdot L_{1i} \cdot L_{0i} / L_i^2)$$

而 Mantel-Haenszel 卡方檢定值則爲：

$$\chi^2_{MH} = \sum (m_{1i} \cdot L_{1i} / L_i) / \sum (m_{1i} \cdot L_{1i} \cdot L_{0i} / L_i^2)$$

在表 7-32 和表 7-33 當中，也列出了 χ^2_{MH} 值，結果均顯示總和卡方檢定之顯著與否，與總和相關指標 95% 信賴區間是否包含零假說下之相關指標估計值（0 或 1）相同。達到統計顯著水準的總和相關指數之 95% 信賴區間均未包含零假說下之相關指標估計值（0 或 1）。

利用資料分析來控制干擾因子的方法，除了分層分析而外，還有迴歸分析（regression analysis），或稱之爲模式建構（modelling）。迴歸分析係被用來說明兩變項間之相關性的統計方法，早期是用來分析兩連續變項 X 與 Y 的關係。簡單迴歸方程式 $Y = \alpha + \beta X$ 可以表示 X 與 Y 之間的相關，α 係指 X = 0 時之 Y 值；β 係指 X 增減一單位量時，Y 增減之單位量。研究者分別測量一群研究對象的 X 和 Y 值，設定第 i 名研究對象測量值為 (X_i, Y_i)，可以利用最小平方法（least square method）求得 α、β 的最佳線性估計值 a 和 b 如下：

$$b = \Sigma x_i y_i / \Sigma x_i^2 \text{, } a = \overline{Y} - b\overline{X}$$

其中 $\overline{X}$ 與 $\overline{Y}$ 分別是 X_i 與 Y_i 的平均值，而 $x_i = X_i - \overline{X}$，$y_i = Y_i - \overline{Y}$。至於 b 的變異數 var(b) 則可按下列公式求得

$$var(b) = S^2 / \Sigma x_i^2 = \{ [\Sigma y_i^2 - (\Sigma x_i y_i)^2 / \Sigma x_i^2] / (n-2) \} / \Sigma x_i^2$$

流行病學研究之應變項和自變項往往是兩分變項，應變項常是疾病之有無，而自變項常是危險暴露之有無。因此在利用迴歸方法來分析流行病學資料時，必須設定 X 和 Y，亦即有無危險因子暴露和有無發病為 0/1 變項，如下表所示：

暴露於危險因子	有病（Y＝1）	沒病（Y＝0）	合　計
有（X＝1）	a	c	n_1
無（X＝0）	b	d	n_0
合　計	m_1	m_0	N

按上表之資料可以設定線性迴歸方程式如下：

$$Y = \alpha + \beta X + \varepsilon$$

來表示 X（危險因子暴露）與 Y（疾病）的關係，α 係指非暴露組（X＝0）的疾病率，β 係指暴露組（X＝1）比非暴露組的相差疾病率，而 ε 係指無法由危險因子解釋的疾病發生率，茲說明如下：

假設觀察一群研究對象，其危險因子暴露和疾病發生狀況分別為 (X_i, Y_i)。其中有暴露者 $X_i = 1$ 而無暴露者 $X_i = 0$；有發病者 $Y_i = 1$ 而未發病者 $Y_i = 0$。假設暴露組疾病率 $p_1 = a/n_1$，未暴露組疾病率 $p_0 = b/n_0$，而合併疾病率 $\overline{p} = m_1 / N$，由於

$$\Sigma Y = m = N\overline{p}, \overline{Y} = m/N = \overline{p}, \Sigma Y^2 = m = N\overline{p}$$
$$\Sigma X = n_1, \overline{X} = n_1/N, \Sigma X^2 = n_1, \Sigma XY = a = n_1 p_1$$

所以　$\Sigma y^2 = \Sigma Y^2 - (\Sigma Y)^2 / N = N\bar{p} - (N\bar{p})^2 / N = N\bar{p}\bar{q}$，其中 $\bar{q} = 1 - \bar{p}$

　　　　$\Sigma x^2 = \Sigma X^2 - (\Sigma X)^2 / N = n_1 - n_1{}^2 / N = n_1 n_0 / (n_1 + n_0)$

因此　$\Sigma xy = \Sigma XY - (\Sigma X \cdot \Sigma Y) / N = n_1 p_1 - n_1 \cdot N\bar{p} / N = n_1 n_0 \cdot (p_1 - p_0) / (n_1 + n_0)$

　　　　$a = \bar{Y} - b\bar{X} = \bar{p} - b\, n_1 / N = p_0$

易言之，b 是暴露組與非暴露組的疾病率的差，而 a 是非暴露組的疾病率。

至於 var(b) 則為

$$s^2 / \Sigma x^2 = \{[\Sigma y^2 - (\Sigma xy)^2 / \Sigma x^2] / (n-2)\} / \Sigma x^2$$
$$= [(n_1 p_1 q_1 + n_0 p_0 q_0) / (n_1 + n_0 - 2)] \cdot [(n_1 + n_0) / n_1 n_0]$$

　　上述的例子，也可以設定對數迴歸方程式如下：

$$\ln \frac{Y}{1-Y} = \alpha + \beta X \ \text{ 或 } \ Y = \frac{e^{\alpha + \beta X}}{1 + e^{\alpha + \beta X}}$$

利用最大可能性估計法（maximum likelihood estimation）可求出 α 和 β 的估計值。由於

$$L(\theta) = \pi (p_i)^{Y_i} (q_i)^{1 - Y_i}$$
$$= \pi \left(\frac{e^{\alpha + \beta X_i}}{1 + e^{\alpha + \beta X_i}} \right)^{Y_i} \left(\frac{1}{1 + e^{\alpha + \beta X_i}} \right)^{1 - Y_i}$$

而 $\ln L(\theta) = \Sigma Y_i (\alpha + \beta X_i) - \Sigma \ln(1 + e^{\alpha + \beta X_i})$，分別對 α、β 微分

$$\begin{cases} \dfrac{\partial \ln L(\theta)}{\partial \alpha} = \Sigma Y_i - \Sigma \dfrac{e^{\alpha + \beta X_i}}{1 + e^{\alpha + \beta X_i}} = 0 \\[4mm] \dfrac{\partial \ln L(\theta)}{\partial \beta} = \Sigma X_i Y_i - \Sigma \dfrac{X_i \cdot e^{\alpha + \beta X_i}}{1 + e^{\alpha + \beta X_i}} = 0 \end{cases}$$

再以表中之數值代入上列兩式可得

$$\begin{cases} m_1 - n_1 \cdot \dfrac{e^{\alpha + \beta}}{1 + e^{\alpha + \beta}} - n_0 \cdot \dfrac{e^{\alpha}}{1 + e^{\alpha}} = 0 \\[4mm] a - n_1 \cdot \dfrac{e^{\alpha + \beta}}{1 + e^{\alpha + \beta}} = 0 \end{cases}$$

以第一式減第二式可得

$$n_0 \cdot \frac{e^{\alpha}}{1 + e^{\alpha}} = m_1 - a = b$$

所以　$\dfrac{e^{\alpha}}{1+e^{\alpha}}=\dfrac{b}{n_0}=p_0 \Rightarrow e^{\alpha}=\dfrac{p_0}{1-p_0} \Rightarrow \hat{\alpha}=\ln \dfrac{p_0}{q_0}$

從第二式可得

$$n_1 \frac{e^{\alpha+\beta}}{1+e^{\alpha+\beta}}=a$$

所以　$\dfrac{e^{\alpha+\beta}}{1+e^{\alpha+\beta}}=\dfrac{a}{n_1}=p_1 \Rightarrow e^{\alpha+\beta}=\dfrac{p_1}{1-p_1} \Rightarrow \hat{\alpha}+\hat{\beta}=\ln \dfrac{p_1}{q_1}$

因此　$\hat{\beta}=\ln \dfrac{p_1}{q_1}-\ln \dfrac{p_0}{q_0}=\ln \dfrac{p_1 q_0}{p_0 q_1}$

換句話說，β是有暴露與未暴露兩組之危險對比值之自然對數，而α則是未暴露之危險比(odds)的自然對數。同樣的，根據第二導函數，可以求得α和β的變異數分別爲：

$$\text{var}(\alpha)=\text{var}(\ln \frac{p_0}{q_0})=\frac{1}{n_0 p_0 q_0}$$

$$\text{var}(\beta)=\text{var}(\ln \frac{p_1 q_0}{p_0 q_1})=\frac{1}{n_1 p_1 q_1}+\frac{1}{n_0 p_0 q_0}=\frac{1}{a}+\frac{1}{b}+\frac{1}{c}+\frac{1}{d}$$

從上述的公式推導中，相當明顯的看到2×2表的流行病學資料，是可以藉著兩分變項迴歸來分析。世代追蹤研究的累積發生率資料，既可以利用線性迴歸來求其D_{CI}；也可以利用對數迴歸求其OR_{CI}；而病例對照研究的資料，則可以利用對數迴歸求其OR。至於世代追蹤研究的發生密度資料，則可以利用 Cox 等比例危害迴歸模式(Cox's proportional hazards regression model)來分析，其公式爲：$\ln \lambda = \alpha(t)+\beta X$，或可寫成：

$$\lambda(t)=\lambda_0(t) \cdot e^{\beta X}$$

其中$\lambda_0(t)$是t時的非暴露組($X=0$)之發生密度，$\lambda(t)$爲t時的暴露組($X=1$)之發生密度，而β則爲兩組之發生密度比R_{ID}亦即$\lambda(t)/\lambda_0(t)$的自然對數值。

　　複迴歸分析常被用來控制干擾因子的作用，對數複迴歸分析(multiple logistic regression analysis)常用於病例對照研究以及世代追蹤研究之累積發生率的資料分析，而等比例危害複迴歸分析(multiple proportional hazards regression analysis)則常用於世代追蹤研究之發生密度的資料分析。利用迴歸模式建構來控制干擾因素的優點，在於它可以應用於樣本數較小的研究而較少面臨細分之 2×2 表出現零個案的困擾，而且能夠預測個人發病危險性，可以處理連續獨立變項，也可同時評估多項獨立變項的獨立與交互作用。迴歸分析的缺點則在於假設前提相當嚴格、不易取捨適當模式、不易挑選獨立變項、分析結果不易闡釋，以及現有電腦軟體常會被誤用而造成偏差。

　　在迴歸分析中，獨立變項可以為連續變項也可以為分組虛擬變項（categorical dummy variable），但其迴歸係數的闡釋並不相同。舉個例來說，在分析每日抽菸支數和年齡、性別調整後的肺癌危險性之對數複迴歸分析中，其迴歸方程式如下：

$$\ln \frac{Y}{1-Y} = \beta_0 + \beta_1 X_1 + \beta_2 X_2 + \beta_3 X_3$$

其中 X_1 是性別，男性 $X_1 = 1$ 而女性 $X_1 = 0$；X_2 是年齡，屬於連續變項；而 X_3 是每日抽菸支數，屬於連續變項。如果求得 $\beta_3 = 0.1$ 表示每日抽菸支數增加 1 支，則發生肺癌的年齡性別調整後之危險對比值為 1.1 倍（$e^{0.1} = 1.1$），而每增加 10 支之危險對比值為 2.7 倍（$e^{1.0} = 2.7$）。換言之，每日抽菸量從 0 支增加到 1 支，或由 20 支增加到 21 支的危險對比值都是相同的。這種對數線性關係是相當強的前提假設，也往往是不容易觀察到的現象。

　　為了使迴歸模式能適用於非線性的危險因子暴露與疾病發生狀況的關係，也可建構另一迴歸模式如下：

$$\ln \frac{Y}{1-Y} = \beta_0 + \beta_1 X_1 + \beta_2 X_2 + \beta_3 X_3 + \beta_4 X_4 + \beta_5 X_5$$

其中 X_1 是兩分變項的性別，X_2 是連續變項的年齡，而 X_3、X_4、X_5 則是類別虛擬變項的每日抽菸量。不抽菸者之 $X_3 = X_4 = X_5 = 0$；每日抽 1~10 支菸者之 $X_3 = 1$，$X_4 = X_5 = 0$；每日抽菸 11~20 支者之 $X_4 = 1$，$X_3 = X_5 = 0$；而每日抽菸多於 20 支者之 $X_5 = 1$，$X_3 = X_4 = 0$。一名 30 歲男性每日抽菸多於 20 支者之對數危險比為：

$$\ln \frac{Y_1}{1-Y_1} = \ln \frac{p_1}{q_1} = \beta_0 + \beta_1 + 30\beta_2 + \beta_5$$

至於同樣是 30 歲男性不抽菸者之對數危險比為：

$$\ln \frac{Y_0}{1-Y_0} = \ln \frac{p_0}{q_0} = \beta_0 + \beta_1 + 30\beta_2$$

兩式相減可得

$$\ln \frac{p_1}{q_1} - \ln \frac{p_0}{q_0} = \ln \frac{p_1 q_0}{p_0 q_1} = \beta_5 \Rightarrow OR = \frac{p_1 q_0}{p_0 q_1} = e^{\beta_5}$$

所以每日抽菸多於 20 支者發生肺癌的危險對比值 OR 為未抽菸者的 e^{β_5} 倍。由於 β_3、β_4 和 β_5 並不一定呈等差，所以三組的危險對比值並不一定呈等比，亦即不一定有對數線性關係存在。在上述的例子中，性別與年齡均被列入複迴歸模式，以調整其可能的干擾作用。

如果外在因子和危險因子具有交互作用存在，也可以建構下列模式來進行迴歸分析：

$$\ln \frac{Y}{1-Y} = \beta_0 + \beta_1 X_1 + \beta_2 X_2 + \beta_3 (X_1 \cdot X_2)$$

其中 X_1 係指兩分變項之外在因子性別，男性 $X_1 = 1$，女性 $X_1 = 0$；X_2 係指兩分變項之危險因子抽菸，有抽菸 $X_2 = 1$，未抽菸 $X_2 = 0$；$X_1 \cdot X_2$ 則為性別與抽菸的交互作用變項。從迴歸模式中可知：

未抽菸女性之對數危險比為 $\quad \ln \frac{Y_{00}}{1-Y_{00}} = \beta_0$

未抽菸男性之對數危險比為 $\quad \ln \frac{Y_{10}}{1-Y_{10}} = \beta_0 + \beta_1$

抽菸女性之對數危險比為 $\quad \ln \frac{Y_{01}}{1-Y_{01}} = \beta_0 + \beta_2$

抽菸男性之對數危險比為 $\quad \ln \frac{Y_{11}}{1-Y_{11}} = \beta_0 + \beta_1 + \beta_2 + \beta_3$

如果沒有交互作用存在，則 $\beta_3 = 0$，因此

$$\ln \frac{p_{01}}{q_{01}} - \ln \frac{p_{00}}{q_{00}} = \ln \frac{p_{01} q_{00}}{p_{00} q_{01}} = \beta_2 = \ln \frac{p_{11} q_{10}}{p_{10} q_{11}} = \ln \frac{p_{11}}{q_{11}} - \ln \frac{p_{10}}{q_{10}}$$

亦即抽菸的危險對比值在男性與女性均是 e^{β_2}。如果有交互作用存在，β_3 ≠0，則抽菸的誘發肺癌危險對比值，在男性為 $e^{\beta_2+\beta_3}$，在女性為 e^{β_2}。抽菸與性別對於發生肺癌之獨立與交互作用，可以表示如圖7-3，如果性別與抽菸之間並無交互作用存在，則 β_3＝0，因此男、女性有無抽菸的連線是互相平行的。

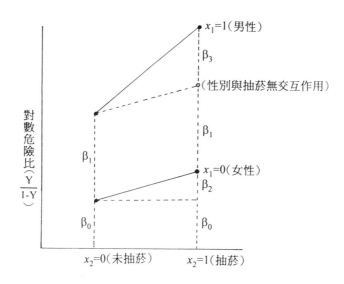

圖7-3　抽菸與性別對於肺癌發生之獨立與交互作用

在複迴歸模式中，亦可以將兩獨立變項合併成新的組合變項進行分析。在上述性別與抽菸的例子中，可以建構下列模式：

$$\ln \frac{Y}{1-Y} = \beta_0 + \beta_1 X_1 + \beta_2 X_2 + \beta_3 X_3$$

其中女性未抽菸者之 $X_1=X_2=X_3=0$；女性抽菸者之 $X_1=1$，而 $X_2=X_3=0$；男性未抽菸者之 $X_2=1$，而 $X_1=X_3=0$；男性抽菸者之 $X_3=1$，而 $X_1=X_2=0$。換句話說，每一性別抽菸組合變項的分組，都是與女性未抽菸者為參考組互相比較，以計算其危險對比值。由此可知女性抽菸者比女性不抽菸者肺癌發生之危險對比值為 e^{β_1} 倍，男性未抽菸者發生肺癌之危險對比值是女性不抽菸者的 e^{β_2} 倍，而男性抽菸者發生肺癌之危險對比值是女性不抽菸者的 e^{β_3} 倍。這類的組合變項分析，有助於更明確的顯示兩獨立變項間的交互作用。如表7-34所示，B型肝炎病毒表面抗原(HBsAg)與C型肝炎病毒抗體(anti-HCV)陽性與肝細胞癌的發生有密切關係。與 HBsAg 和 anti-HCV 均呈陰性者比較，只有 HBsAg 陽性者發生肝細胞癌的相對危險性為 34.0，只有 anti-HCV 陽性者發生肝細胞癌的相對危險性為 44.6，而兩者均為陽性者之相對危險性為無限大，因為對照組當中並無 HBsAg 和 anti-HCV 均呈陽性者。

表7-34　B型肝炎病毒表面抗原帶原狀態與C型肝炎病毒抗體陽性狀態對於肝細胞癌之交互作用

B型肝炎表面抗原帶原狀態	C型肝炎病毒抗體陽性狀態	肝細胞癌之相對危險性	95% 信賴區間
陰　性	陰　性	1.0	（參考組）
陽　性	陰　性	34.0	（ 3.5-327.8）
陰　性	陽　性	44.6	（10.2-195.3）
陽　性	陽　性	∞	

（取材自：Yu et al., 1991）

在對數複迴歸和等比例迴歸模式當中，各危險因子對於疾病的作用，是呈對數線性的。換句話說，其相對危險性是互成相乘作用。舉個例來說，如果 HBsAg 和 anti-HCV 的相對危險性分別為 30 倍和 40 倍，則兩者同時存在的相對危險性為 1,200 倍，因為 $e^{\beta_1+\beta_2}=e^{\beta_1}\times e^{\beta_2}$。但是這種對數線性關係，並不一定能正確反映兩因子共同存在的相對危險性，有時反而是以組合變項較能正確反映實際觀察結果。

在迴歸模式中的變項選取，不適宜完全由電腦統計軟體按照統計顯著性檢定的數值決定取捨，而應按照生物學的意義作變項的選擇，尤其著重獨立變項與應變項之間的因果時序性以及獨立變項之共線性，否則迴歸分析的結果會很不容易加以合理闡釋。現代統計運算工具日新月異、突飛猛

進，流行病學家更需要有豐富紮實的生物醫學知識，才能善用模式建構以
創新致病因果概念，而不會沈沒在龐雜數據而迷失方向。

一般參考讀物

陳建仁

　　1983　《流行病學》，二版(臺北市：伙伴出版社)。

　　1988　《流行病學原理與方法》〔陳拱北預防醫學基金會，公共衛生學〕(臺北市：
　　　　　巨流出版社)。

Abramson J. H.

　　1979　*Survey Methods in Community Medicine: An Introduction to Epidemiological and
　　　　　Evaluative Studies*, 2 nd ed (Edinburgh: Churchill Livingstone).

Breslow N. E., Day N. E.

　　1980　*Statistical Methods in Cancer Research*, Vol I: *The Analysis of Case-Control
　　　　　Studies* (Lyon: IARC).

　　1987　*Statistical Methods in Cancer Research*, Vol II: *The Design and Analysis of Cohort
　　　　　Studies* (Lyon: IARC).

Greenland S. (ed.)

　　1987　*Evolution of Epidemiologic Ideas: Annotated Readings on Concepts and Methods*
　　　　　(Chestnut Hill, MS: Epidemiology Resources Inc.).

Hulka B. S., Wilcosky T. C., Griffith J. D.

　　1990　*Biological Markers in Epidemiology* (New York: Oxford University Press).

Kelsey J. L., Thompson W. D., Evans A. S.

　　1986　*Methods in Observational Epidemiology* (New York: Oxfod University Press).

Kleinbaum D. G., Kupper L. L., Morgenstern H.

　　1982　*Epidemiologic Research: Principles and Quantitative Methods* (New York: Van
　　　　　Nostrand Reinhold Company).

Lilienfeld D. E., Stolley P. D.

　　1994　*Foundations of Epidemiology*, 3 rd ed (New York: Oxford University Press).

MacMahon B., Pugh T. F.

1970   *Epidemiology: Princoples and Methods*（Boston: Little, Brown and Company）.

Mausner J. M., Kramer S.

1985   *Mausner & Bahn Epidemiology: An Introductory Text*, 2 nd ed（Philadelphia: W. B. Saunders）.

Page R. M., Cole G. E., Timmreck T. C.

1995   *Basic Epidemiological Methods and Biostatistics: A Practical Guidebook*（Boston: Jones & Bartlett Publishers）.

Rothman K. J.

1986   *Modern Epidemiology*（Boston: Little, Brown and Company）.

參考文獻

中文引用書目

行政院衛生署

1996　《中華民國八十四年衛生統計：一、公務統計》（臺北市：行政院衛生署）。

1997　《中華民國八十三年癌症登記報告》（臺北市：行政院衛生署）。

陳建仁

1983　《流行病學》（臺北市：伙伴出版社）。

1988　《流行病學的原理與方法》〔陳拱北預防醫學基金會，公共衛生學〕（臺北市：巨流出版社）。

1989　〈烏腳病的奧秘：多階段多因子致病機轉的探討〉，《科學月刊》20：758-763。

1991　〈分子流行病學〉，《科學月刊》22：729。

1992a　〈癌症：臺灣地區的第一殺手〉，《健康世界》199：53-60。

1992b　《環境與健康》（臺北市：教育部）。

陳建仁，游山林，蒲若芳，王豐裕，林幼平，許忠正，許明信，何錫章，李建廷，林敬鐘，歐遠泉，嚴孟祿，吳芬芬，黃文哲，謝長堯

1995　〈臺灣地區社區性子宮頸癌早期篩檢研究〉，《臺灣醫誌》94：s103-111。

陳建仁，張春蘭，廖勇柏，夏長鳳，黃凱琳，游山林，王豐裕

1996　《中華民國癌症死亡率分佈地圖集：民國七十一年至八十年》（臺北市：行政院衛生署）。

陳建仁，邱弘毅，薛玉梅，黃偉益，許益祥，林莉如，朱子賢，魏敏澧，陳相志，許鈴宜，謝芳宜

1996　〈臺灣地區長期砷暴露與心臟血管疾病危險性之流行病學研究〉，《中華衛誌》15：S59-S67。

英文引用書目

Abramson J. H.

    1979 *Survey Methods in Community Medicine: An Introduction to Epidemiological and Evaluative Studies*, 2nd ed. (Edinburgh: Churchill Livingstone).

Alderson M.

    1976 *An Introduction to Epidemiology* (London: MacMillan Press Ltd.).

Beasley R. P., Hwang L. Y., Lin C. C., Chien C. S.

    1981 "Hepatocellular carcinoma and hepatitis B virus", *Lancet*, 2:1129-1133.

Beasley R. P., Lin C. C., Chien C. S., Chen C. J., Hwang L. Y.

    1982 "Geographic distribution of HBsAg carriers in China", *Hepatology*, 5:553-556.

Benensen A. S. (ed.)

    1995 *Control of Communicable Diseases Manual*, 16th ed. (Washington DC.: American Public Health Association).

Berkson J.

    1946 "Limitations of the application of fourfold table analysis to hospital data", *Biometrics*, 2:47-53.

Blumberg B. S., Alter H. J., Visnich S.

    1965 "A 'new' antigen in leukemia sera", *J Am Med Assoc*, 191:541-546.

Breslow N. E., Day N. E.

    1980 *Statistical Methods in Cancer Research*, Vol. I: *The Analysis of Case-Control Studies* (Lyon: IARC).

    1987 *Statistical Methods in Cancer Research*, Vol. II: *The Design and Analysis of Cohort Studies* (Lyon: IARC).

Brill A. B., Tomonaga M. et al.

    1962 "Leukemia in man following exposure to ionizing radiation: A summary of findings in Hiroshima and Nagasaki, and a comparison with other human experiences", *Ann Intern Med*, 56:590.

Budd W.

    1931 *Typhoid fever: Its Nature, Mode of Spreading, and Prevention. London, 1874* (New York: Delta Omega Society, American Public Health Association).

Centers for Disease Control

1990   "Guidelines for cluster investigation", *MMWR*, 39.

Centers for Disease Control and Prevention

1997 "Case definition for infectious conditions under public health surveillance", *MMWR*, 46（No. RR-10）:26-27.

Chang C. C., Chen C. J.

1993   "Secular trend of mortality from cerebral infarction and cerebral hemorrhage in Taiwan, 1974-1989", *Stroke*, 24:212-218.

Chang M. H., Chen C. J., Lai M. S., Kong M. S., Wu T. C., Liang D. C., Hsu H. M., Shau W. Y.,

Chen D. S., Taiwan Childhood Hepatoma Study Group

1997   "Nationwide hepatitis B vaccination and the incidence of hepatocellular carcinoma in children in Taiwan", *New Engl J Med*, 336:1855-1859.

Chen C. J.

1995b   "Epidemiology of lung cancer in Taiwan", In: Proceedings of Scientific Congress and 1995 Annual Meeting of the Society of Internal Medicine of Taiwan（ROC）, （Taipei: Society of Internal Medicine of Taiwan）pp. 190-196.

Chen C. J., Chen C. W., Wu M. M., Kuo T. L.

1992 "Cancer potential in liver, lung, bladder and kidney due to ingested inorganic arsenic in drinking water", *Br J Cancer*, 66: 888-892.

Chen C. J., Chen J. Y., Hsu M. M., Shieh T., Tu S. M., Yang C. S.

1988c   "Epidemiological characteristics and early detection of nasopharyngeal carcinoma in Taiwan", In: Wolf G. T., Carey T. E.（eds.）*Head and Neck Oncology Research*（Amsterdam: Kugler Publications）, pp. 505-513.

Chen C. J., Chiou H. Y., Chiang M. H.

1996c   "Dose-response relationship between ischemic heart disease mortality and long-term arsenic exposure", *Arterioslcer Thromb Vasc Biol*, 16:504-510.

Chen C. J., Chiou H. Y., Huang W. I., Chen S. Y., Hsueh Y. M., Tseng C. H., Lin L. J., Shyu M.

P., Lai M. S.

1997c   "Systemic noncarcinogenic effects and developmental toxicity of inorganic arsenic", In: Abernathy C. O., Calderon R. L., Chappell W. R.（eds.）*Arsenic: Exposure and Health Effects*（London: Chapman & Hall）, pp. 124-134.

Chen C. J., Chuang Y. C., Lin T. M., Wu H. Y.

1985b   "Malignant neoplasms among residents of a blackfoot disease-endemic area in Taiwan: High-arsenic artesian well water and cancers", *Cancer Res*, 45:5895-5899.

Chen C. J., Chuang Y. C., You S. L., Lin T. M., Wu H. Y.

 1986 "A retrospective study on malignant neoplasms of bladder, lung and liver in blackfoot disease endemic area in Taiwan", *Br J Cancer*, 53:399-405.

Chen C. J., Cohen B. H., Diamond E. L.

 1985a "Genetic and environmental effects on the development of myopia in Chinese twin children", *Ophthal Pediatr Genet*, 6:113-119.

Chen C. J., Hsueh Y. M., Chiou H. Y., Hsu Y. H., Chen S. Y., Horng S. F., Liaw K. F., Wu M. M.

 1997d "Human carcinogenicity of inorganic arsenic", In: Abernathy C. O., Calderon R. L., Chappell W. R. (eds.) *Arsenic: Exposure and Health Effects* (London: Chapman & Hall), pp. 232-242.

Chen C. J., Liang K. Y., Chang A. S., Chang Y. C., Lu S. N., Liaw Y. F., Chang W. Y., Sheen M. C., Lin T. M.

 1991a "Effects of hepatitis B virus, alcohol drinking, cigarette smoking and familial tendency on hepatocellular carcinoma", *Hepatology*, 13:398-406.

Chen C. J., Liang K. Y., Chang Y. S., Wang Y. F., Hsieh T., Hsu M. M., Chen J. Y., Liu M. Y.

 1990b "Multiple risk factors of nasopharyngeal carcinoma: Epstein-Barr virus, malarial infection, cigarette smoking, and familial tendency", *Anticancer Res*, 10:547-554.

Chen C. J., Lin L. J.

 1994 "Human carcinogenicity and atherogenicity induced by chronic exposure to inorganic arsenic", In: Nriagu Jo (ed.) *Advances in Environmental Science and Technology*, Vol. 27, *Arsenic in the Environment*, Part II: *Human Health and Ecosystem Effects* (New York: John Wiley & Sons, Inc.), pp. 109-131.

Chen C. J., Lin T. M., Yeh Y. L.

 1984a "Analysis of the secular trend and seasonal variation of measles mortality rate in Taiwan", *Ann Academ Med*, 13:136-141.

Chen C. J., Lin T. M., You S. L.

 1984b "Epidemiological aspects of a poliomyelitis outbreak in Taiwan, 1982", *Ann Academ Med*, 13:149-155.

Chen C. J., Tseng W. P., Pan B. J., Lin S. H., Chuang Y. C., Tan S. J., Tay S. C., Chiang H. C.

 1988b "Six-community hypertension intervention trial in Taiwan: Epidemiological characteristics and treatment compliance", *J Natl Public Health Assoc*, (ROC) 8: 255-269.

Chen C. J., Wang C. J.

1990a "Ecological correlation between arsenic level in well water and age-adjusted mortality from malignant neoplasms", *Cancer Res*, 50:5470-5474.

Chen C. J., Wang L. Y., Lu S. N., Wu M. H., You S. L., Li H. P., Zhang Y. J., Wang L. W., Santella R. M.

1996b "Elevated aflatoxin exposure and increased risk of hepatocellular carcinoma", *Hepatology*, 24:38-42.

Chen C, J., Wang Y. F., Shieh T., Chen J. Y., Liu M. Y.

1988d "Multifactorial etiology of nasopharyngeal carcinoma: Epstein-Barr virus, familial tendency and environmental cofactors", In: Wolf G. T, Carey T. E. (eds.) *Head and Neck Oncology Research* (Amsterdam: Kugler Publications), pp. 469-476.

Chen C. J., Wu H. Y., Chuang Y. C., Chang A. S., Luh K. T., Chao H. H., Chen K. Y., Chen S. G., Lai G. M., Huang H. H., Lee H. H.

1990c "Epidemiologic characteristics and multiple risk factors of lung cancer in Taiwan", *Anticancer Res*, 10:971-976.

Chen C. J., Wu M. M., Lee S. S., Wang J. D., Cheng S. H, Wu H. Y.

1988a "Atherogenicity and carcinogenicity of high-arsenic artesian well water: Multiple risk factors and related malignant neoplasms of blackfoot disease", *Arteriosclerosis*, 8:452-460.

Chen C. J., You C. Y., You S. L., Lu C. F., Hsu S. T.

1990d "Seroepidemiology of hepatitis A, B and D viruses among children in Taiwan", In: Sung J. L., Chen D. S. (eds.) *Viral hepatitis and hepatocellular carcinoma* (Amsterdam: Excerpta Medica), pp. 9-15.

Chen C. J., You S. L., Pan W. H., Chang A. S., Wang W. C., Sun C. A., Wang L. Y., Lee T. K., The B. H., Lin S. H., Liu W. T.

1991b "Seroepidemiology of Epstein-Barr virus and cytomegalovirus infection among preschool and school children in Taiwan", *Chinese J Microbiol Immunol*, 24:150-158.

Chen C. J., Yu M. W., Liaw Y. F.

1997a "Epidemiology and multifactorial etiology of hepatocellular carcinoma", *J Gastroenterol Hepato*, 12:S294-S308.

Chen C. J., Yu M. W., Liaw Y. F., Wang L. W., Chiamprasert S., Matin F., Hirvonen A., Bell A. B., Santella R. M.

1996a "Chronic hepatitis B carriers with null genotypes of glutathione S-transferase M1 and T1 polymorphisms who are exposed to aflatoxins are at increased risk of hepatocellular carcinoma", *Am J Human Genet*, 59:128-134.

Chen S. Y., Liu T. Y., Chen M. J., Lin J. T., Chen C. J.

    1997b "Seroprevalence of hepatitis B and C viruses and Helicobacter pylori infection in Matzu where residents have high mortality from cancers of stomach and liver", *Int J Cancer*, 71:776-779.

Chiou H. Y., Hsueh Y. M., Liaw K. F., Horng S. F., Chiang M. H., Pu Y. S., Lin J. S. N., Huang C. H., Chen C. J.

    1995 "Incidence of internal cancers and ingested inorganic arsenic: A seven-year follow-up study in Taiwan", *Cancer Res*, 55:1296-1300.

Chiou H. Y., Huang W. I., Su C. L., Chang S. F., Hsu Y. H., Chen C. J.

    1997 "Dose-response relationship between prevalence of cerebrovascular disease and ingested inorganic arsenic", *Stroke*, 28:1717-1723.

Cobb S., Miller N., Wald N.

    1959 "On the estimation of the incubation period in malignant disease", *J Chron Dis*, 9:385-393.

David F. N., Barton D. E.

    1966 "Two space-time interaction tests of epidemicity", *Br J Prev Soc Med*, 20:44-48.

Dawber T. R.

    1980 *The Framingham study: The Epidemiology of Atherosclerotic Disease* (Cambridge Massachusetts: Harvard University Press).

Dawber T. R., Meadors G. F., Moore F. E. Jr.

    1963 "Epidemiological approaches to heart disease: The Framingham study", *Am J Public Health*, 41:279-286.

Dever G. E. A.

    1984 *Epidemiology in Health Services Management* (Rockville: Aspen Publication).

Edwards J. H.

    1961 "The recognition and estimation of cyclic trend", *Ann Hum Genet*, 25:83-87.

Elveback L. R., Ackerman E., Young G., Fox J. P.

    1967 "A Stochastic model for competition between viral agents in the presence of interference", *Am J Epidemiol*, 87:373-384.

Esteve J., Benhamou E., Raymond L.

    1994 *Statistical Methods in Cancer Research*, Vol. IV: *Descriptive Epidemiology* (Lyon: IARC).

Evans A. S.

1976 "Causation and disease: The Henle-Koch postulates revisited", *Yale J Biol Med*, 49:175-195.

1978 "Causation and disease: A chronological journey", *Am J Epidemiol*, 108:249-258.

Evans A. S. ed.

1982 *Viral Infections of Humans: Epidemiology and Control* (New York: Plenum).

Evans A. S., Niederman J. C.

1982 "Epstein-Barr virus", In: Evans A. S. (ed.) *Viral Infections of Humans: Epidemiology and Control* (New York: Plenum), pp. 3-42.

Faris R. L., Dunham H. W.

1939 *Mental Disorders in Urban Areas: An Ecological Study of Schizophrenia and Other Psychoses* (Chicago: University of Chicago Press).

Farr W.

1852 *Report on the Mortality of Cholera in England, 1848-49* (London: Her Majesty's Stationery Offices).

Fletcher W.

1907 "Rice and beriberi: Preliminary report of an experiment conducted at the Kuala Lumpur Lunatic Asylum", *Lancet*, 1:1776-1779.

Fracasatoro H.

1930 *De contagione et contagiosis morbis et erorum curatione, Libri III* (New York: G. P. Putnam and Sons).

Fraser D. W., Tsai T. F., Orenstein W., et al.

1977 "Legionnaires' disease: Description of an epidemic of pneumonia", *New Engl J Med*, 297:1189-1197.

Gagnon F.

1950 "Contribution to study etiology and prevention of cancer of cervix of uterus", *Am J Obstet Gynecol*, 60:516.

Gajdusek D. C.

1977 "Unconventional viruses and the origin and disappearance of kuru", *Science*, 197:943-960.

Goldberg E. M., Morrison S. L.

1963 "Schizophrenia and social class", *Br J Psychiatry*, 109:785.

Goldsmith J. R.

1986 *Environmental Epidemiology: Epidemiological Investigation of Community Environmental Health Problems* (Boca Raton: CRC Press, Inc.).

Graunt J.

1939   *Natural and Political Observations made upon the Bills of Mortality. London, 1662* (Baltimore: Johns Hopkins Press).

Greenland S. (ed.)

1987   *Evolution of Epidemiologic Ideas: Annotated Readings on Concepts and Methods* (Chestnut Hill, MS: Epidemiology Resources Inc.).

Greenland S., Thomas D. C.

1982   "On the need for the rare disease assumption in case- control studies", *Am J Epidemiol*, 116:547-553.

Haenszel W., Kurihara M.

1968   "Studies of Japanese migrants: I. Mortality from cancer and other diseases among Japanese in the United States", *J Natl Cancer Inst*, 40:43-68.

Hardy R. J., Schroder G. D., Cooper S. P., Buffler P. A., Prichard H. M., Crane M.

1990   "A surveillance system for assessing health effects from hazardous exposures", *Am J Epidemiol*, 132:S32-S42.

Hedrich A. W.

1933   "Monthly estimates of the child population susceptible to measles, 1900-1931", *Am J Hygiene*, 17:626.

Hennekens C. H., Buring J. E.

1987   *Epidemiology in Medicine* (Boston: Little, Brown and Company).

Herbst A. L., Ulfelder H., Poskanzer D. C.

1971   "Association of maternal stilbesterol therapy with tumor appearance in young women", *New Engl J Med*, 284:878-881.

Hill A. B.

1952   "The clinical trial", *New Engl J Med*, 247:113-119.

1953   "Observation and experiment", *New Engl J Med*, 248:995-1001.

Hippocrates

1938   "On Airs, Waters, Places", *Medical Classics*, 3:19-42.

Horwitz R. I., Feinstein A. R.

1978   "Alternate analytic methods for case-control studies of estrogens and endometrial cancer", *New Engl J Med*, 299:1089-1094.

Hsieh C. C., Guo M. K., Hong Y. C., Chen R. S.

1986   "An evaluation of caries prevalence in Chung-Hsing New Village after 12 years of water fluoridation", *J Formosan Med Assoc*, 85:822-831.

Huebner R. J.

    1957   "The virologist's dilemma", *Ann N Y Acad Sci*, 67:430-445.

Hulka B. S., Hogue C. J. R., Greenberg B. G.

    1978   "Methodologic issues in epidemiologic studies of endometrial cancer and exogenous estrogen", *Am J Epidemiol*, 107:267-276.

Hulka B. S., Wilcosky T. C., Griffith J. D.

    1990   *Biological Markers in Epidemiology* (New York: Oxford University Press).

Hung H. C., Chuang J., Chien Y. C., Chern H. D., Chiang C. P., Kuo Y. S., Hildesheim A., Chen C. J.

    1997   "Genetic polymorphisms of CYP2E1, GSTM1 and GSTT1, environmental factors and risk of oral cancer", *Cancer Epidemiol Biomark Prev*, 6:901-905.

Hutchinson G. B., Rothman K. J.

    1978   "Correcting a bias", *New Engl J Med*, 299:1129-1130.

Jenner E.

    1798   *An inquiry into the causes and effects of the variolae vaccinae* (London: Law).

Kelsey J. L., Thompson W. D., Evans A. S.

    1986   *Methods in Observational Epidemiology* (New York: Oxfod University Press).

Khoury M. J., Beaty T. H., Cohen B. H.

    1993   *Fundamentals of Genetic Epidemiology* (New York: Oxford University Press).

King C. C., Chen C. J., You S. L., Chuang Y. C., Huang H. H., Tsai W. C.

    1989   "Community- wide epidemiological investigation of a typhoid outbreak in a rural township in Taiwan, Republic of China", *Int J Epidemiol*, 18:254-260.

Kleinbaum D. G., Kupper L. L., Morgenstern H.

    1982   *Epidemiologic Research: Principles and Quantitative Methods* (New York: Van Nostrand Reinhold Company).

Knox G.

    1964   "Epidemiology of childhood leukemia in Northumberland and Durham", *Br J Prev Soc Med*, 18:17-24.

Knudson A. G. Jr.

    1978   "Mutation and cancer: Statistical study of retinoblastoma", *Proc Natl Acad Sci USA*, 68:820-823.

Koch R.

    1892   "Ueber backteriologische Forschung", In: Verhandlungen des X. Internationalen Medicinischen Congresses, Berlin, 4-9 August 1890 (Berlin: Hirschwald), pp.

35-47.

Last M. J.

　1988　*A Dictionary of Epidemiology*, 2nd ed.（New York: Oxford University Press）.

Last M. J（ed.）

　1986　*Maxcy-Rosenau Public Health and Preventive Medicine*, 12th ed.（Norwalk CT: Appleton-Century-Crofts）.

Liaw K. L., Hsing A. W., Chen C. J., Schiffman M. H., Zhang T. Y., Hsieh C. Y., Greer C. E., You S. L., Huang T. W., Wu T. C., O'Leary T. J., Seidman J., Blot W. J., Meinert C. L., Manos M. M.

　1995　"Human papillomavirus and cervical neoplasia: a case-control study in Taiwan", *Int J Cancer*, 62:565-571.

Lilienfeld A. M., Pedersen E., Dowd J. E.

　1967　*Cancer Epidemiology: Methods of Study*（Baltimore: Johns Hopkins Press）.

Lilienfeld A. M., Lilienfeld D. E.

　1980　*Foundations of Epidemiology*, 2nd ed.（New York: Oxford University Press）.

Lilienfeld D. E., Stolley P. D.

　1994　*Foundations of Epidemiology*, 3rd ed.（New York: Oxford University Press）.

Lin L. L. K., Chen C. J., Hung P. T., Ko L. S.

　1988　"Nation-wide survey of myopia among school children in Taiwan, 1986", *Acta Ophthalmol*, 66〔suppl 185〕:29-33.

Lin T. M., Chang H. J., Chen C. J., Cheng Y. J., Yang C. S., Tu S. M., Ito Y., Kawamura A. Jr., Hirayama T.

　1986a　"Risk factors for nasopharyngeal carcinoma", *Anticancer Res*, 6:791-796.

Lin T. M., Tsu W. J., Chen C. J.

　1986b　"Mortality of hepatoma and cirrhosis of liver in Taiwan", *Br J Cancer*, 54: 969-976.

Lin T. M., Yang C. S., Tu S. M., Chen C. J., Kuo K. C., Hirayama T.

　1979　"Interaction of factors associated with cancer of the nasopharynx", *Cancer*, 44:1419-1423.

Lind J.

　1953　*A Treatise of the Scurvy. Edinburgh: Kincaird & Donaldson, 1753*（Edinburgh: University Press）.

Lombard H. C.

　1836　"Observations suggested by a comparison of the post mortem appearances produced by typhus fever in Dulin, Paris and Geneva", *Dublin J Med Sci*, 10:17-24, 101-104.

Lu S. N., Lin T. M., Chen C. J., Chen J. S., Liaw Y. F., Chang W. Y., Hsu S. T.

    1988 "A case-control study of primary hepatocellular carcinoma in Taiwan", *Cancer*, 62:2051-2055.

MacDonald C.

    1965 "The dynamics of helminth infections, with special reference to schistosomes", *Trans Roy Soc Trop Med Hyg*, 59:489-506.

MacMahon B.

    1957 "Epidemiological evidence on the nature of Hodgkin's disease", *Cancer*, 10:1045-1054.

MacMahon B., Pugh T. F.

    1970 *Epidemiology: Principles and Methods* (Boston: Little, Brown and Company).

MacMahon B., Cole P., et al.

    1974 "Urine oestrogen profiles of Asian and North American women", *Int J Cancer*, 14:161-167.

Mantel N.

    1967 "The detection of disease clustering and a generalized regression approach", *Cancer Res*, 27:209-220.

Mausner J. M., Bahn A. K.

    1974 *Epidemiology: An Introductory Text* (Philadelphia: W. B. Saunders).

Mausner J. M., Kramer S.

    1985 *Mausner & Bahn Epidemiology: An Introductory Text.* 2nd ed. (Philadelphia: W. B. Saunders).

Miettinen O.

    1974 "Confounding and effect-modification", *Am J Epidemiol*, 141: 350-353.

    1976 "Estimability and estimation in case-referent studies", *Am J Epidemiol*, 103: 226-235.

Miettinen O. S.

    1985 *Theoretical Epidemiology* (New York: Wiley).

Mill J. S.

    1856 *A System of Logic* (London: Parker, Son and Bowin).

Monson R. R.

    1990 *Occupational Epidemiology*, 2nd ed. (Boca Raton: CRC Press).

Morrison A. S.

　　1985　*Screening in Chronic Disease* (New York: Oxford University Press).

Newill V. A.

　　1961　"Distribution of cancer mortality among ethnic subgroups of the white population of New York City, 1953-58", *J Natl Cancer Inst*, 26:405-417.

Page R. M., Cole G. E., Timmreck T. C.

　　1995　*Basic Epidemiological Methods and Biostatistics: A Practical Guidebook* (Boston: Jones & Bartlett Publishers).

Panum P. L.

　　1940　*Observations made during the Epidemic of Measles on the Faroe Islands in the Year of 1846* (New York: Delta Omega Society, American Public Health Association).

Paul J. R.

　　1966　*Clinical Epidemiology*, Rev. ed. (Chicago: University of Chicago Press).

Pike M. C., Smith P. G.

　　1968　"Disease clustering: A generalization of Knox's approach to the detection of space-time interactions", *Biometrics*, 24:541-556.

Pike M. C., Smith P. G.

　　1974　"A case-control approach to examine disease for evidence of contagion, including diseases with long latent period", *Biometrics*, 30:263-279.

Pinkel D., Dowd J. E., Bross I. D. J.

　　1963　"Some epidemiological features of malignant solid tumors of children in the Buffalo, N.Y. area", *Cancer*, 16:28-33.

Public Health Service, Advisory Committee to the Surgeon General

　　1964　*Smoking and Health, U.S. Public Health Service Publ. No. 1103* (Washington DC: U.S. Government Printing Office).

Riley M. W.

　　1963　*Sociological Research*, Vol. 1 (New York: Harcourt, Brace, Jovanovich) pp. 700-738.

Rivers T. M.

　　1937　"Viruses and Koch's postulates", *J Bacteriol*, 33:1-12.

Rose G. A., Blackburn H., Gillum R. F., Prineas R. J.

　　1982　*Cardiovascular Survey Methods*, 2nd ed. (Geneva: World Health Organization).

Rosen G.

1937 "Social aspects of Jacob Henle's medical thought", *Bull Inst Hist Med*, 5:509-537.

Rothenberg R. B., Steinberg K. K., Thacker S. B.

1990 "The public health importance of cluster: A note from the Centers for Disease Control", *Am J Epidemiol*, 132:S3-S5.

Rothman K. J.

1976 "Causes", *Am J Epidemiol*, 104:587-592.

1986 *Modern Epidemiology* (Boston: Little, Brown and Company).

1990 "A sobering start for the cluster busters' conference", *Am J Epidemiol*, 132:S6-S13.

Sackett D. L., Haynes R. B., Tugwell P.

1985 *Clinical Epidemiology: A Basic Science for Clinical Medicine* (Boston: Little, Brown and Company).

Sandahl B.

1977 "Seasonal incidence of cleft lips and cleft palates in Sweden, 1965-1974", *Scan J Plast Reconstr Surg*, 11:39-43.

Sawyer W. A., Meyer K. F., Eaton M. D., Bauer J. H., Putnam P., Schwentker F. F.

1944 "Jaundice in army personnel in the Western Region of the United States and its relation to vaccination against yellow fever", *Am J Hyg*, 39:337-430.

Schuchat A., Broome C. V.

1991 "Toxic shock syndrome and tampons", *Epidemiol Rev*, 13:99-112.

Schulte P. A., Perera F. P.

1993 *Molecular Epidemiology: Principles and Practices* (San Diego: Academic Press, Inc.).

Seltser R., Sartwell P. E.

1965 "The influence of occupational exposure to radiation on the mortality of American radiologists and other medical specialists", *Am J Epidemiol*, 81:2.

Snow J.

1936 *Snow on Cholera* (New York: Commonwealth Fund).

Stamler J., Wentworth D., Neaton J. D.

1986 "Is the relationship between serum cholesterol and risk of premature death from coronary heart disease continuos and graded? Findings in 356, 222 primary screenees of the Multiple Risk Factor Intervention Trial (MRFIT)", *J Am Med Assoc*, 256:2823-2328.

Sun C. A., Farzadegan H., You S. L., Lu S. N., Wu M. H., Wolfe L., Hardy W., Huang G. T., Yang P. M., Lee H. S., Chen C. J.

1996 "Mutual confounding and interactive effects between hepatitis C and hepatitis B viral infections in hepatocellular carcinogenesis: a population-based case-control study in Taiwan", *Cancer Epidemiol Biomark Prev*, 5:173-178.

Sung J. L., Chen D. S.

1977 "Geographical distribution of the subtypes of hepatitis B surface antigen in Chinese", *Gastroenterol Jpn*, 12:58-63.

Susser M.

1973 *Causal Thinking in the Health Sciences: Concepts and Strategies of Epidemiology* (New York: Oxford University Press).

Szmuness W.

1978 "Hepatocellular carcinoma and hepatitis B virus: Evidence for a causal association", *Prog Med Virol*, 24:40-69.

Tseng W. P.

1977 "Effects and dose-response relationships of skin cancer and blackfoot disease with arsenic", *Environ Health Perspect*, 19:109-119.

Wang C. F., Chen C. J., Hu C. Y., You S. L., Chu C. T., Chou M. J., Essex M., Blattner W. A., Liu C. W., Yang C. S.

1988 "Seroepidemiology of human T-cell lymphotropic virus type I infection in Taiwan", *Cancer Res*, 48:5042-5044.

World Health Organization

1977 *Manual of the International Statistical Classification of Diseases, Injuries and Causes of Death* (Geneva: World Health Organization).

1978 *International Classification of Impairments, Disabilities, and Handicaps* (Geneva: World Health Organization).

World Organization of National Colleges, Academies (WONCA) of Family Practice

1987 *International Classification of Health Problems in Primary Care*, 3rd ed. (Oxford: Oxford University Press).

Wu H. Y., Chen K. P., Tseng W. P., Hsu C. L.

1961 "Epidemiologic studies on blackfoot disease: 1. Prevalence and incidence of the disease by age, sex, year, occupation and geographic distribution", *Memoirs, College of Medicine, National Taiwan University*, 7:33-50.

Wu S. B., Hwang S. J., Chang A. S., Hsieh T., Hsu M. M., Hsieh R. P., Chen C. J.

1989 "Human leukocyte antigen (HLA) frequency among patients with nasopharyngeal carcinoma in Taiwan", *Anticancer Res*, 9:1649-1654.

You S. L., Lu C. F., Hsu S. T., Liu W. T., Chen C. J.

1990 "Seroepidemiology of hepatitis A and B viruses among aboriginal children in Orchid Island", In: Sung J. L., Chen D. S. (eds.) *Viral Hepatitis and Hepatocellular Carcinoma* (Amsterdam: Excerpta Medica), pp. 16-21.

Yu M. C., Ho J. H. C., Lai S. H., et al.

1986 "Cantonese-style salted fish as a cause of nasopharyngeal carcinoma: Report of a case-control study in Hong Kong", *Cancer Res*, 46:956-961.

Yu M. C., Mo C. C., Chong W. X., et al.

1988 "Preserved foods and nasopharyngeal carcinoma: a case-control study in Guanxi, China", *Cancer Res*, 48:1954-1959.

Yu M. W., Chen C. J.

1993 "Elevated serum testosterone levels and risk of hepatocellular carcinoma", *Cancer Res*, 53:790-794.

Yu M. W., Hsieh H. H., Pan W. H., Yang C. S., Chen C. J.

1995 "Vegetable consumption, serum retinol level and risk of hepatocellular carcinoma", *Cancer Res*, 55:1301-1305.

Yu M. W., You S. L., Chang A. S., Lu S. N., Liaw Y. F., Chen C. J.

1991 "Association between hepatitis C virus antibodies and hepatocellular carcinoma in Taiwan", *Cancer Res*, 51:5621-5625.

索　引

C

Cox 等比例危害迴歸模式（Cox's proportional hazards regression model） 330

E

Edward法　211, 213
extended risk period　273

F

Fourier公式　135
Fourier法　211, 212, 213

H

Henle-Koch 準則　65
holoendemic　3
hyperendemic　3

I

intra- and inter-observer variation　153

M

Mantel-Haenszel卡方檢定　327

Mantel-Haenszel估計法（Mantel-Haenszel estimation）　321-324
McNemar卡方檢定　283, 315, 317
Mill法則　36-38

P

Poisson迴歸　228

R

Reed-Frost公式　124, 133
Reed-Frost模式　128, 130, 132, 133, 209

一　劃

一致性（concordance）　44, 67, 68, 71, 134, 182, 223, 250, 253, 264
一致法（method of agreement）　36, 38
一對一關係（one-to-one relationship）　40, 69

二　劃

二次侵襲率　51, 120, 126
人口統計　79, 175, 202, 206
人口普查（census）　44, 74, 78
人年損失（person-year loss）　106, 109, 110

人為相關（artifactual association） 64

人時（person-time） 90

人時發生率（person-time incidence rate）
90

人對人連鎖感染 132

三　劃

三角模式（epidemiological triangle） 23,
26, 27, 29

三段五級預防 18-25, 114

大分子鍵結物（macromolecule adducts）
139

大流行（pandemic） 3, 124, 132

大環境（macro-environment） 246, 253

小兒麻痺 7, 8, 14, 16, 48, 50, 124, 130, 131

小環境（micro-environment） 246

工作年損失（work-year loss） 106, 109, 110

干擾（confounding） 288

干擾因子（confounding factor, confounder）
11, 43, 254, 257, 262, 282, 287, 302, 303,
309, 310, 312, 313, 315, 318, 319, 324,
326, 327, 330

干擾因素（confounding factors） 11, 59, 61,
68

干擾作用 220, 263, 267, 302, 304, 305,
309, 310, 312, 313, 315, 317, 319

四　劃

不重複抽樣（without replacement） 142

不確定性（uncertainty） 19, 38, 40, 44

中數 81, 119

內在效度 287

分析流行病學 9, 52, 53, 58-60, 163, 233,
237, 273

分率（proportion） 41, 81, 82, 90

分組分析（stratification） 70

分組虛擬變項（categorical dummy variable）
331

分組錯誤（misclassification） 271, 293,
297, 299, 302

分散量數 81

分層（stratification） 59

分層內同質性（intra-strata homogeneity）
143

分層分析（stratified analysis, stratification）
38, 318-322, 325-327

分層抽樣（stratified sampling） 53, 142,
143-145, 148

分層間異質性（inter-strata heterogeneity）
143

分層資料分析（stratification） 68

分離分析 182, 200

匹配〔配對〕（matching） 37, 38, 59, 139,
199, 229, 231, 251, 256, 266, 267, 269,
282, 284, 299, 309, 312, 313, 315, 317-
319

匹配危險對比值（matched odds ratio）
316, 318

匹配相對危險性（matched relative risk）
314, 315

匹配過度〔過度匹配〕（over-matching）
263, 268, 319

匹配選樣（matching sampling） 267, 313-
315, 317-319

反正弦近似法（arcsine approximation）
240, 241

戶籍登記（registration） 44, 74, 78

文化背景 177

方向性(directionality)　64

比例(ratio)　81

比率(rate)　41-44, 65, 79, 81, 82, 90, 93-96, 98-106, 116, 142, 147, 239, 240, 243, 276

五　劃

世代平均餘命　106

世代－年代－年齡效應　228

世代年齡曲線(cohort age curve)　221-223, 225-227

世代法(cohort study)　52, 53, 56, 57, 67

世代研究法　237, 248

世代效應　220, 224, 226, 228

世代追蹤研究　248, 251, 252, 256, 257, 277, 282, 288, 293, 294, 296, 300, 301, 305, 312-314, 321, 322, 325, 327, 330

世代變異　51

世界型人口　84, 85

世界衛生組織(World Health Organization)　13, 15-17, 79, 80, 84, 134, 136, 146, 148, 153

主要作用〔主效應〕(main effect)　267, 309, 312

主動性資料　74, 78

主動監視　134

主動調查(active survey)　254-256, 261

代表性(representativeness)　6, 11, 44, 53, 74-78, 80, 137, 140, 142, 220

充分必要性(necessary and sufficient)　65

充分必要病因　71

充分病因　71

充裕性(availability)　138

出生世代(birth cohort)　221-226, 228

出生率　40, 61, 81

加成交互作用(additive interaction)　306

加成協同(additively synergistic)　306, 307

加成頡頏(additively antagonistic)　306, 308

加成獨立(additively independent)　306-308

加強因子(reinforcing factors)　32

加權最小平方法(weighted least square)　190

可比較性(comparability)　177, 183, 193, 250, 262, 263, 265, 270, 271, 288

可比較的(comparable)　326

可行性(feasibility, applicability)　5, 140, 157, 238, 253-255, 262, 287, 288

可重複性(repeatability)　153

可接受性(acceptability)　138

可感受性(susceptibility)　26, 90, 93, 94, 97, 100, 103

可感受宿主〔可感染宿主〕　21, 22, 78, 82, 90, 92, 120, 123, 126-133, 139

可感受期(susceptible stage)　18, 21, 113, 231

可預測性(predictability)　150

可靠性(reliability)　138

可歸因危險性(attributable risk)　56

可驗性(detectability)　138

四分位值　81

外在因子(extraneous factor)　286, 288, 302, 305, 306, 312, 315, 319, 320, 323, 332

外在效度　287

孕育說　177

平行檢定(tests in parallel)　151, 152

平均平方誤差（mean square of error） 144, 145

平均發生率（average incidence） 82

平均餘命 40, 50, 106-109

平衡狀態（state of equilibrium） 101, 105

必要且充分因子（necessary and sufficient） 28, 69

必要病因 15, 71

本地病例（endogenous cases） 2

末段預防 22

正弦平方法 211-213

正常期望值（normal expectancy） 2, 113, 116, 135

正確性（correctness） 7, 44-46, 74, 77, 78, 80, 134, 135, 137

正確的時序性（correct temporality） 67

民族團體（ethnic group） 173, 177

生育因素 31

生育率 40, 61

生命表法（acturial method） 94-96, 98, 99

生命統計 7, 46, 73, 77, 79, 80, 113

生物有效劑量（biologically effective dose） 33, 40, 311

生物性環境 29

生物標記（biological marker） 182, 246, 252, 253, 269, 271, 272, 297, 299

生物學贊同性（biological plausibility） 70

生活習慣 164, 169, 174-176, 179, 183, 213, 215, 216, 220, 246, 253

生態相關（ecological correlation） 189, 190, 192, 195

生態誤謬（ecological fallacy） 46, 52, 195

生態模式 30, 31

目標分子（target molecules） 23

目標族群 287-293, 303

立意取樣（purposive selection） 142

六　劃

交互作用 11, 13, 23, 32, 33, 50, 332-334

全距 81

共同傳染源 195

共同感染（common source infection） 47, 48, 116, 117, 120, 132, 133

共同感染曲線 132

再測信度（test-retest reliability） 154

再感染（reinfection） 138

危害性（hazard） 90

危險比（odds） 330

危險因子（risk factor） 1, 4-6, 18, 21, 22, 28, 32, 42-46, 50, 52, 53, 55-60, 62-64, 67, 68, 71, 91, 92, 96, 102, 106, 134, 137, 163, 164, 167, 170, 174, 178, 179, 181-184, 189, 190, 195, 196, 202, 206, 213-215, 220, 221, 225, 228, 232, 233, 237, 238, 246-254, 257-265, 267-273, 277, 280-282, 284, 288, 293, 297-302, 305, 306, 309, 310, 312, 313, 315, 319-321, 327, 328, 331, 332, 334

危險性（risk） 93, 170, 171, 174, 199-201, 216, 248, 251, 252, 255, 257-259, 264, 265, 267-269, 271, 272, 276, 280, 281, 285, 296, 301, 308-311, 313, 315

危險期（risk period） 273, 281, 282

危險對比值（odds ratio） 56-58, 63, 68, 81, 262, 265, 266, 268, 269, 272, 277-280, 289, 307-309, 315, 318, 324, 327, 330-333

危險標記（risk marker） 6

同期回溯研究　53, 54

同期追蹤研究　53, 54

同質性（homogeneity）　46, 143, 145

合適性　140

合邏輯的解釋　67

因果性（causation）　23, 38, 45, 56, 64-70

因果相關　63-68, 70, 71

因果時序性　45, 53, 57, 67, 137, 334

因徑分析（path analysis）　29

因素分析（factor analysis）　29

回溯法（retrospective study）　52, 54-57

　同期（concurrent）　52, 55

　非同期（non-concurrent）　52, 55

回憶正確性　270

回應率（response rate）　75, 76, 241, 244, 245, 253-255, 263, 265

地方性（endemic）　3, 4

地方性疾病　129

地區聚集　193, 195

地區叢聚　183

地域性疾病率　46

地理流行病學　184, 193

多因子分析　319

多因子遺傳疾病（multifactorial inherited disease）　200

多段抽樣（multi-stage sampling）　146, 148

多重因果性（multiple causation）　23

多重病因學（multifactorial etiology）　4, 23

多階段多因子（multistage and multifactorial）　196

多階段多因子的致病機制（multistage multifactorial etiology）　257

多階段的病理變化〔多階段病變〕（multistage pathogenesis）　28, 67, 91

多餘危險性（excess risk）　310

多餘死亡率（excess mortality）　170

多變值分析（multivariate analysis）　59

安全性（safety）　138

年代　220, 222

年齡　164, 220, 222, 223

年齡別死亡率（age-specific death rate）　43, 83, 85-88

年齡標準化死亡率（age-standardized death rate）　43

成效（yielding）　60-62, 78, 150, 154, 155, 157

收養　182

早期病變（preventability or intervenability）　28, 157

有差別分組錯誤（differential misclassi-fication）　297, 299

有差別誤診（differential diagnosis）　296

有效性（effectiveness）　26, 157

有病（illness）　13

次段預防　21, 22, 102, 149, 159

次級相關（secondary association）　64, 65

死亡　1, 3, 19, 22, 23, 29, 74, 77-81, 86, 87, 101-103, 156

死亡力（force of mortality）　103

死亡分率（proportional mortality rate）103, 105, 106

死亡比率（mortality rate）　103-106, 109

死亡危險性（risk of dying）　103, 106

死亡率（mortality, death rate）　2, 5, 17, 37, 40, 42, 43, 50, 61, 73, 78, 80, 83-88, 103-106, 124, 135, 136, 164-173, 175-177, 179, 184, 189-194, 202-210, 214, 216, 217, 220-223, 225-228, 250, 261,

292

死亡機率（probability of dying） 103, 106, 107

汙染因素 31

百分比（percentage） 41-43, 75, 77, 81, 83, 84, 88, 89, 117, 119, 147, 150, 154

百分位值 81

自我選擇（self selection） 62, 154, 179, 215, 238, 248

自然地理 47

自然地緣 183

血清監視（sero-surveillance） 137-139

行政分區 183

行動水平 232, 233

七 劃

估計誤差 144, 145

免疫抑制物（immunosuppressor） 22

否證（refute） 6, 35, 37

均數 81, 154

均質〔均質性〕（homogeneous） 176, 177, 184, 238, 246, 248, 320

均質性檢定（homogeneity test） 320

完整性（completeness） 44, 73, 74, 78, 80, 135-138, 140

局部症（locales） 14

抑癌基因（tumor supressor gene） 167

沈澱因子（precipitating factors） 32, 91

系列檢定（tests in series） 16, 151, 152

系統抽樣（systemic sampling） 142-146, 148

系統誤差（systematic error） 269, 286, 287

肝細胞癌 4, 32, 33, 38, 43, 46

八 劃

依變項（dependent variable） 40

例行監視（routine surveillance） 113, 114, 116, 134-137

兩分變項（binary variables） 81

兩段抽樣（two-stage sampling） 146

協同作用（synergistic interaction） 179, 306, 308

周全性（comprehensiveness） 74, 77, 78

周延性 44

周期循環 47

固定世代（fixed cohort） 273, 277, 278

固定世代法（fixed cohort study） 52, 56

固定同歷群（fixed cohort） 92

固定病例對照法（fixed case-control study） 52, 56

固定族群（fixed population） 56, 57, 59, 92, 94-97, 101, 262, 263

孟氏遺傳疾病 182, 200

季節性變動 48-50

季節變動 5, 47-49, 51, 135, 136, 209-214, 253

宗教 173, 177, 181, 201, 215

定組匹配（categorical matching） 313

定距匹配（caliper matching） 313

定義（define） 70

定額匹配（fixed matching ratio） 312

性別 169

性格行為特質 183

抽樣 242

抽樣架構（sampling frame） 142, 143, 145, 242, 243, 288

抽樣單位（sampling unit） 142-146

抽樣間距（sampling interval） 143

波瓦松近似法（Poisson approximation）
240, 241

物理性環境 11, 29

直接標準化（direct standardization） 87

社區世代 248-250

社區病例選樣基礎〔社區為基礎〕
（community-based） 6, 60

社區實驗（community trial） 9, 60-62

社會性環境 29

社會經濟地位 164, 174, 177, 178, 181,
207, 220, 260, 263, 265

初段預防 21, 102, 159

表徵標準（manifestation criteria） 14-16,
148

長期追蹤 249, 254-256, 274, 276, 290, 293

長期線性趨勢 208

長期趨勢 5, 17, 47, 77, 79, 106, 135, 136,
139, 202, 204-209, 214

非同期回溯研究 53, 54

非同期追蹤研究 53, 54

九　劃

信度（reliability） 5, 11, 62, 63, 135, 149,
153, 157

信賴度（confidence） 142

侵襲率（attack rate） 92, 120, 122

保險世代 248, 249

促進因子（enabling factors） 32

促進作用 23

促進物（promoter） 22

促進健康（health promotion） 21, 23

前置因子（predisposing factors） 32, 91

前驅徵兆（precursor lesion） 10

城鄉差異 183, 193

既非充分也非必要病因 71

流行曲線（epidemic curve） 48, 116, 117,
121, 123, 124, 126, 128-132

流行期（epidemic stage） 113, 117, 130,
131, 133

流行前期（pre-epidemic stage） 113

流行病（epidemic） 1

流行病學（epidemiology） 1, 3-7, 9-12,
14-17, 23, 29, 30, 35-40, 42-46, 48, 51, 52,
58, 59, 62, 63, 65, 66, 70, 71, 73, 78, 80-
82, 84, 90, 105, 113, 115, 116, 134, 137,
140, 159, 163-165, 167, 173, 175-177,
179, 182-184, 193, 195-197, 200-202,
209, 215, 228, 232, 253, 269, 271, 277,
302, 328, 330

流行病學的目的 5

流行病學的定義 1

流行病學的研究範圍 3

流行偵查（epidemic investigation） 9, 113,
114, 117

相似度（similarity） 182

相差危險百分比（attributable risk percent）
56, 59

相差危險性（risk difference） 56-58, 63,
68, 81

相對危險性（relative risk） 56-59, 63, 68,
81, 120, 334

相對變化量（proporionate change） 56

相關 81

相關一致性（consistency of association）
67, 68

相關因果性 67, 69

相關性（association） 6, 10, 40, 45, 46, 52,

53, 56-59, 62-64, 67, 68, 70, 71, 139

相關的強度　67, 71

相關指標（association index）273-304, 307, 309, 320-322

相關效標　63, 64, 68

相關時序性　67

相關特異性（specificity of association）67, 69-71

相關強度（strength of association）　68

相關量數（association measure）　81

研究內一致性（intra-study consistency）68

研究族群　237, 238, 241, 242, 281, 286-293

研究間一致性（inter-study consistency）68

科學假說　35

胎次　180-182

致死率（fatality）　5, 42, 81, 103-105, 156, 164, 172, 173, 206, 256, 261

致病分量（etiological fraction）　81

致病因子　163, 164, 170, 178, 183, 184, 195, 213, 214, 226, 228, 229, 237, 258, 273

致病機制　5-8, 11, 13, 22, 32, 42, 44, 67, 68, 102, 106, 137

重複抽樣（with replacement）　142

重疊病例對照法（nested case-control study）52

限制（limitation）59, 312

限制研究對象條件（eligibility criteria）　38

限制殘障（disability limitation）　22, 23

限定族群（defined population）　261

限界密度（threshold density）　123, 129

食物中毒　48, 67, 74, 113, 114, 117-122

十　劃

個體內變異性（intra-individual variability）153, 154

個體匹配（individual matching）　312

個體的屬性（individual attribute）　52

修飾因子（modifying factor, modifier）254, 257, 302, 306, 309, 310

修飾作用〔修飾效應〕（modifying effect）251, 267, 309, 310

原子誤謬（atomistic fallacy）　52

家戶訪視　243, 244, 255

家庭　197

家族聚集　37, 51, 180, 182, 197, 199-201, 216

差別訪視（differential interview）　64

差異法（method of difference）　36-38

效度（validity）　5, 11, 40, 62, 63, 135, 149-151, 153-155, 157, 244, 245, 247, 253, 258, 262, 270, 272, 287, 296, 297, 300, 301, 312

效率（efficiency）　312, 318

時地配對法　229, 231

時地聚集　51, 228, 229, 231, 232

時序性（temporality）　64, 67, 71

時段（period of time）　41

時效性（timeliness）　44, 74, 78, 80, 117, 135, 138, 156

時間分段地理分區法　229

時間分段地理配對法　229

時間匹配（time-matching）　278, 279

時間配對地理分區法　229

時間聚集　47, 202, 214, 228, 229, 231

時點（time point）　41

特定病原 26

特殊保護（specific protection） 21, 159

特殊率（specific rate） 82

特異度〔特異性〕（specificity） 138, 150-155, 246, 272, 293-302

疾病（disease） 1-11, 13-19, 21-23, 26-32, 37-40, 42-49, 51, 53, 54, 56, 58-60, 62-67, 69-71, 73, 77, 79, 81, 86, 90-93, 96, 100-106, 109, 113-116, 123, 124, 126, 129, 130, 134-136, 141, 142, 147-149, 151, 154-158

疾病力（morbidity force） 90

疾病本體（disease entity） 10, 15, 39, 40

疾病危險期（risk period） 99

疾病自然史 18-22, 113

疾病率（morbidity） 17, 40, 42-45, 47, 50, 53, 62, 85-88, 90, 100, 105, 106, 169, 172-177, 181, 183, 190, 193, 198, 200-202, 206-208, 210, 212, 215, 219, 220, 222-227, 238, 239, 248, 250, 251, 254, 257, 310, 312, 328, 329

疾病頻率（disease frequency） 273

病因標準（etiology criteria） 14-16, 148

病例對照法（case-control study） 52, 53, 56, 57, 59, 67

病例對照研究 181, 195, 228, 232, 237, 257-262, 264-269, 271, 272, 277-279, 282, 284-289, 296-299, 303-305, 308, 309, 312, 313, 315-319, 326, 330

病原 3, 4, 11, 15, 16, 18, 19, 21-23, 26, 27, 29, 32, 48-50, 65, 66, 69, 113, 115, 116, 121, 132, 137, 139, 167, 176, 200, 201, 209, 210, 215, 228, 231-233, 246, 253

病程 4-6, 23, 148, 151, 158

神經官能症（neuroses） 14, 16

素因（predisposing factor） 49

納入條件（inclusion criteria） 16

記憶漏失（recall loss） 297

退化性疾病（degenerative disease） 167

迴歸 81

迴歸分析（regression analysis） 327

迴歸方程式 190, 207, 208, 212, 214

追蹤法（prospective study） 52, 54-57

　同期（concurrent） 52, 55

　非同期（non-concurrent） 52, 55

追蹤漏失 248, 256, 257, 288

配額抽樣（quota sampling） 142

十一劃

假相關（spurious association） 46, 59, 64, 65

假陰性率（false negativity） 150, 152

假陽性率（false positivity） 150, 152

假說變項（hypothetical variable） 63, 68

健康（health） 13

健康工人效應（healthy worker effect） 179, 248, 249, 255

健康指標 40-42, 73, 81, 106

健康調查（health survey） 44, 113, 140-142, 146-149

健康篩檢 149

偵查（surveillance） 5, 22, 74, 114-117

偏差（bias） 177-179, 181, 183, 193, 207, 220, 232, 238, 243-245, 249, 250, 255, 256, 259, 261, 263, 264, 271, 273, 287-290, 292, 293, 295, 301-304

偏態曲線 117

動脈粥狀硬化〔粥狀動脈硬化〕

（atherogenesis） 18, 31, 37, 49, 70, 91, 139

動態世代（dynamic cohort） 273, 278, 279

動態世代法（dynamic cohort study） 52, 56

動態病例對照法（dynamic case-control study） 52, 56

動態族群（dynamic population） 57, 59, 92, 96-99, 101, 105, 262, 263

參考族群（reference population） 140

國際比較 183-189

國際病傷及死因統計分類（ICD） 17

國際基層保健健康問題分類（ICHPPC） 17

國際傷害殘廢殘障分類（ICIDH） 17

基本死因（basic list） 79, 80

基因頻率 174, 176, 180

基線資料（baseline data） 248, 251, 252, 254-256, 300, 301

基礎醫學 6-9, 19

婚姻狀況 164, 179, 220, 268

宿主 3, 21-23, 26, 27, 29-32, 48, 50, 65, 66, 71, 103, 120, 126, 128, 183, 209

宿主免疫力 23, 26, 27, 29, 69

宿主與環境因子的交互作用 30, 32

密度取樣〔密度抽樣〕（density sampling） 262, 263, 278

密集追蹤 7

常態近似法（normal approximation） 239, 241

患病（sickness） 13

患病日分率（sick-day proportion） 101

控制干擾 7, 59

接受（acceptability） 157

接觸率 31, 50, 123, 124, 126, 128-132

排除條件（exclusion criteria） 16

敏感性〔敏感度〕（sensitivity） 138, 150-155, 246, 258, 272, 293-299, 301, 302

深入性 134

異質性 47, 145, 184, 232, 238, 248, 249

盛行比（Rp） 241, 242, 280, 281

盛行差（Dp） 280, 281

盛行病例（prevalent case） 53, 58

盛行率（prevalence） 5, 16, 31, 41-43, 46, 50, 53, 67, 81, 90, 100-102, 105, 138, 140, 141, 148, 151, 153-155, 165, 172, 175, 177, 182, 189, 195-197, 206, 237, 241, 243, 248, 260, 280-282, 292

盛行對比（ORp） 280, 281

眾數 81

移民比較 182, 215

第一型錯誤 239

第一段預防 114

第一階段抽樣單位（primary sampling units） 146

第二型錯誤 239

第二段預防 114

第三段預防 114

粗相對危險性 311, 313

粗率（crude rate） 81, 82

統計相關 63-65

統計量數（measures） 81, 90, 100, 103

細分（refine） 70

細菌說（germ theory） 26, 65

累乘交互作用（multiplicative interaction） 306

累乘協同（multiplicatively synergistic） 306-308

累乘頡頏 306-308

累乘獨立　306-308

累積抽樣（cumulative sampling）　262

累積發生比（cumulative incidence ratio）　262

累積發生率（cumulative incidence）　81, 82, 90, 94-98, 101

累積發生率比　251, 274, 275, 278, 293, 294

累積發生率差　274, 275

累積發生率對比　275, 277, 278

終生（life-time）　41

終生危險性　170, 171

終生盛行率（lifetime prevalence）41, 100, 138

終生發生危險性　99

被動性資料　73, 78

被動偵測（passive surveillance）　254, 255, 256

被動監視　134

連貫性　44

連鎖分析　182

連鎖感染（propagated infection）　48, 116, 120, 123, 126-129, 132, 133

連鎖感染曲線　132

連續變項（continuous variable）　313

陰性預測值（negative predictive value）　154, 155

十二劃

最大可能性估計法（maximum likelihood estimation）　329

最大可能性法（maximum likelihood method）　321

最小平方法（least square method）　328

最小疾病率差異　239

剩餘法（method of residues）　36-38

單因子分析　273

報告（reporting）　73

復健（rehabilitation）　7-10, 15, 21, 22, 60

惡病質（cachexiae）　14

描述流行病學（descriptive epidemiology）　5, 6, 9, 40, 43-45, 51, 52, 105, 163, 202, 220, 233

期盛行率（period prevalence）　41, 100, 101, 105, 138

殘障（handicap）　1, 3, 17-19, 21-23, 131

殘障率　40

殘廢（disability）　13, 17-19, 81

無差別分組錯誤（non-differential misclassification）　297

無差別誤診（non-differential misdiagnosis）　296

無對照前後比較研究（uncontrolled before-after study）　60

登記（registration）　73

發生病例（incident case）　41, 53, 54, 92, 101, 104, 105, 126

發生密度（incidence density）　90, 94-99

發生密度比（incidence density ratio）　251, 262, 276, 277, 278

發生密度差　276, 277

發生率　2, 6, 16, 39, 42-45, 47, 50, 51, 53, 54, 56, 57, 61, 67, 76, 80-82, 90-93, 100, 102-104, 137-139, 163, 164, 166, 167, 169, 172-175, 177, 178, 180-190, 195, 199-202, 206, 207, 215-220, 223-228, 232, 237, 248-251, 261, 273-275, 277, 278, 292-295, 297, 301, 305-307, 310,

321

發作盛行率（episodic prevalence, protep）
100, 101

發病時距（time interval between exposure
and onset） 48

發病時間（time at onset） 48, 67, 90, 91,
93, 116-120, 126, 135, 200, 214, 229-231,
257, 259, 260, 263, 278

發病率（incidence） 5, 11, 38, 41, 44, 45,
47, 49, 55, 58, 64, 96, 98

發病傾向（liability） 177, 200

發熱症（pyrexiae） 14

等比配額（proportional allocation） 143

等數隨機分配（equal random allocation）
270

診斷準則（diagnostic criteria） 16, 148

週期循環 5, 50, 51, 123, 124, 135, 136,
202, 208, 209, 214, 225, 226, 228

郵寄問卷 243, 244

間接因果相關（indirect causation） 64

間接相關（indirect association） 63, 64

間接標準化（indirect standardization） 87,
88

陽性預測值（positive predictive value）
154, 155

集中量數 81

集束（clusters） 145

集束抽樣（cluster sampling） 142, 145,
146, 148

集團免疫力 27, 50, 120, 121, 123, 124,
126, 209

集團配對（group matching） 251

黃金標準（gold standard） 10, 153

十三劃

傳染代（generation） 126, 128-130, 132

傳染代隔（generation time） 120, 121, 126

傳染活體說（contagium vivum） 26

傳染病 3, 4, 14, 15, 18, 21, 22, 24, 26-29,
31, 32, 48-50, 65, 69, 74, 76, 78, 80, 91,
113, 114, 120, 121, 132, 134, 136-139,
165, 166, 174, 175, 177, 179, 180, 193,
196, 197, 199, 210, 215, 228, 229, 232,
238, 257, 273, 282

傳染途徑 3, 22, 23, 27, 48, 114, 121, 130,
195, 229

傳染窩藪 3, 22, 23, 121

催因（precipitating factor） 49

傷害（impairment） 1-4, 15, 17, 18, 21, 29,
74, 81, 109, 110, 149

感受期（susceptible period） 273, 281, 282

新生兒死亡率（neonatal mortality） 74,
75, 81

新生兒期後死亡率（post-neonatal mortality）
74, 75

概念假說（conceptual hypothesis） 39, 40

準確度（precision） 286

當代平均餘命 106

當代年齡曲線（current age curve） 220-
223, 225-227

詳細死因（detailed list） 79

資訊偏差（information bias） 288, 297, 302

電話調查 243, 244

預防分量（preventive fraction） 81

預防醫學 1, 7-10, 12, 19, 22, 40, 80, 102,
148, 159

預後（prognosis） 5, 13, 14, 42, 59, 156

十四劃

團體匹配（group matching） 267, 312, 313
團體的屬性（aggregate attribute） 52
團體誤謬（aggregative fallacy） 52
實驗性（experimental） 11, 59, 63, 67
實驗流行病學（experimental epidemiology）
　7, 9, 59-62
對照研究（controlled study） 59, 60
對數迴歸 228
對數複迴歸分析（multiple logistic regression
　analysis） 330
慢性病 3, 4, 8, 11, 15, 18, 21-23, 27, 28,
　31, 32, 49, 50, 67, 69, 70, 77, 78, 80, 91,
　93, 100, 102, 134, 137, 148, 149
截層標準化（truncate standardization） 86
演化動力 180
監視（surveillance） 134, 139
種族 177
種族差異 173-175, 182
精確度（precision） 140, 142, 147, 148, 258,
　312, 313
緊急流行調查 5
緊急偵查（emergency investigation） 113-
　116
緊密連鎖（close linkage） 217
網狀模式（web of causation） 23, 27, 28, 30
誘導期（induction period） 23, 32, 48, 64,
　67, 167, 214, 220, 257, 296
輔助因子（contributory factor） 29, 46, 63

十五劃

增長作用 23
增長物（progressor） 22

影響分量（impact fraction） 81
影響量數（impact measure） 81
數學模式 31, 135
暴發性流行（outbreak） 48
暴發性傳染病 3
暴露因素 31
暴露對比（exposure odds tatio） 277, 278
樣本大小效率（size efficiency） 318, 319
樣本成本效率（cost efficiency） 318, 319
樣本數 57, 62, 64, 142, 143, 146-148,
　238-242, 251, 252, 265, 266, 269, 286
標準化（standardization） 5, 6, 38, 43, 59,
　85-88, 106, 326
標準化比（SMR） 87-90
標準化死亡比（standardized mortality ratio,
　SMR） 170, 190, 192, 219
標準化相對危險性 311
標準化疾病比（standardized morbidity
　ratio, SMR） 87
標準化率（standardized rate） 81, 82
標準差 48, 81, 142, 147
模式建構（modeling） 319, 327, 335
潛伏期（incubation period, latent period）
　19, 23, 26, 32, 48, 56, 64, 67, 116, 117,
　119-121, 126, 132
確率法（exact method） 240
線性迴歸 228
線性趨勢 50
衛生決策 159
衛生統計 77, 79, 80
複迴歸分析 190, 193
複迴歸方程式 212, 214
複迴歸模式（multiple regression model） 70
調查（survey） 5, 6, 9, 16, 19, 44, 48, 74,

75, 102, 103, 115-117, 120, 137, 140, 142, 143, 145-148, 154

調查法（survey study） 52

調查族群（survey population） 140, 143, 153

調整〔調整化〕（adjustment） 68, 70, 82, 92, 94, 106, 326

調整估計值（adjusted estimates） 293

調整率（adjusted rate） 82

輪狀模式〔輪型模式〕（epidemiological wheel） 26, 27, 29, 30

頡頏作用（antagonistic interaction） 306, 308, 310

十六劃

劑量效應關係（dose-response relationship） 38, 68, 71

操作型定義（operational definition） 15-17, 115, 148

操作假說（operational hypothesis） 39, 40

橫斷法（cross-sectional study） 52, 53, 55

橫斷研究 237, 238, 240, 242, 245-248, 251, 280-282, 288, 292

機率抽樣（probability sampling） 142

歷史效應（historical effect） 61

歷史偏差（historical bias） 60, 61

獨立作用（independent） 306, 308

獨立變項（independent variable） 40, 334

瘴癘說（miasma theory） 26, 65

篩檢（screening） 149, 151, 153, 154

篩檢效益（cost-benefit） 157, 158

篩檢時間 156

篩檢預測值 155

糖尿病變化（diabetogenesis） 31

遵囑性（compliance） 60

選樣偏差（選擇偏差）（selection bias） 6, 65, 77, 154, 207, 244, 264, 288, 293, 302

遺傳 169, 180-182, 215

遺傳易感受性（genetic susceptibility） 311

遺傳度（heritability） 182, 201

遺傳標記 182

隨意分配 61, 62

隨機分配（randomization） 7, 37, 59-62, 67

隨機抽樣〔隨機選樣〕（random sampling） 74, 140, 142-145, 148, 313, 315, 318

隨機誤差（random error） 269, 286, 287

頻率匹配（frequency matching） 267, 312

頻率量數（frequency measure） 81

十七劃

嬰兒死亡率（infant mortality） 61, 74, 75, 80, 83, 106

應變法（method of concomitant variation） 36, 38

環境 3, 4, 7, 8, 11, 12, 15, 18, 19, 21-23, 26, 27, 29, 30, 32, 48, 50, 116, 135, 139, 159

環境暴露 169, 174, 179, 200, 246, 248, 253, 263

癌症登記 77, 80

癌變（carcinogenesis） 31

瞬間（instantaneous） 41

瞬間危險性（instantaneous risk） 90

總和指標（summary index） 43

總和相關指標（summary association indices） 320-324, 327

總和統計顯著性檢定（summary significance test） 320

縱貫法（longitudinal study） 52, 54

臨床前期（preclinical stage）　10, 18, 21

臨床期（clinical stage）　18, 19

臨床診斷水平（clinical horizon）　18

臨床實驗（clinical trial）　60, 62, 63

臨床醫學　6-10

螺狀模式（epidemiologic spiral）　26, 32

螺蠣因素　31

趨零偏差（biased toward the null）　288-290, 294-301, 303-306, 313, 315

鍵結物（adduct）　40

點流行（point epidemic）　214, 228, 262

點盛行率（point prevalence）　41, 67, 100-102, 105, 138

點圖法（spot map）　116, 193, 195

十八劃

叢聚（cluster）　183, 232, 233, 243

簡單性（simplicity）　138

職業　178

職業世代　248, 251

醫院病例選樣基礎〔醫院為基礎〕（hospital-based）　6, 60, 77

醫護介入（medical intervention）　59

離零偏差（biased away from the null）　288-290, 295-297, 301, 303-305

雙向法（ambidirectional study）　52, 54-57

雙盲程序　7, 37, 62

雙胞胎研究　182

雙高峰年齡曲線　44

雙高峰曲線　164, 167, 226

雙擊模式（two-hit model）　167

十九劃

矇蔽設計（blindness）　255

矇蔽訪視（blind interview）　270

穩定性（stability）　138, 153

穩定動態族群（stable dynamic population）　57, 59, 92, 96, 101, 105

穩定族群（stable population）　92, 101, 102

類比法（method of analogy）　36

二十劃

籍貫　175, 176

觸發作用　23

觸發物（initiator）　22

警戒水平　232, 233

二十三劃

變異數倒數加權法（weighting with inverse variance）　321

變遷說　177

變額匹配（variable matching ratio）　312

顯著性考驗　239

顯著性檢定　63, 64

體液說（humor theory）　26

體質　26

二十四劃

癱瘓期（disable stage）　113

二十五劃

觀察性（observational）　11, 59

觀察流行病學（observational epidemiology）　60

附錄
臺灣流行病學的過去、現在與未來

無盡的感激

　　牛頓曾經在臨終時，描述自己如同一名在知識大海邊嬉戲的小孩，往往為了撿到一顆平滑的石塊或美麗的貝殼，就感到欣喜不已。同樣的，我們研究群的成就，雖然不過是滄海一粟的沙粒，但是在探索自然奧秘的旅途中，我們已滿心喜樂。牛頓也曾經說過：「如果我看的比別人更遠，是因為我站在巨人的肩膀上遠眺。」我要謝謝我的慈親、恩師和愛妻，他們都是提攜、栽培和協助我的巨人。牛頓求學的劍橋大學三一學院，有一句「學習如何學習，思考如何思考，喜愛如何愛人。」的名言，我很慶幸能在台大「敦品勵學，愛國愛人」的自由學風中，享受研究學問與教育英才的樂趣。流行病學沒有獨腳戲，我也要謝謝我的研究伙伴們的合作無間。

流行病學是科學也是藝術

　　流行病學是科學也是藝術，它藉由觀察人類在日常生活環境中疾病發生的狀況，探索疾病發生的成因與機制；並藉由社區或個人的對照實驗，評估疾病防治措施的效益與效率。流行病學異於基礎醫學研究之處，在於著重自然現象的觀察分析，臨床實驗或預防介入研究則為近十數年來的後期發展。生活環境的錯綜複雜使得流行病學研究者面臨許多挑戰，流行病學家面臨的最大挑戰在於研究問題的複雜性(complexity)、不確定性(uncertainty)和無法操控性(unmanipulability)。一般自然科學研究的特質，著重在研究過程中簡化觀察體系，以期獲得簡單而優美的自然律，像質能互換的 $E=mc^2$，以及氣體動力學的 $P_1V_1/T_1 = P_2V_2/T_2$。要得到這樣的自然律，必須簡化研究的觀察情境，因此除了自變項與應變項的精確測量外，外在的干擾變項或修飾變項的嚴格控制也扮演重要角色。實驗設計的目的，即在於減低或避免外在變項所造成的影響。但在人類生活環境中，外在變項相當繁多，而無法在觀察分析中完全控制其干擾或修飾作用。流行病學家也因此常面臨以下的挑戰：

致病機制多階段性

任何疾病的自然史都是由易感受期，經臨床前期、臨床期、殘障期而到痊癒或死亡。對慢性病而言，其歷程十分漫長；對急性病而言，則進展甚快。在致病機制中的各不同階段，有著不同的危險因子作用於其中，像粥狀動脈硬化和癌症病變，往往需要二、三十年的誘導期才會發生臨床症狀，此間有多重致病因子推動著病理變化的逐步發展。傳染病的致病機制也受到多重病因的作用，HIV 雖然是 AIDS 的必要因子，但受到 HIV 病毒感染者，不一定都會發生 AIDS，而且潛伏期長短也差異甚大，顯見還有其它輔助因子的存在，決定發病的進程。多階段多因子的致病機制，使得流行病學家必須從事長期追蹤研究，以釐清疾病自然史的進展成因。

疾病徵侯多樣性

人類的疾病有些僅侵害單一器官系統，有些侵害多重器官系統，有些則造成全身性的病變。以糖尿病為例，早期僅見血糖偏高的現象，到晚期則造成多重器官的病變，而且其症狀徵侯往往呈現明顯變異。再如粥狀動脈硬化的臨床表現，也會因人而異而分別罹患腦梗塞、心肌梗塞、周圍血管病變和動脈瘤等不同疾病，其表徵更是具有多樣性。這種疾病徵侯的多樣性，使流行病學家在定義疾病本體以及病因的探討上，造成相當的困擾。

生活環境複雜性

　　流行病學家觀察人類在生活環境下的疾病發生狀況，它不像基礎醫學研究，可以將單株細胞或純種老鼠安排在特別的實驗環境下進行試驗。不同個人的生活環境各有特色，自然存在多樣的複雜性，包括不同的自然環境與人文環境的形形色色，再加上每個人自我選擇的生活型態，使得各危險因子間互成消長，不易判定其獨立與交互作用。更令人困擾的是不同地區、不同時間與不同族群，相同疾病的病因可能並不相同。像臺灣肝細胞癌的主要病因是 B 型肝炎病毒，而日本肝細胞癌的主要病因則是 C 型肝炎病毒。

遺傳基因異質性

　　流行病學觀察的人類族群，具有明顯的遺傳異質性，其中包括基因多形性、基因多樣表現、以及遺傳環境互動的複雜現象。因此要闡明遺傳基因對人類疾病的作用，是無法像研究純種基因品系之實驗動物那樣容易。即使流行病學面臨相當複雜的研究難題，流行病學家卻可藉著嚴謹的設計與審慎的推論，來探討人類疾病的成因。臺灣的流行病學前輩，即在以往的研究中，有相當優異的成果。

臺灣流行病學研究的過去

　　臺灣以往的流行病學研究相當多，無法一一在此詳述，現在按照五個標準：調查範圍大、追蹤時間長、研究設計佳、影響層面廣以及學術水準高，選擇報導下列幾項重要的臺灣流行病學研究：

地方性甲狀腺腫與食鹽加碘

　　地方性甲狀腺腫曾經是臺灣相當重要的地方疾病，早在日據時代即有很好的調查研究。臺北帝大的河石九二夫教授曾報告三十二萬人的調查結

果，發現臺灣的非沿海地區，特別是山地鄉，有相當高的盛行率。河石教
授的研究群亦深入探討地方性甲狀腺腫的成因，而由詹益恭教授發表一系
列的研究成果，其中「碘缺乏」被認為是重要原因。當時針對小學學童實
施之碘錠臨床試驗，也有不錯的成效，但是碘錠並不合適全面推廣於全國
的一般人口。二次世界大戰期間，相關的研究被迫中斷。二次世界大戰後，
陳天機教授深入探討大戰前後臺中地區甲狀腺腫大盛行率的明顯變化，發
現營養攝食不足與甲狀腺腫大有密切相關，也發現多種會誘發甲狀腺腫大
的食物。柯源卿教授曾經發展診斷甲狀腺腫大的快速方法，很適於流行病
學研究使用。陳拱北教授領導的研究團隊，在新竹縣的竹東和芎林展開食
鹽加碘的社區實驗研究，發現加碘鹽對甲狀腺腫大有很不錯的治療與預防
功效。加碘鹽隨即推廣到全臺灣，也使得臺灣的地方性甲狀腺腫大盛行率
大幅下降。這一系列的調查與實驗研究，具有落實照顧臺灣民眾的重大意
義。

烏腳病與地河井水

　　烏腳病是一個慘絕人寰的疾病，盛行於臺灣西南沿海地區，特別是北
門、學甲、布袋、義竹等地。高聰明和高上榮首先以「特發性脫疽」為名，
在《臺灣醫學會雜誌》報導烏腳病的調查結果。基督教美籍傳教士孫理蓮
女士不忍見到烏腳病患者所受的折磨，利用國外募款設立烏腳病北門診
所，由謝緯醫師及王金河醫師主持，在當地從事免費的外科醫療照護、收
容住院和職業訓練。他們對待烏腳病患者，就如同獲得諾貝爾和平獎的德
蕾莎修女所言：「每一個受病痛折磨或垂死的人，都如同受難的耶穌一樣。」
謝緯醫師留下相當完整的日記，描述治療烏腳病人的景況，他也提到若是
要完全免除當地居民的夢魘，必須從病因探討和預防發生著手。

　　臺大醫學院組織了一個國際著名的研究團隊，主要成員有陳拱北教
授、吳新英教授、葉曙教授、侯書文教授、陳萬裕教授、曾文賓教授及許
見來醫師，展開整合公共衛生、流行病學、病理學、內科與外科的跨科際
研究，也樹立流行病學沒有獨腳戲的典範。從一系列流行病學研究中，陳

拱北及吳新英兩位教授在《國立臺灣大學醫學院研究報告》報導飲用深井水與烏腳病有顯著相關，進而建議從改善飲水來預防烏腳病的發生。哈佛大學流行病學系主任 McMahon 在其所著的《流行病學原理與方法》一書中，曾提到陳拱北教授探討飲用深井水與烏腳病的研究，足以媲美流行病學之父 Snow 十九世紀在倫敦所作的飲水與霍亂的研究。戚以徽與 Blackwell 兩位教授曾於 American Journal of Epidemiology 發表烏腳病病例對照研究，亦報導烏腳病與飲用深井水有關。

　　曾文賓、葉曙及侯書文等教授也先後在 Journal of National Cancer Institute 及 Environmental Health Perspectives 發表皮膚癌及烏腳病與井水砷含量呈劑量效應關係的結果。該研究的樣本數高達 40421 人，是深受國際重視的慢性砷中毒研究。在烏腳病地區所作的後續研究，發現慢性砷中毒會誘發粥狀動脈硬化所引起的周圍血管疾病、缺血性心臟病、腦梗塞，以及多種惡性腫瘤，像皮膚癌、鼻腔癌、肺癌、肝癌、膀胱癌、腎癌、前列腺癌等。臺灣的烏腳病與砷癌的研究，都深具創意，後來在中國、印度、孟加拉、智利、阿根廷、日本、德國、瑞典等的研究，均一再證實砷會引起烏腳病、缺血性心臟病和多種癌症。臺灣的研究數據也成為世界衛生組織、美國、加拿大等用來設定飲水含砷量上限值的依據，影響甚為深遠。

臺灣重要癌症流行病學研究

　　臺灣的癌症研究開始得相當早，而且作得相當好。這些早期的癌症流行病學研究，均由陳拱北教授及林東明教授所主導。陳拱北、吳新英、葉金川及鄭玉娟教授所繪製的臺灣癌症死亡率彩色地圖，是深具參考價值的傑作，其中指出臺灣地區各種癌症的高危險地區，包括烏腳病盛行地區及宜蘭。這本書對於後來的分析流行病學研究，有很大的指標作用，目前臺灣已有三版的癌症死亡率地圖發行。林東明教授所主持的乳癌與鼻咽癌研究均為國際性合作計畫，其研究成果都發表在 Journal of National Cancer Institute，Cancer Research，Cancer，American Journal of Epidemiology 等國際著名學術期刊。該研究對於闡明臺灣鼻咽癌和乳癌的流行病學特徵和危

險因子有很重要的貢獻，也是後來其他癌症研究的範本。林東明教授一直
到七十歲屆齡退休時，仍然以第一作者撰寫研究論文發表於國際期刊，他
是後輩學者見賢思齊的楷模，也建立了國際合作研究的榜樣。陳拱北教授
曾參與乳癌中美合作研究，杜詩綿教授、楊照雄教授、謝地教授、徐茂銘
教授、林家洲教授均曾參與鼻咽癌中日合作研究，他們對本土癌症的跨科
際整合研究，均是團隊合作的成功表率。

B 型肝炎與預防接種

B 型肝炎病毒研究也是臺灣流行病學研究的成功案例，早在 Blumberg
剛發現 Australian antigen 是 hepatitis associated antigen 之後不久，宋瑞樓教
授和羅光瑞教授即與日本和美國的合作研究者，分別在 Annals of Internal
Medicine 和 Gann 發表 B 型肝炎表面抗原與肝細胞癌有密切相關的病例對
照研究。一直到十年後，Beasley 教授、林家青教授、黃綠玉醫師等才在 Lancet
發表 22707 名公保健檢世代的長期追蹤研究，結果 B 型肝炎帶原者發生肝
細胞癌的危險性是非帶原者的 200 倍。這是在台灣所作的流行病學研究論
文，被國際學者引用最多次的一篇。確鑿的研究證據促使台灣展開全國 B
型肝炎預防接種計畫，在宋瑞樓教授及陳定信教授領導下，成功地推動了
這項舉世聞名的計畫，B 型肝炎預防接種的「台灣經驗」，已成爲各國學
習參考的榜樣，這可說是台灣的光榮。張美惠教授所領導的台灣小兒肝癌
研究小組，進一步評估 B 型肝炎預防接種對於預防小兒肝細胞癌的功效，
他們在 New England Journal of Medicine 的論文，明確指出 B 型肝炎預防接
種可預防小兒肝細胞癌的發生，這是臺灣第一篇刊登在此國際最頂尖之醫
學期刊的論文。B 型肝炎的流行病學研究，從早期的病例對照研究，經過
世代追蹤研究、疫苗臨床實驗研究，最後進入全面接種，造福無數台灣下
一代，是流行病學應用於藉由疫苗預防癌症的典範。

PCB（多氯聯苯）與生殖危害

米糠油引起的 PCB 中毒事件，是由柯源卿教授和許書刀教授首先予以

確定的。葛應欽教授在高雄醫學院的研究群，曾深入探討 PCB 的生殖危害，發現 PCB 會透過胎盤，影響胎兒和新生兒的健康，像是自然流產頻率的增加、嬰兒無牙胚現象，都與 PCB 暴露有關。徐澄清教授領導的成大醫學院研究群，進一步發現母親懷孕前的 PCB 暴露，會導致幼兒身心發展的障礙。徐教授與美國學者合作研究之成果，曾刊載在著名的 Science 期刊，深受各國重視。

臺灣流行病學研究的現在

　　臺灣的流行病學家由早期的屈指可數，至於今日的群英薈集，是相當可喜的成長。賡續著前輩的卓越，現在台灣的流行病學家，也有著相當優秀的研究表現。他們的研究大約可歸納為以下幾大主題：

癌症流行病學

　　目前從事癌症流行病學研究的學者相當多，也有豐碩的研究成果，像于明暉教授的肝細胞癌研究，陳振陽教授的鼻咽癌研究，謝長堯教授、林瑞雄教授、游山林博士的子宮頸癌研究，張金堅教授、季瑋珠教授的乳癌研究，林肇堂教授、吳明賢博士的胃癌研究，楊泮池教授、翁祖輝教授等的肺癌研究，薛玉梅、邱弘毅兩位教授在烏腳病盛行地區進行的膀胱癌研究，台大醫學校區研究群與葛應欽教授分別在北部與南部進行的口腔癌研究、宋鴻樟教授的前列腺癌研究等，都積極探究「臺灣第一殺手」的可能成因。這些研究分別以病例對照研究或世代追蹤設計進行，以期闡明生物性、物理化學性與社會人文性環境因子對於各種癌症的作用，而有助於台灣常見癌症的預防。少數研究更利用生物標記來探討個體易罹癌性，以及釐清多階段致癌機制的多重危險因子，像于明暉教授的肝細胞癌研究，即是一個很成功的典範。

精神疾病流行病學

臺灣以往的精神疾病流行病學研究相當著名，像林宗義教授及林憲教授早年所做的精神疾病盛行狀況調查，即享有國際盛譽。近年來，葉英①教授的精神疾病盛行調查，胡海國教授的精神分裂症研究，鄭泰安教授、陳為堅教授的精神官能症及成癮物質濫用的研究，都有很好的成果發表於國際著名學術期刊。

心臟血管疾病流行病學

台灣最早的心臟血管疾病的研究世代是曾文賓教授在台北縣三芝鄉和台北市城中區所建立的，曾淵如教授繼續追蹤調查三芝鄉世代的膽固醇與缺血性心臟病的相關性。該系列研究提供了台灣冠狀動脈心臟病及其危險因子的盛行率資料。戴東原教授的六地區糖尿病研究，以及曾文賓教授的六地區高血壓研究，相互輝映地呈現台灣的糖尿病與高血壓的盛行與防治狀況，對於這兩種慢性病的防治，提供重要的參考資料。潘文涵教授在竹東及朴子展開的世代研究，以及李源德教授在金山展開的世代研究，皆是臺灣目前心臟血管疾病研究的最佳代表，它們闡明了台灣本土缺血性心臟病的獨特性。周碧瑟教授的埔里與金門研究，以及葛應欽教授的原住民研究，則是社區慢性病防治與預防醫學研究的結合。至於洪祖培教授的腦中風登記系統，以及胡漢華教授的腦中風調查追蹤研究，則有助於闡明台灣腦血管病變的流行病學特徵及重要危險因子的。

營養流行病學

黃伯超教授與潘文涵教授先後主持的多次全國營養調查結果，是相當重要的營養流行病學資料庫，也是預防保健教育的重要依據。潘文涵教授所設計的營養調查方法，已成為進行本土營養流行病學研究的重要工具。近年來，利用高效率液相層析儀進行血清微量營養素測定，來探討維生素與各種疾病的相關性，已成為台灣營養流行病學的常規研究。肥胖症的流行病學研究，則是台灣新的營養流行病學研究主題。

傳染病流行病學

台灣的傳染病防治有相當不錯的成果，特別是疫苗可預防的傳染病和瘧疾的防治，成果斐然。台大、榮總和長庚的病毒性肝炎研究，均有十分卓越的成果。廖運範教授對慢性病毒性帶原者所作的世代追蹤研究，深受國際重視。李壽東教授和吳肇卿教授對 B 型肝炎病毒和 D 型肝炎病毒的傳染途徑與臨床表現的研究，曾有多篇論文發表於 Lancet。陳定信教授所領導的肝炎病毒研究群，一直與國際研究脈動並駕齊驅，甚至領先超前，特別是在臨床實驗與病毒蛋白結構方面。王秋華教授與楊照雄教授對人類 T 細胞白血病病毒的血清流行病學調查結果，曾發表於 Cancer Research 等國內外期刊。劉玫英教授與陳振陽教授對 Epstein-Barr 病毒抗體與鼻咽癌的相關性，進行了一系列的重要研究。沈志陽教授對人類巨細胞病毒的研究，金傳春教授對日本腦炎與登革熱的研究，涂醒哲教授、陳宜民教授對愛滋病的研究，包家駒教授、游山林博士對人類乳突病毒的研究，孫建安教授對性傳染病的研究，李龍騰教授對於結核病的研究，蕭正光教授對人類白血球抗原的研究，都對於台灣的防疫工作提供正確有用的依據。至於衛生署流行病學訓練班，在傳染病偵測與暴發性流行調查的傑出表現，更對時疫管制發揮劍及履及的成效。

環境流行病學

台灣的環境流行病學研究，一直有不錯的成果，特別是慢性砷中毒的研究，有不少優異的研究成果發表於世界著名學術期刊，像賴美淑教授的砷與糖尿病的研究，薛玉梅教授對皮膚砷癌多重危險因子的探討，邱弘毅教授對砷引起肺癌、膀胱癌和腦梗塞的追蹤研究，曾慶孝教授對砷引起周圍血管病變及微循環障礙的探討，郭浩然教授對砷與膀胱癌的生態相關研究、許光宏教授對人體無機砷代謝能力的研究等，都是深受各國重視的成果。戴奧辛、低劑量輻射、電磁波研究，也是台灣環境流行病學的重要主題。陳永仁博士闡明了戴奧辛與流產的關係，王榮德教授與張武修教授發現低劑量輻射與染色體異常的相關性，林瑞雄教授與李一中教授則研究電磁波對人體健康的危害。楊俊毓教授對水質軟硬度之健康效應的研究，潘碧珍教授對空氣污染之人體危害的研究，都很有助於環境病防治工作的展開。

職業流行病學

王榮德教授為台灣的職業病流行病學研究，樹立了成功的典範，他除了發現多種本土職業病外，更培育了一群職業醫學的生力軍。台大的鄭尊仁教授、成大的郭育良教授、國防的劉紹興教授、高醫的何啓功教授對於職業病的流行病學研究，都有很好的研究結果。特別是生物標記在職業病研究上的應用，相當值得推廣於職業環境暴露與健康危害的測定。

流行病學數量方法

台灣在流行病學數量方法的研究，一向比較欠缺。近年來卻有相當的進步，特別是李文宗教授與多位學者利用年齡-年代-世代模式來分析多種癌症與肺結核的長期趨勢，他也對流行病學常用數量指標作深入的探討。蕭朱杏教授在疾病地理分佈與疾病遺傳模式的統計分析方面有不錯的研究成果。熊昭教授與張憶壽教授對不同疾病階段演進的統計分析模式，是相當重要的嘗試。陳珍信教授利用存活率分析於慢性病篩檢成效的評估，有助於預防保健工作的設計與考核。

臺灣流行病學研究的未來

在現有的厚實基礎上，臺灣流行病學的研究，有著樂觀的遠景。我個人以為臺灣流行病學的未來，可以朝下面四個方向努力：

多科際整合研究

十九世紀著名的微生物學家 Pasteur 曾說過：「機會是給已經準備好的心靈。」臺灣的流行病學家已經準備好，透過科際整合的努力，將傳統的流行病學研究，推進到跨世紀的分子流行病學研究。傳統流行病學是藉由觀察暴露狀況與健康效應的關係，來說明疾病的危險因子；而對於從暴露到危險因子以至疾病發生的機制則視同黑箱，未加以探究。謝玲玲教授首先自哥倫比亞大學回國介紹分子流行病學的新資訊，也在這一領域有很不錯的研究成果。目前國內這方面的研究正逐漸萌芽發展。環境危險因子的暴露可藉由分子劑量學的各種方法，對內在劑量和生物有效劑量進行十分精確的定量；至於次臨床期與臨床期的健康效應，也可以利用分子生物學和細胞生物學的方法來加以測定。受到相同暴露的人，並不一定會發生相同的健康效應，其中牽涉到宿主易感受性的差異。宿主易感受性可分成遺傳易感受性和後天易感受性兩類，它們也可以透過生物化學、免疫學、分子生物學等方法來加以判定。臺灣未來的流行病學，應儘可能採用分子流行病學的設計和技術，以各種分子標記來測定作用於各階段致病機制的危險因子、健康效應和易感受性，以期闡明基因與環境的交互作用對健康效應的影響。分子流行病學需要多種基礎醫學與臨床醫學領域與流行病學的密切整合。

遺傳流行病學研究是為探討遺傳因子在疾病發生所扮演的角色，傳統流行病學是藉著國際比較、民族差異、移民研究、雙胞胎研究、領養研究等，來探討遺傳因素是否在疾病的發生上有任何作用，但對於遺傳基因的特質並未能加以釐清。人類遺傳學的方法，則藉著多因子遺傳分析、分離分析、連鎖分析等方法，來闡明影響疾病之遺傳因子的作用模式，與估計致病基因座在染色體的位置。人類的健康效應，有定性的外表型，如疾病的有無，也有定量的外表型，如血壓的測值。十九世紀的兩位著名遺傳學家，Mendel 和 Galton 分別是探討定性性狀與定量性狀的遺傳學鼻祖。未來的遺傳流行病學家，必須熟悉處理定量性狀與定性性狀的研究方法。像血

膽固醇的濃度即是連續性的定量性狀，而高膽固醇血症則是按特定數值來
定義的定性性狀。家族性高膽固醇血症被發現符合體染色體顯性的遺傳模
式，更進一步的生化遺傳學研究發現該遺傳性狀係導因於低密度脂蛋白接
受器的基因缺陷，後來更因此研發出藥物矯正不同基因缺陷所導致的異常
生化反應，以控制患者之病情，Goldstein 和 Brown 兩人即因此獲得諾貝爾
獎。家族高膽固醇血症的研究，是相當重要的科學突破，但是它只佔所有
高膽固醇血症者的百分之三至五，易言之，絕大多數的高膽固醇血症，很
可能並不是單一主要基因所造成，而是由次要基因與其相對之環境因素的
交互作用所造成。我們最近研究鼻咽癌和肝癌也有相同發現，似乎人類常
見疾病的小部分係由主要易感受基因所造成，而大部分係由次要易感受基
因與環境因素的互動所造成。未來的遺傳流行病學的努力，除了結合流行
病學與人類遺傳學的原理與方法以外，還必須要包含分子遺傳學與細胞遺
傳學的最新科技。

免疫流行病學研究迄今仍未有很好的發展，免疫相關疾病之危險因子
的暴露及健康效應的測定都相當不容易，因此也限制了傳染病與免疫流行
病學研究的進步。在即將進入二十一世紀的今日，免疫學科技已有相當不
錯的進展，流行病學家應該利用免疫學最新研發的知識與技術，探討人類
疾病的發生與免疫作用的相關性，特別是傳染病、免疫病、以及其他與傳
染病原有關的疾病。

多階段致病機制

多階段致病機制的統計分析方法目前已有初步的進展，但是在流行病
學研究中，甚少針對多階段致病機制進行縱貫重複資料蒐集與分析的研
究。最近發表於 New England Journal of Medicine 有關人類疣瘤病毒感染與
子宮頸癌前病變的研究，即利用巧妙的重複採樣設計，來探討人類疣瘤病
毒的新感染與持續感染的發生率，以及對子宮頸癌前病變演進或退變的影
響，此研究對於不同致病階段的不同危險因子進行了重複測量與分析。如
果要利用這類寶貴的資料進行分析與闡述，就需要更適當的統計方法，來

處理此種縱貫重複資料。未來的研究者若能利用分子流行病學、遺傳流行病學和免疫流行病學的方法，設計長期追蹤的定期檢查採樣，再配合多變項統計分析方法，一定有助於瞭解多種人類疾病的多階段致病機制。

預防介入實驗

流行病學是預防疾病的基礎科學，也是應用科學。針對已知的危險因子進行預防介入實驗，以明瞭預防措施的功效，已成為流行病學的重要課題。此類研究對於人類疾病的初段預防工作，有很重要的影響。無論是健康促進或是特殊保護的措施，都有必要進行完善的介入實驗評估，才適合全面推廣於一般族群或高危險族群。像預防性與治療性疫苗的評估、營養素或荷爾蒙的化學預防之成效評估，都是臺灣地區未來應該展開的研究主題。

腦與精神疾病流行病學

當人類對癌症與動脈硬化疾病的瞭解日益明確，而預防與治療也日益精進之後，對二十一世紀的流行病學家而言，更重要的器官疾病研究主題，則非腦疾病莫屬，像阿滋海默氏症、精神疾病等，都是對流行病學家的一大挑戰。如何應用現有的生物醫學科技，以突破創新的方法，來探討腦疾病與精神疾病的病因，是亟待我們深思的。環境與遺傳因子的獨立及交互作用所扮演的角色，更有必要加以釐清。

未來流行病學研究的道路十分漫長，獨自走在這條道路上確實十分寂寞，但是遵循著前輩師長篳路藍縷的拓荒腳步，今天台灣的流行病學家如果能夠彼此密切的分工合作與科際整合，未來的道路將非常寬廣而燦爛的。希望醫學校區的基礎、臨床與公衛的同仁，能夠大家攜手並進，共同開創台灣流行病學研究的新史頁。(本文取自陳建仁教授榮膺第二十二屆中央研究院院士演講會講稿，87 年 7 月 18 日，簡吟曲博士整理。)

後記：自 1998 年到 2003 年，台灣的流行病學發展更加蓬勃，而且青年才俊輩出。像簡吟曲和楊懷壹兩位台大流行病學研究所的博士班研究生，都以第一作者發表論文於 *New England Journal of Medicine*；于明暉教授有一系列肝細胞癌的研究論文，發表於 *Journal of National Cancer Institute*；職業醫學和慢性砷中毒的研究，也邁入分子流行病學的新領域；常見癌症的研究，也進入基因體流行病學的新境界；流行病學數量分析方法，也有可觀的進展。台灣流行病學界的「長江後浪推前浪」「青出於藍而勝於藍」，令人對未來充滿樂觀、希望和喜悅。

醫學叢書15

流行病學：原理與方法

1999年3月初版　　　　　　　　　　　　　　定價：新臺幣650元
2017年7月初版第二十刷
有著作權‧翻印必究
Printed in Taiwan.

著　　者	陳 健 仁
責任編輯	鄭 秀 蓮
校　　對	曾 秋 蓮

出　版　者	聯經出版事業股份有限公司	總 編 輯	胡 金 倫
地　　　址	台北市基隆路一段180號4樓	總 經 理	陳 芝 宇
台北聯經書房	台北市新生南路三段94號	社　　長	羅 國 俊
電　話	（02）23620308	發 行 人	林 載 爵
台中分公司	台中市北區崇德路一段198號		
暨門市電話	（04）22312023		
郵政劃撥帳戶	第0100559-3號		
郵撥電話	（02）23620308		
印　刷　者	世和印製企業有限公司		
總　經　銷	聯合發行股份有限公司		
發　行　所	新北市新店區寶橋路235巷6弄6號2F		
電話	（02）29178022		

行政院新聞局出版事業登記證局版臺業字第0130號

本書如有缺頁，破損，倒裝請寄回台北聯經書房更換。　　ISBN　978-957-08-1921-2 (精裝)
聯經網址 http://www.linkingbooks.com.tw
電子信箱 e-mail:linking@udngroup.com

國家圖書館出版品預行編目資料

流行病學：原理與方法 / 陳健仁著 .
--初版 . --臺北市：聯經，1999年
382面；17×24.8公分 . (醫學叢書；15)
ISBN　978-957-08-1921-2(精裝)
[2017年7月初版第二十刷]

1.流行病學

412.4　　　　　　　　　　　88001343

醫學叢書

遺傳諮詢與家譜構成   王作仁著
老人精神醫學   林信男著
外科肝脾學   廖廣義等著
生化藥理學   蕭水銀著
外科營養學   廖廣義等著
音聲外科及喉機能性外科學   李憲彥著
生化學通論——人類疾病之生化觀 林仁混著
臨床超音波心圖學   李源德等著
醫學遺傳學   王作仁編著
淋巴瘤的病因、診斷與治療   蘇益仁著
生化藥理學論集   蕭水銀著
基因工程與癌症醫學   林仁混著
食物與癌症   林仁混著
流行病學：原理與方法   陳健仁著

更詳細之簡介，請上聯經網站：http://www.linkingbooks.com.tw

臺灣研究叢刊

臺灣早期歷史研究	曹永和著
清代臺灣之鄉治	戴炎輝著
臺灣的人口變遷與社會變遷	陳紹馨著
臺灣農業發展的經濟分析	李登輝著
光復前臺灣之工業化	張宗漢著
臺灣土著民族的社會與文化	李亦園著
臺灣民間信仰論集	劉枝萬著
臺灣土著社會文化研究論文集	黃應貴主編
日據時代臺灣之財政	黃通、張宗漢、李昌槿編
臺灣歌仔戲的發展與變遷	曾永義著
臺灣開發史研究	尹章義著
臺灣鳥類研究開拓史	劉克襄著
戰後臺灣農民價值取向的轉變	廖正宏、黃俊傑著
臺灣土著文化研究	陳奇祿著
清代臺灣社會經濟	王世慶著
協力網絡與生活結構——台灣中小企業的社會經濟分析	陳介玄著
貨幣網絡與生活結構	陳介玄著
台灣地區開闢史料學術論文集	國學文獻館編
台灣產業的社會學研究	陳介玄著
茶、糖、樟腦業與臺灣之社會經濟變遷	林滿紅著
台灣日治時期的法律改革	王泰升著
頭家娘:台灣中小企業「頭家娘」的經濟活動與社會意義	高承恕著
荷據時代台灣史	楊彥杰著
荷蘭人在福爾摩莎	程紹剛譯註
臺灣早期歷史研究續集	曹永和著

更詳細之簡介,請上聯經網站:http://www.linkingbooks.com.tw

聯經經典

伊利亞圍城記	曹鴻昭譯
堂吉訶德(上、下)	楊絳譯
憂鬱的熱帶	王志明譯
伊尼亞斯逃亡記	曹鴻昭譯
追憶似水年華(7冊)	李恆基等譯
大衛・考勃菲爾(上、下不分售)	思果譯
聖誕歌聲	鄭永孝譯
追憶似水年華筆記本	聯經編輯部
柏拉圖理想國	侯健譯
通靈者之夢	李明輝譯
道德底形上學之基礎	李明輝譯
難解之緣	楊瑛美編譯
燈塔行	宋德明譯
哈姆雷特	孫大雨譯
奧賽羅	孫大雨譯
李爾王	孫大雨譯
馬克白	孫大雨譯
新伊索寓言	黃美惠譯
浪漫與沉思：俄國詩歌欣賞	歐茵西譯注
海鷗＆萬尼亞舅舅	陳兆麟譯注
哈姆雷	彭鏡禧譯注
浮士德博士	張靜二譯注
馬里伏劇作精選	馬里伏著
修女	狄德侯原著
康德歷史哲學論文集	康德原著
劇場及其複象：阿鐸戲劇文學	劉俐譯注
烏托邦	湯馬斯・摩爾著
戴神的女信徒	Euripides原著
亞理斯多德《創作學》譯疏	亞理斯多德原著
卡拉馬助夫兄弟們（上、下不分售）	臧仲倫譯

更詳細之簡介，請上聯經網站：http://www.linkingbooks.com.tw